公衆衛生

（三訂版）公衆衛生（'24）

©2024　田城孝雄・横山和仁

装丁デザイン：牧野剛士
本文デザイン：畑中　猛

o-37

3

まえがき

　一般教養科目として，「公衆衛生（'24)」を開講します。2015年開講の「公衆衛生（'15)」，および2019年開講の「公衆衛生（'19)」を継承しています。

　「公衆衛生（'19)」の講師陣のうち，4章，6章，8章，13章を担当していた湯浅資之先生から，白山芳久先生（4章・6章）と岡本美代子先生（6章・8章・13章）に交代いたしました。それ以外は，同じ講師陣で開講します。講師陣は，医学部医学科，看護学部，スポーツ健康科学部，薬学部などで，公衆衛生の講義を担当している第一線の教員・研究者です。

　2019年の前回開講時からの5年間の変化を踏まえて改訂しています。2025年には，団塊の世代のすべての方々が後期高齢者となります。それから2040年頃までがわが国の超高齢化の正念場と言われ，社会保障制度の存続の分岐点となります。

　また，2019年12月中華人民共和国湖北省武漢市で発生した新型コロナウイルス感染症（COVID-19)のパンデミックにより，2020年から2023年にかけて，日本国内だけではなく世界中が大きな影響を受けました。多くの人が，改めて感染症対策，公衆衛生の重要性を認識したことと考えます。

　本講座は，医療や看護を専門とする学生だけでなく，広く一般の教養科目として，公衆衛生や衛生行政に関心のある学生に対して，分かりやすく説明しています。また，この「公衆衛生」は，放送大学連携校である看護師養成学校で，卒業単位としている連携放送授業科目の一つです。看護師国家試験出題基準に準拠しています。

　公衆衛生は，社会保障制度に関する勧告において，①社会保険，②社会福祉，③公的扶助と共に，④「公衆衛生および医療」として，社会保障制度の一環として定義されています。社会保障制度に関する勧告（昭和25年10月16日　社会保障審議会）の第3編　公衆衛生及び医療では，『公衆衛生とは，あまねく国民に対して体位の向上や疾病の予防を計るために行う保健衛生活動のことである。』と定義されており，『診療や薬剤の支給など一般的医療行為及び施設のこと』と定義された医療と，車の両輪として社会保障の一環であると示されています。

　公衆衛生は，ウィンスロウ（C.E.A. Winslow; WHO, 1949)によると，「共同社会の組織的な努力を通じて，疾病を予防し，寿命を延長し，身体的・精神的健康と能率の増進をはかる科学・技術である」と定義されます。

　Public health is the science and art of preventing disease, prolonging

4

life, and promoting physical and mental health and efficiency through organized community efforts

　本書で学ぶ項目を，以下に挙げます。

　公衆衛生学の基礎として，社会に受け入れられる手順と技術に基づいたヘルスケアであるプライマリ・ヘルスケア，ヒトの健康に影響を与える環境，環境の変化に対する生体の反応，物理的・化学的・生物的環境要因の概要，公害・地球環境問題と環境管理，人間の集団を対象とし疾病の頻度や発生を把握し，その要因を科学的に明らかにする学問である疫学，わが国の衛生関係統計資料の概要と主要な健康指標，急増する生活習慣病，少子高齢化に伴う社会保障費の増大など様々な課題，健康づくりの多様なアプローチ，健康づくりの政策，制度として，社会保障制度，医療提供体制，医療保険制度，国民皆保険，国際機関や二国間援助，国際協力，グローバルヘルスについて学びます。

　また，公衆衛生の実践として，地域保健法，保健所と市町村保健センターの役割，母子保健法に基づく公的事業，住民参加による子育て支援の地域活動，幼児虐待，不妊治療・生殖補助医療の現状，死因の上位を占めるがん・心臓病・脳卒中などの生活習慣病，寝たきりや認知症，に対応する成人保健，老人保健制度，家庭・学校・職場・近隣地域など生活の場での精神保健上の問題，難病による障害者対策である難病保健，感染症対策，新興・再興感染症，2007年に改正された感染症法，学校保健安全法，学校保健施策，労働者の健康障害予防や健康増進を行う産業保健，災害発災時の初動体制，避難所における衛生・健康管理，障害者・要介護者・高齢者などの社会的弱者の避難や支援などの方策を学びます。放送大学の講座は，印刷教材と放送教材が，車の両輪のように対になっており，どちらか一方だけを学習するのでは不充分となっています。受講する皆さんは，放送教材の講義を聴く前に，必ず，この印刷教材を読んで，予習して講義に臨んでください。

　なお，公衆衛生や衛生行政に関する法律や制度は，必要に応じて変わっていきます。また，統計上の数値は，毎年変わります。また，公衆衛生に関する話題や，世間の関心事は，毎年新しくなります。この印刷教材を執筆後，時間の経過とともに，記述がその時々のものと異なってくる場合があります。受講者・読者は，適宜，統計数値や法律などに関して，インターネットで検索し，ニュース，毎年出版される『国民衛生の動向』などで，最新のものをチェックしてください。

2023年10月

田城孝雄

横山和仁

目 次

1 | 公衆衛生学の基礎：プライマリ・ヘルスケア

横山　和仁

《目標＆ポイント》　公衆衛生学は，疾病を予防し，寿命を延ばし，身体的健康とさまざまな分野との組織的な活動を行う科学である。公衆衛生学の基礎として，プライマリ・ヘルスケアについて解説する。プライマリ・ヘルスケアは，社会に受け入れられる手順と技術に基づいたヘルスケアであり，住民の主体的参加，資源の有効活用，公正，社会主義およびエンパワーメントを原則とする。
《キーワード》　プライマリ・ヘルスケア，住民参加，ニーズ指向性，健康

1．公衆衛生学とは何か

　医学を大雑把ではあるが分類すれば，図1-1のように考えることが可能であり，応用医学は主に個人を対象とする臨床医学と組織・集団を

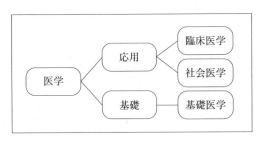

図1-1　医学の分類

対象として社会的側面が強い社会医学とから構成される。社会医学は，さらに，ドイツ医学の影響を受け，わが国では第二次世界大戦前から医学教育に組み込まれていた衛生学，戦後に GHQ の指揮のもと導入された英米流の公衆衛生学，さらに医学の法的側面に係る法医学から構成されている。最近では新しい領域も組みこまれてきている。衛生学と公衆衛生学の異同についてはいろいろな考えがあるが，前者は基礎医学的な側面（物質の測定や分析など）が強いと理解されている。本書では，公衆衛生学について述べている。

　公衆衛生学（Public Health）とは，社会の組織的な努力により，疾病予防，寿命伸長，および健康増進を行う学術（Science and Art）であるとされる。すなわち，学問であると同時にその応用（実践）を含んでいる。その目的は，性，貧富，人種（ethnicity），性的指向，国籍，あるいは政治的見解の如何によらず，社会の構成員全員が身体的，精神的および社会的に良好な状態にあることである。したがって，公衆衛生学は，社会を構成する公衆（public）全体の健康に焦点を当てる。

　公衆衛生学が対象とする集団は，コミュニティ（community）およびアソシエーション（association）から構成される（図 1 - 2）。前者は，共通の生活様式をもち，かつ地理的条件，生活上の共同性，社会的資源，

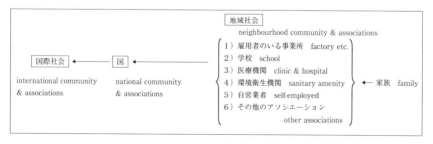

図 1 - 2　コミュニティとアソシエーション（荒記：職業医学，1981）

共属感情などにより，それより広い領域から区別される共同生活の領域であり，空間的広がりにより地域，国，それ以上の広がりとなる。後者は，コミュニティの内部で，共通の関心・活動により結びつく集団である。

　公衆衛生学には，対象集団が健康で良好な状態であるために行われるさまざまな活動が含まれる（表1-1）。最も重要なことは，疾病および外傷を予防し，健康的な生活様式（ライフスタイル）・習慣を増進することである。このためには，対象集団における疾病や健康リスクを把握し，解決すべき健康問題の同定，評価およびモニタリングを行う必要が

表1-1　公衆衛生学の諸活動

1	疾病と外傷の予防
2	健康的な生活様式・習慣の増進
3	コミュニティの健康問題の同定，評価，モニターおよび予測
4	必要な健康施策の策定，推進および実施
5	質が高く，かつ費用対効果が優れた公衆衛生および保健医療サービスの構築と確保
6	健康格差の減少と全住民が利用できる保健医療サービスの提供
7	良好な環境づくりとその保全
8	健康に関する情報の普及とコミュニティの適切な対応の促進
9	自然および人工災害に対する計画と準備
10	個人間暴力および侵略戦争の抑制
11	健康増進・疾病予防対策の研究と評価
12	研究と評価の新しい方法論の開発
13	有能な公衆衛生従事者の育成と確保

出典：Oxford Textbook of Public Health, 2009

ある。これにより，さらに将来の健康問題を予測し，備えることができる。また同時に，人々の健康を保障するためには，有効な健康施策の策定，推進および実施を通じて，疾病や健康リスクを減少させる必要がある。こうした活動には，感染症等の健康への脅威の周知や環境保全のための基準に関する施策が含まれる。政策形成に関わることは公衆衛生学の重要な役割である。

　社会の資源は限られているため，質が高く，かつ費用対効果が優れた保健医療サービスを企画，組織および実施し，さらにあらゆる人々がこれを利用できるようにすることも公衆衛生学の役割である。健康格差は，社会の貧困層や僻地の住民などに不健康をもたらすとされるが，感染症の蔓延を考えればわかるように，社会全体の問題となりうるのである。すべての人々に適切な保健医療サービスを提供することは，倫理上のみではなく，きわめて現実的な課題である。

　現代社会は，産業化の進展とともに，公害，さらには気候変動などの環境問題に直面している。人々の教育，有効な規制の実施，さらには政策決定へのはたらきかけにより，人々が健康に暮らすことができる良好な環境を目指すことも，公衆衛生学の役割である。

　個人がその能力を完全に発揮するためには，健康であることが不可欠である。このため，健康のために適切な行動をとれるように，個々人およびコミュニティにはたらきかけることが重要である。公衆衛生活動は，コミュニティの支持や積極的な関与がなくては成り立たないからである。

　自然災害や人工災害の予測や防止はほとんど不可能であろう。しかし，これらによる社会の損害を最小にするための準備（危機管理）は可能である。公衆衛生学の役割には，感染症であれ台風であれ，災害への備えも含まれる。

　個人間の暴力や戦争は現代社会が抱える問題のひとつである。これらは，人々の健康への脅威であり，公衆衛生学の課題でもある。

　公衆衛生学の研究は，健康問題の同定や，公衆衛生学上の課題への適切な戦略にとって，必要不可欠である。理論的には優れた健康対策であっても，予期せぬ理由により失敗に終わることがある。したがって，費用対効果が優れた公衆衛生活動のためには，そのモニタリングと評価を継続することが重要である。また，新しい施策の導入にあたっては，小規模で実施して適切な評価を行ってから，大規模なものにすることが必要である。その後も適切なモニタリングと評価の継続が不可欠である。

　近年，疫学，統計学および実験科学の新しい方法論の導入により，公衆衛生学の研究の質は向上した。特に，コンピュータの進歩により，大量のデータをさまざまな角度から分析することが可能となっている。新しい方法論を常に取り入れて，公衆衛生学上の課題を解決していくことが重要となっている。

　質の高い公衆衛生活動は，その領域の従事者の能力と視野にかかっている。公衆衛生学にとって，訓練された有能な公衆衛生従事者の育成と確保を継続することは欠かせない。これには，社会全体が良好な状態にあることを可能とし，かつ革新的で効果的な公衆衛生施策を打ち立てる視野を備えたリーダーも含まれる。

　こうした活動を，端的に①評価（assessment），②政策形成（policy development），および③保証（assurance），とまとめることもできる。ここで「保証」とは，人々が健康に生活できることを保証するために，評価および政策形成の結果を活用することを意味する。

2. 公衆衛生学を支える科学

　前節では，公衆衛生学の実践面に焦点を当てたが，これを支える科学（学問）の領域について述べる。第一に重要なものは疫学および統計学である。これらは，対象集団の健康問題に関する情報の収集および分析に欠かせない。

　ここで，疫学とは特定の集団における健康に関連する状況あるいは事象の，分布あるいは規定因子に関する研究と定義される。また，健康問題を制御するために疫学を応用することも含まれる。疫学は，英国の医師ジョン・スノウ（John Snow）のコレラに関する研究から始まるとされている。コレラは1831年に英国に侵入したといわれているが，当時は，瘴気（悪い空気）により起こるとされていた。しかし，スノウは同じ流行地域でも患者の出る家庭が飛び飛びであることからこの説に疑問をもち，汚染された水の摂取が原因と仮説を立てて調査を行った。1848年，スノウはコレラ患者が多量発生したロンドンのブロード・ストリート地区で患者発生状況の調査を行い，ある井戸が汚染源と推測し，行政にこの井戸の使用禁止をはたらきかけ，流行の蔓延を防ぐことができた。

　また，当時のロンドンの水道会社はテムズ川から取水していたが，その汚染はひどく衛生的ではなかった。スノウは1848〜49年と1854年のロンドンにおける患者発生と各水道会社の給水地域との関係を検討し，特定の水道会社の給水地域においてコレラ患者が多発していることを明らかにした。この会社の取水口はテムズ川への下水流入の影響を受ける位置にあった。スノウの研究は1883年のロベルト・コッホによるコレラ菌発見の30年前であり，感染源・感染経路の解明という疫学的手法により，生物学的要因（病原体など）が不明であっても，社会的要因，状況の観察から，疾病の流行を抑制できるということを明らかにした。現代の疫

学研究，たとえば，喫煙と肺がんの関係の証明や公害事件における汚染源と疾病の関係の証明も，本質的にはスノウの方法論と同じである。なお，救貧法と下水道および公衆衛生の改革を行った英国の社会改革者として知られているエドウィン・チャドウィック（Edwin Chadwick）は，1840〜50年代にかけて街中から「悪臭」を一掃するために糞便等を流す下水道普及を推進したが（瘴気説の影響），その流出先はテムズ川であったため，コレラを蔓延させたことは皮肉な結果である。

　わが国の総務省統計局によれば，「統計」とは，①国の実態をとらえるための統計，②大量の出来事をとらえるための統計，および③確率的な出来事をとらえるための統計，の3つの源流があり，19世紀半ば，ケトレー（Adolphe Quetelet）が社会統計を科学的に作成・分析するために確率論を導入したことで，社会現象・自然現象いずれも数量的にとらえる統計学として形を整えたとされる。

　①については，18〜19世紀に，各国で国家運営の基礎として統計の重要性が強く認識されるようになり，そのための体制整備や統計調査が積極的に行われるようになった。たとえばフランスでは，ナポレオンによって1801年に統計局が設置され，政府によって統計が整備されるようになるなど，各国で最初の近代的なセンサス（人口調査）が行われるようになった。わが国では，現在，国勢調査，人口動態統計，生命表など多くの統計が公表されている。

　②の意味での統計は，英国のジョン・グラント（John Grant）によって開始されたとされる。グラントは，当時たびたびペスト禍に見舞われていたロンドンで，教会の資料を基にした死亡統計表を分析し，一見偶然とみえる人口現象に，たとえば男児の出生は女児より高いなど規律性のあることを明らかにした。ロンドンの人口の推定や生命表の作成を初めて行い，またペスト流行を数量的に取り扱い，流行年度の気象やその

他の生態学的特性を明らかにした。これは，生物統計学（Biostatistics）の始まりといえるものである。

①，②とは別に，確率的な事象を分析する必要から，統計に関する重要な概念や手法が発展してきた。パスカル（Blaise Pascal）とフェルマー（Pierre de Fermat）により，期待値，推定，検定，標本理論などの概念が作られ，さらに，ベイズ（Thomas Bayes），ラグランジュ（Joseph-Louis Lagrange），ラプラス（Pierre-Simon Laplace）などの研究を経て現在の確率論の原型ができたとされている。特に，生物統計学および確率論を基礎とした統計学手法は，疾病の原因の推定，臨床研究での新薬の有効性の証明，動物実験における処理の比較など，あらゆる分野で応用されている。疫学研究の結果が偶然の産物でないことを客観的に証明するためには，統計学による推論（検定と呼ばれる）が不可欠である。

公衆衛生学では，また，健康問題の原因を把握し，対策をとるためには，医学・生物学（Biomedical sciences），社会科学（Social sciences），行動科学（Behavioral sciences）および環境科学（Environmental sciences）が必要となる。さらに，優れた保健医療制度を作るためには，健康政策・管理学（Health policy and management）の観点が必要となる。

3. 公衆衛生学の諸分野

公衆衛生学は，対象とする集団の性質や取り扱う健康問題の種類によって，いくつかの分野に分類される。最も基本的と考えられる分野は，コミュニティ（地域）の住民を対象とする地域保健（Community Health）と，働く人々とその職場を対象とする産業保健（Occupational Health）であろう。これらの源流は，産業革命期の英国に遡るとされて

いる。18〜19世紀の英国は産業革命の時代であり，リチャード・アーク
ライト（Richard Arkwright）による水力紡績機の発明など，工場制機
械工業の導入による産業の変革と，それに伴う社会構造の変革が進んで
いた。これに伴い，没落した手工業者や「第二次囲い込み」（地主によ
る経営規模の拡大化）により土地を失った農民が工場労働者になる。都
市の急速な人口増加はスラムの形成，人口過密と貧困，伝染病の流行な
どをもたらす一方で，工場では劣悪な労働環境や年少者・婦人労働の問
題が生じていた。

　こうした社会問題に対して，第7代シャフツベリ伯爵アントニー・ア
シュリー=クーパー（Anthony Ashley-Cooper），リチャード・オースト
ラー（Richard Oastler），マイクル・サドラー（Michael Sadler）らの
努力により，1833年に工場法（Factory Act）が成立し，年少労働の禁
止・制限，工場医・監督官制度導入などが行われた。また，医師である
サックラー（Charles Turner Thackrah）は，*The Effects of the
Principal Arts, Trades and Professions, and of Civic States and Habits
of Living on Health and Longevity*（1831）を著した。さらに，最初の
医学監督官に任命されたトーマス・レッグ（Thomas Legge）は職業病
に関する研究を行い，その集大成は彼の没後に Industrial Maladies と
して発行された。これらの実践および研究活動は，今日の産業保健の礎
となった。

　一方，工場法の制定に続いて，1834年に改正救貧法（The Poor Law
Amendment Act）が定められた。この改正救貧法委員会のメンバーで
あったチャドウィックは，ロンドンの開業医サウスウッド・スミス
（Southwood Smith）の協力を得て，Report on the Sanitary Condition
of the Labouring Population of Great Britain（1842）を作成し，貧困，
不潔および疾病の連鎖を打ち破る社会改革を訴えた。この報告書が契機

となって，世界で初の公衆衛生法（Public Health Act）が1848年に成立した。チャドウィックの主張した政府の責任による衛生改革，住民自治に根ざした地域公衆衛生活動，行政システムの重要性など，今日の地域保健・公衆衛生の基礎となっているといえる。

　産業保健および地域保健を含む公衆衛生学の各分野については，今後の各章で各講師により説明がなされることとなる。

4. プライマリ・ヘルスケアとヘルスプロモーション

　1946年，ニューヨークで開かれた国際保健会議が採択した世界保健憲章（1948年4月7日発効）によって世界保健機関（World Health Organization：WHO）が設立された。その憲章では，健康とは「身体的，精神的および社会的に良好な状態であって，単に病気がないとか虚弱でないとかいうことではない」とし，「到達し得る健康の最高水準を享受することは，人種，宗教，政治的信念，経済的あるいは社会的状態の如何にかかわらず全ての人間が有する基本的権利である」また「政府はその国民の健康に対して責任を負う」と述べられている。

　こうした健康を保持増進しようとするために，17世紀にはじまる細菌学や病理学の進歩によって医学的介入が前進し，19世紀に入ると基礎医学や疫学の知見による疾病予防のための「公衆衛生的介入」が生み出され，20世紀半ばになって，依然世界に存在する多様な健康問題と健康格

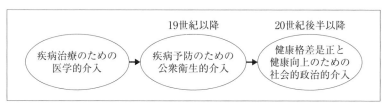

図1-3　健康への介入の歴史的変遷（湯浅ほか，2002）

差に対応して，プライマリ・ヘルスケアとヘルスプロモーションが，社会的政治的介入による健康政策として打ち立てられた（図1-3）。前者が，保健医療の知識・技術・制度を皆が社会化・大衆化するのに対し，後者は個人およびそれを取り囲む社会を健康なものとするという違いはあるが，いずれも重要な健康戦略である。

　1978年，WHOとUNICEFにより旧ソビエト連邦アルマ・アタ（現，カザフスタン共和国・アルマティ）で第1回プライマリ・ヘルスケアに関する国際会議が開催され，アルマ・アタ宣言（Declaration of Alma-Ata）が採択された。この宣言によれば，プライマリ・ヘルスケアとは，実践的かつ科学的に有効で，社会に受容されうる手段と技術に基づいたヘルスケアとされる。これは，コミュニティまたは国家がその発展程度に応じて負担可能な費用の範囲で，コミュニティのすべての人々と家族の全面的な参加により，はじめて広く享受できうるものとなるとされる。

　プライマリ・ヘルスケアの精神は，公正（equity），社会正義（social justice）およびエンパワーメント（enpowerment）である。公正および社会正義とは，社会の構成員が，なんらかの理由で差別されることなく保健医療サービスの提供を受けることが可能であることを意味する。また，エンパワーメントとは，個人およびコミュニティが自己管理力を身につけ，有効な政策を見出し，生活の質を高め，さらに社会正義を実現できるように，人々，組織またはコミュニティ自らが活動していくことを促進することである。すなわち，当事者が自身の置かれた状況に気づき，問題を自覚し，自らの生活の調整と改善を図る力をつけることを目指すことである。

　1986年にオタワ（カナダ）で開催されたWHOの第1回世界ヘルスプロモーション会議（First International Conference on Health

Promotion Health For All For the 21st Century）では，健康づくりのためのオタワ憲章（Ottawa Charter for Health Promotion）が採択された。憲章では，ヘルスプロモーションとは人々が自らの健康とその決定要因をコントロールし，改善することができるようにするプロセスと定義された。また，健康とは生きる目的ではなく，日々の人生の源であり，身体的な能力とともに社会的および個人的資源を豊かにするとされた。こうした考えに基づき，すべての人々があらゆる生活舞台──労働・学習・余暇そして愛の場──で健康を享受することのできる公正な社会の創造を健康づくり戦略の目標として掲げた。

　オタワ憲章では，健康であるためには，平和，シェルター（住居），教育，食料，収入，安定した生態系，持続可能な資源，および社会正義・公正が前提であるとした。ヘルスプロモーションは，（1）Adovocate：健康に関する提言を行うことにより社会の諸条件を改善し，（2）Enable：すべての人々が健康の面での潜在能力を十分発揮できるようになるための機会や資源を等しく確保し，（3）Mediate：社会の諸組織・個人を健康の追究のために調整・調停する，ことによって達成されるとした。また健康改善のための戦略として，①健康公共政策制定，②健康を支援する環境づくり，③コミュニティ活動の強化，④健康に関する人々の知識・技能の向上，⑤保健医療サービスの見直し，の5戦略を挙げている。

　その後，ヘルスプロモーションに関する国際会議が1988年アデレード（オーストラリア），1991年サンズボー（スウェーデン）で開催され，1997年にジャカルタ（インドネシア）で開催された第4回会議では，21世紀における健康増進上の課題に対する方向性と戦略を明確にするとして，ジャカルタ宣言（ヘルスプロモーションの21世紀への導入）が採択された。この宣言では，ヘルスプロモーションのアプローチの有効性を

改めて確認するとともに，今後の課題として①健康に対する政府等の社会的責任の促進，②健康改善に向けた投資の増加，③健康のためのパートナーシップの強化と拡大，④コミュニティおよび個人の能力の向上，⑤ヘルスプロモーションのための基盤の確保を掲げた。さらに，この目的のために，世界ヘルスプロモーション連盟の結成が提唱された。

　ヘルスプロモーションに基づく政府の取り組みは各国で行われている。たとえば，米国では，1979年に米国保健福祉局（HHS）が中心となり，乳児，子ども，未成年，成人，高齢者の5ライフステージ別に目標を設定した「ヘルシーピープル」を公表し，包括的な健康向上・疾患予防計画に乗り出した。1980年には「健康向上・疾患予防——国の基本方針」を発表，乳児の死亡率を35％減少するなど，さまざまな健康項目ごとに具体的な目標値を掲げ，健康づくりに関する初の10年計画を打ち出した。さらに，1990年に「ヘルシーピープル2000」，2000年に「ヘルシーピープル2010」の10年計画をそれぞれ発表している。いずれも具体的な目標を設定し，定期的に目標と現実とのギャップをチェックし改訂を加える点に特徴がある。英国は1992年，サッチャー政権下の国営医療制度改革の一環として，「The Health of the Nation（健康な国）」という新しい健康政策を1992年に発表した。これは5つの疾病を主な領域とし，26の目標が設定されている。1998年には労働党政権により，「Our Healthier Nation（我々のより健康なる国）」という新戦略の策定が開始されたが，基本的には「The Health of the Nation」と同じ手法を継承している。カナダでも1992年，ケベック州で，「The Health and Well-Being（健康と豊かな生活のための政策）」，オンタリオ州で1993年，「Nurturing Health（健康の育成）」という政策が始められている。

　わが国では，2000年度より，「健康日本21」（第一次）が国（厚生労働省）のみでなく，地方公共団体，関連学会，関連企業等も含めて運動が

展開された。これは生活習慣病を予防するための行動を国民に促すことにより，壮年期での死亡を減らし，介護なしで生活できる健康寿命を延ばすとし，具体的な数値目標を掲げた。当初10年間の予定であったが，期間中に医療制度改革が行われたため2年間延長して2012年度までとなった。この間に健康増進法が施行（2003年）されている。目標は，栄養・食生活，身体活動・運動，休養・こころの健康づくり，たばこ，アルコール，歯の健康，糖尿病，循環器病，がんの9分野にわたり延べ59項目であり，最終評価（2011年10月）では，約6割が「目標値に達した」か「目標値に達していないが改善傾向にある」とされている。

　2013年からは「健康日本21」（第二次）がスタートし，生活習慣病の一次予防と重症化防止，健康寿命の延伸に加え，地域間や社会階層間の健康格差の縮小などにも取り組みが行われた。最終評価（2022年10月）では，設定されていた53項目の目標のうち，約5割が「目標に達した」（8項目）もしくは「現時点で目標値に達していないが，改善傾向にある」（20項目）を占めた一方，約3割が「変わらない」（14項目）と「悪化している」（4項目）にとどまり課題を残した。

　具体的には，「目標値に達した項目」は，「健康寿命の延伸」，「75歳未満のがんの年齢調整死亡率の減少」，「脳血管疾患・虚血性心疾患の年齢調整死亡率の減少」，「血糖コントロール指標におけるコントロール不者の割合の減少」，「小児人口10万人当たりの小児科医・児童精神科医師の割合の増加」，「認知症サポーター数の増加」，「低栄養傾向（BMI 20以下）の高齢者の割合の増加の抑制」，「共食の増加（食事を1人で食べる子どもの割合の減少）」であった。一方「悪化している項目」は，「メタボリックシンドロームの該当者及び予備軍の減少」，「適正体重の子どもの増加」，「睡眠による休養を十分とれていない者の割合の減少」，「生活習慣病のリスクを高める量を飲酒している者の割合の減少」であった。これ

らをもとに，次期国民健康づくり運動プランに向けた検討が行われ，2024年度から「健康日本21（第三次)」がスタートする予定である。

参考文献

Detels, R, *et al.* (Eds)：Oxford Textbook of Public Health, Vol 1,: Infulences of Public Health (Oxford Medical Publications) Oxford University Press, Oxford, 2009.

Talbot, L, and Verrinfer, G：Promoting Health: The Primary Health Care Approach, Elsevier, Sydney, 2014.

荒記俊一『職業医学』サイエンス社　1981

スティーブン・ジョンソン（著）矢野真千子（訳)『感染地図』河出書房　2007

湯浅資之ほか「プライマリ・ヘルス・ケアとヘルス・プロモーションの共通点・相違点の考察——第2稿　人口・疾病・社会政治構造の視点から見た相違点」『日本公衛誌』49，pp.720-728，2002

大和製薬ＨＰ　http://www.daiwa-pharm.com/info/world/2029/

2 | 健康と環境

篠原　厚子

《**目標＆ポイント**》　環境は，人間を含む生物（主体）を取り巻くすべてであ
り，ヒトの健康に影響を及ぼすと同時に，人間の活動により変化する。主体
を取り巻く物理的・化学的・生物的環境要因の概要と健康への影響，公害や
地球環境問題，環境管理について学び，主体と環境の関係について理解を深
める。
《**キーワード**》　恒常性，量－影響関係，量－反応関係，環境汚染，地球環境
問題

1. 環境要因

　人類を含むすべての生物は，直接・間接的に環境の影響を受ける（環
境作用）と同時に，その存在や活動により環境を変化させる（環境形成
作用）。このように生体と環境が相互に影響して形成されているシステ
ム（系）を，主体－環境系（host-environmental system）という（図
2-1）。外部環境の変化に対して主体は内部環境の恒常性（ホメオスタ
シス〈homeostasis〉）を保つように適応（adaptation）する。比較的長
時間かけて起こる生理学的または遺伝的な適応は順化（aclima〈tiza〉
tion）と呼ばれ，気候順化や高地順化が知られている。
　環境は，自然的環境と社会的環境に分けることができる。前者は空気，
水，土壌などの物理的要因（温熱，気圧，音，放射線等）や化学的要因

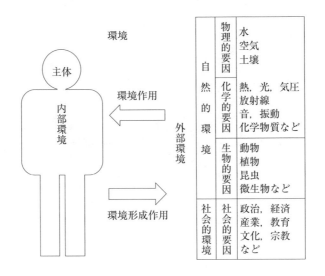

主体－環境系（host-environmental system）

図 2-1　主体－環境系の模式図

（含有成分，化学物質や天然物由来化合物等），および生物的要因（微生物や動植物等）を含み，社会的環境は人の活動に関わる心理・社会・文化的要因（政治，経済，交通，産業，医療，情報，文化，教育，宗教等）を含む（図 2-1）。この他，室内，地域，国内，地球環境などの規模による分け方や，生活環境（衣食住やライフスタイル），労働環境，などもある。ここでは物理的・化学的要因と健康の関係，および環境問題について概説する。

2. 環境と健康

　ある環境因子に生体がさらされていることを曝露と呼び，その量や強度を曝露量（dose）という。曝露量と生体影響の関係が量－影響関係

28

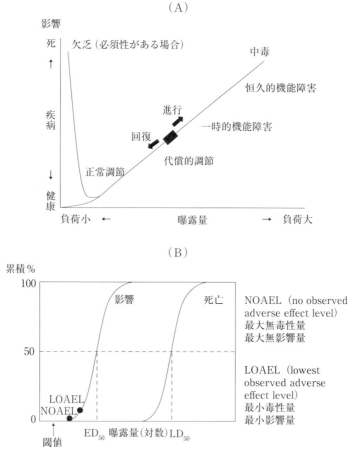

図2-2　量−影響関係（A）と量−反応関係（B）

（dose-effect relationship）であり，模式的に図2-2（A）のように示される。

　曝露量が大きくなると（必須性の因子では曝露量が少なくなっても），主体の正常の生理学的調節機能だけでは対応できず，代償性の調節機能

でバランスをとる。さらに変化が大きくなると，恒常性を維持できずに破綻し，機能障害や病的症状が現れ，重篤になると死亡する。症状発現までは予防医学領域で，症状発現以降は臨床医学領域でとり扱われる。影響が強く現れる臓器を標的臓器（target organ）または決定臓器（critical organ）という。

　生体には個体差があり，集団における曝露量に対する影響発現頻度を累積すると一般にシグモイド（S 字状）の曲線となる。これを量－反応関係（dose-response relationship）とよび，化学物質の毒性や物理的要因の影響を把握する指標として用いられる（図 2 - 2 〈B〉）。曲線の立ち上り開始の曝露量を閾値（threshold）といい，それ以下ではほとんどすべての個体が反応せず，それ以上で反応する個体の割合が増加する。実際の閾値を求めることは困難であり，影響発現率に非曝露群と有意差が認められない最大の量として NOAEL（最大無毒性量・最大無影響量）を用いる。影響発現率に非曝露群と有意差が認められる最小の量を LOAEL（最小毒性量・最小影響量），半数の個体が反応または死亡する量を半数影響量 ED_{50}，または半数致死量 LD_{50} といい，作用や毒性の目安として用いられる。

3.　空気と健康

（1）空気成分とその変動

　清浄（正常）空気成分を表 2 - 1（A）に示す。酸素 O_2（約21％）は肺で血液に取り込まれヘモグロビン（Hb）に結合して全身へ運ばれる。労働衛生領域では酸素濃度18％未満の状態を酸素欠乏という。16％を下回ると酸素欠乏症状が現れる。気圧低下で酸素分圧が低下しても欠乏が起こる（高山病など）。濃度50〜60％以上では過剰毒性を示し，肺の炎症やてんかん様痙攣が起こる（1950年代の未熟児網膜症は保育器内の酸

表 2 - 1　空気成分

（A）

正常（清浄）成分	体積% （20℃，1気圧）	健康影響，管理濃度等
窒素　N_2	78.1	常圧では影響なし，減圧症
酸素　O_2	20.93	16%＞で酸素欠乏症状，労働環境18～30%
アルゴン　Ar	0.93	
二酸化炭素　CO_2	0.04	呼気中約4%，室内空気0.1%≧，労働環境0.5%≧
ネオン　Ne	0.0018	
ヘリウム　He	0.0005	

（B）

有害成分	環境基準	備考
一酸化炭素　CO	1時間値の1日平均値10ppm≧，かつ1時間値の8時間平均値20ppm≧	Hb-CO，酸素欠乏
硫黄酸化物　SO_x	1時間値の1日平均値0.04ppm≧，かつ1時間値0.1ppm≧	環境基準は二酸化硫黄 SO_2
窒素酸化物　NO_x	1時間値の1日平均値0.04～0.06ppmのゾーン内またはそれ以下	環境基準は二酸化窒素 NO_2
光化学オキシダント	1時間値0.06ppm≧	O_3，PAN等
浮遊粒子状物質	1時間値の1日平均値$0.10mg/m^3$≧，かつ1時間値$0.20mg/m^3$≧	粒径10μm≧ SPM
微小粒子状物質	1年平均値$15\mu g/m^3$≧，かつ1日平均値$35\mu g/m^3$≧	粒径2.5μm≧ $PM_{2.5}$

素過剰が関連）。窒素 N_2 は，常圧では健康に影響しないが，高圧で窒素酔い現象，急激な減圧で減圧症（潜函（潜水）病，ケイソン病）が起こる。有機物の燃焼で生じる二酸化炭素 CO_2 は呼気中に約4%含まれる。毒性は低く（～3%は健康影響なし），室内空気汚染の指標に用いられる。

　自然現象や人間の活動で生じる異常（有害）成分を表2-1（B）に示す。一酸化炭素COは炭素含有物質の不完全燃焼で生じ，無色，無味，無臭で，Hbとの親和性がO_2の250～300倍ある。酸素運搬能力のないHb-COを生成し，その血液中濃度に応じて酸素欠乏症状をきたし急性中毒や慢性中毒を起こす。

　硫黄酸化物SOx（SO_2，SO_3などの総称）は硫黄を含む燃料燃焼により生じ，上気道粘膜を刺激する。窒素酸化物NOx（NO，NO_2）は窒素を含む燃料燃焼や自動車排ガスに含まれ，粘膜刺激作用があり下気道や肺胞にまで達する。SOx，NOxともに酸性雨の原因となり，NO_2は光化学オキシダントの一次汚染物質でもある。

　光化学オキシダントは光化学反応（窒素酸化物＋炭化水素＋紫外線）により生じるオゾンO_3，PAN（パーオキシアセチルナイトレート）などの酸化力の強い物質の総称で，眼や喉の粘膜刺激作用を示す。

　浮遊粒子状物質（SPM, suspended particle matter）は空気中に浮遊する10μm以下の微粒子の総称で，大きさ，形状および成分に依存して気道の深部まで侵入し，さまざまな健康影響を及ぼす。近年，注目されている微小粒子状物質$PM_{2.5}$は2.5μm以下のサイズで肺胞に到達しやすい。燃焼などで生成したものや，NOx，SOx，揮発性有機化合物（VOC）等が化学反応により大気中で粒子化したものがあり，人工および自然起源のものがある。これらの異常成分には，大気汚染にかかる環境基準が定められている（表2-1〈B〉）。この他VOCに関連する有機大気汚染物質やダイオキシン類の環境基準がある。環境基準を達成することを目標に，工場・事業場等の固定発生源のばい煙，VOC，粉塵等の排出ガス規制や，自動車等の移動発生源対策が行われている。

（2）温熱環境と健康

気温，湿度，風速，輻射熱が温熱の4要素である。温熱指標として，感覚温度（有効温度），修正感覚温度，不快指数などがあり，輻射熱を考慮した湿球黒球温度指数（WBGT）は高温職場やスポーツで熱中症予防に使われる。恒温動物であるヒトは暑熱や寒冷に対し，体内で三大栄養素（糖質，脂質，タンパク質）の代謝，内分泌，筋運動による産熱と，輻射，伝導，対流，水分蒸発による放熱により体温の恒常性を保っている。衣服条件も重要である。対応可能範囲を超える暑熱や低温環境では，熱中症や低体温症などが起きる。

気候や季節，気象も健康に影響する。気象の変化（特に寒冷前線通過）により症状悪化や発作の起きやすいリウマチ，瘢痕痛，神経痛，喘息などを気象過敏症という。

4. 水と健康

（1）水と生活

ヒトの体重の60〜70％は水であり，その10％を失うと脱水症状，20％を失うと生命維持が困難となる。尿や汗，不感蒸泄で体外排出される水を補うための生理的必要量は成人で1日2〜3ℓである。わが国では，生活用水（家庭で使用する家庭用水＋オフィス，飲食店，ホテル等で使用する都市活動用水）を1日平均286ℓ／人使用している（2019年）。

（2）上水（水道水）

わが国の水道普及率は2020（令和2）年で98.1％である。上水道施設は水源から取水した水を，沈殿，ろ過，消毒により浄水し，送水する。生物学的ろ過膜を利用する普通沈殿−緩速ろ過と，凝集剤を用いる薬品沈殿−急速ろ過があるが，現在は後者が主に用いられている。消毒には

塩素が用いられ，遊離残留塩素（塩素 Cl_2 および水中で生じる次亜塩素酸 $HClO$，次亜塩素酸イオン $HClO^-$）と結合型残留塩素（アンモニアやアミンの共存で生成するクロラミンである NH_2Cl および $NHCl_2$）の給水栓における濃度が水道法施行規則で定められている。

　水道水は水道法で定められている51項目の水質基準（微生物，有害化学物質，消毒副生成物の有機ハロゲン化合物濃度等の健康関連31項目と，色，臭い，味，等の生活利用上の支障に関連する20項目）に適合する安全な水である。この他，水質管理目標設定項目（27項目）が設定され，要検討項目（46項目）の調査が行われている。

（3）公共用水域の水質

　「水質汚濁に係る環境基準」は公共用水域の水質保全目標で，すべての水に共通の「人の健康の保護に関する環境基準」（健康項目）と，利用目的・水域類型ごとの「生活環境に関する環境基準」（生活環境項目）がある。2020年度の基準達成率は，健康項目が99.1％，生活環境項目の有機汚濁指標（BOD や COD）が88.8％（河川93.5％＞海域80.7％＞湖沼49.7％）であった。水質保全のために，水質汚濁防止法に基づいて，該当する事業場からの排水に排水基準が定められている。

（4）下水

　わが国の下水道普及率は2020（令和 2 ）年度末で80.1％（下水道利用人口／総人口）であり，汚水処理人口普及率は92.1％である。家庭や事業場からの排出水や雨水は下水道で運ばれ終末処理場で処理される。 1 次処理で大型浮遊物や不溶物を物理的に除去し， 2 次処理では生物学的処理で有機物を除去する。現在，主に好気性微生物を利用する活性汚泥法が用いられる。湖沼などの閉鎖性水域の富栄養化の一因となる窒素や

34

リンをさらに除去するために行う3次処理（高度処理）の実施率は2020（令和2）年度末で59.3%となり，公共用水域の水質保全に寄与している。また処理水の一部は雑用水として再利用されている。

5．放射線と健康

（1）非電離放射線

電磁波放射線のうち紫外線より波長の長いものの総称で，紫外線，可視光線，赤外線，マイクロ波と，人工光線であるレーザー光線がある。特徴と健康影響を表2-2に示す。

表2-2　非電離放射線の特徴と健康影響

	波長	特徴	健康影響
紫外線	100〜400nm	uvC（〜280nm）はほとんど地表に到達しない。uvB（280〜320nm）とuvA（320nm〜）が生物学的作用。	皮膚紅斑，色素沈着，皮膚がん，皮膚でビタミンD生成（ドルノ線300nm），角・結膜の炎症，雪眼炎，電気性眼炎，白内障
可視（光）線	400〜700nm	ブルーライト（380〜500nm）	眼精疲労，頭痛，サーカディアンリズム
赤外線	700nm〜1mm	熱作用	皮膚火傷，赤外線白内障，中心性網膜炎，熱中症
マイクロ波	〜1m	レーダー，通信，加熱	白内障，深部発熱
レーザー光線	人工光	単一波長，指向性，エネルギー大	網膜火傷，皮膚火傷

（2）電離放射線

電磁波（光子，波長10nm＞，X線，γ線）と粒子線（α線，β線，

電子線，陽子線，中性子線）に大別される。太陽からの電磁波や天然放
射性核種由来の自然放射線と人工放射線がある。放射線障害は曝露後数
週間以内にみられる早期効果と，長い潜伏期を経て現れる晩発効果，お
よび遺伝的な影響があり，放射線の種類，被ばく線量，臓器，外部被ば
くと内部被ばくで影響が異なる。放射能は 1 秒間の壊変数（単位：ベク
レル Bq）で表されるが，放射線量は人体へ吸収されるエネルギー量（単
位：グレイ Gy）に線種や組織による違いを考慮した実効線量（単位：
シーベルト Sv）で示される。日常生活で日本の住民が受ける年間線量
は自然放射線が平均2.1mSv（世界平均2.4mSv），人工放射線（ほとんど
が医療被曝）が平均3.87mSv とされている。これらを除く被ばくについ
て，国際放射線防護委員会（ICRP）は平常時と非常時における一般人
と職業人の被ばく最大許容線量を定めている。わが国の防護対策も対応
する数値で行われ，平常時，一般人は 1 mSv/ 年，職業被ばく（放射線
取扱い業務従事者）は100mSv/ 5 年（50mSv/ 年を超えない）を線量限
度としている。

6.　その他の環境要因

（1）騒音

　騒音は人にとって不快な音や有害な音である。音は空気振動で，周波
数が音の高低（可聴域は20〜20,000Hz），振幅が大きさ（音圧レベル），
波形が音色に対応する。ヒトの耳の感度は周波数により異なり，騒音レ
ベルはヒトの感覚に合わせた補正値で示す。0〜120dB（デシベル）は
音として聞こえるが130dB 以上は疼痛や衝撃と感じる。音は鼓膜から内
耳へ伝わり，コルチ器の有毛細胞から脳に伝わる。騒音の健康障害には，
突発的に大きな音を聞いた後に起こる一過性閾値上昇と，85dB 以上の
騒音に繰り返し曝露して起こる永久性閾値上昇（騒音性難聴）がある。

難聴を起こさない騒音レベルでも，心理的不快感（イライラ，不安感等），自律神経系や内分泌系への影響があり，特に低周波騒音（～100Hz）は睡眠障害や自律神経失調症状を起こしやすい。騒音の環境基準が地域の類型と時間区分により定められている。

（2）振動

　振動はものがある周期で揺れ動くことであり，周波数や振幅に依存して，血流障害，末梢神経障害，骨・関節・筋系障害や作業能率低下を起こす。道路交通，鉄道，工場，建設機作業による全身振動による振動障害や，家屋や建具の振動によるイライラや睡眠障害がある。振動規制法により工場・事業場，建設作業，道路交通振動の規制が行われている（振動レベル，単位 dB）。振動工具を使用する建設業，製造業，林業などでは，局所振動により，作業者に末梢循環障害によるレイノー現象，末梢神経障害，運動機能障害が起こる。職業的な振動障害防止のために，工具の選定，点検，作業時間の管理が行われる。

（3）廃棄物

　「廃棄物の処理及び清掃に関する法律（廃棄物処理法）」により，一般廃棄物と産業廃棄物の処理責任と処理体系が定められている。爆発性，毒性，感染性など，ヒトの健康や生活に被害を生じる恐れのあるものは特別管理廃棄物として適正処理が義務づけられている。循環型社会形成推進基本法が2000（H12）年に制定され，廃棄物対策が総合的に進められている。個別製品ごとのリサイクル法（容器包装，家電，建設，食品，自動車，小型家電）が施行されている。産業廃棄物は再生利用が総排出量の50％を超え，最終処分量は2.4％となっている（2019年度）。不法投棄問題発生を受けて，罰則や原状回復に関する排出者責任が強化された。

国際条約（バーゼル条約）により，有害廃棄物の国際越境移動による環境汚染の防止が図られている。

（4）悪臭

悪臭は生活上の支障や不快感を与える。悪臭防止法により，アンモニアやメチルメルカプタンなどの特定悪臭物質（22物質）が指定されている。当該区域の長が必要と認めた場合に臭気指数の規制基準を定める。

7. 公害，地球環境問題

公害は，人間活動による環境汚染が地域住民の健康や環境へ被害を与えることであり，産業の発展，人口の集中，安全性検討の不足で起こる。わが国では，1960（昭和35）年ころからの産業の発展に伴い深刻化した。典型7公害は，大気汚染，土壌汚染，水質汚濁，騒音，振動，悪臭，地盤沈下である。水俣病，新潟水俣病，イタイイタイ病，四日市喘息は四大公害訴訟と呼ばれる。1967（昭和42）年に公害対策基本法が制定され，7大公害に対する防止法が制定され，1971（昭和46）年に環境庁（現環境省）が発足し，1973（昭和48）年に公害健康被害補償法が制定された。さまざまな対策や規制により国内環境は改善されてきたが，複雑化する環境問題や地球規模での環境保全の必要性に対応するために，1993年（平成5）年に環境基本法が制定され，公害対策基本法は廃止された。

地球環境問題は，国境を超える広い範囲に被害が及び長期間継続するもので，国際的な枠組みでの対策を必要とする。地球温暖化，オゾン層破壊，酸性雨，砂漠化，熱帯林減少，海洋汚染などが挙げられる。1992（平成4）年にブラジルで開催された「環境と開発に関する国際会議（UNCED/地球サミット）」で，人と国家の行動原則と行動計画「アジェンダ21」が採択された。

　地球温暖化は温室効果ガス（CO_2，メタン，フロンなど）が関与し，気候変動に関する政府間パネル（IPCC）で，原因，自然環境への影響予測，緩和策が報告されてきた。1997（平成9）年の国際連合枠組み条約第3回締約国会議（COP3）で，先進国の温室効果ガス排出量の削減目標を定めた京都議定書（2003〜2012年，第二約束期間〜2020年）が採択され，2005（平成17）年に発効した。2020年以降の地球温暖化対策の国際的な枠組みであるパリ協定が，2015（平成27）年のCOP21で採択され，2016年に発効した。産業革命以降の気温上昇を2度以内に抑え，今世紀後半に温室効果ガス排出量をゼロにする目標が策定された。発展途上国を含む約200国が批准し，すべての国に削減目標の作成と提出が義務づけられた。途上国の削減や適応を支援するために，緑の気候基金（GCF）が設置された。

　オゾン層保護対策は，オゾン層を破壊するフロン類の製造中止，使用済みのフロン回収が行われている。破壊作用のない代替フロンが開発されたが，温室効果ガスであることからノンフロン等への代替が必要とされている。

　酸性雨は発生源から数千kmも離れた地域にも影響し，原因となる大気汚染物質の排出量が増加している地域では，今後さらに深刻になると予想される。東アジアでは協力体制の確立を目的として東アジア酸性雨モニタリングネットワーク（EANET）が2001年より稼働している。

8. 環境管理

　環境管理は，人間活動で発生する環境負荷（悪影響）を減らし，持続可能な社会の仕組みづくりを行うことであり，健康や生活環境に悪影響を及ぼす環境要因の科学的な知見を得て，悪影響が出ないレベルを見極め，環境政策の目安となる基準を決め，対策を行うことである。すなわ

ち，環境のモニタリング，および健康に関するサーベイランスを行い，
その情報に基づいてリスク評価を行う。リスク管理が必要な，有害な環
境要因については基準を設定して規制する。さらにモニタリングとサー
ベイランスを継続して監視，評価・確認する。リスク管理にあたっては，
専門家だけでなく一般市民の理解を得るためのリスクコミュニケーショ
ンが重要である。わが国では，「人の健康の保護及び生活環境の保全の
うえで維持されることが望ましい基準」である環境基準が大気，水，土
壌，騒音などの目標として定められている。化学物質に関しては有害物
質の管理（PRTR 法）や安全性評価（化審法）が行われている。

　生態系の物質循環を超える環境の汚染や破壊を防ぐために，大規模事
業により起こりうる環境影響を，あらかじめ事業者が調査，予測，評価
する環境アセスメント（環境影響評価，Environmental Impact
Assessment, EIA）が実施されている。地域住民，専門家や環境担当
行政機関の意見を取り入れて，適正な環境配慮を行うために実施される。
1969（昭和44）年にアメリカで制度化され，わが国では，1972（昭和
47）年に公共事業に導入された。1997（平成 9 ）年に「環境影響評価法」
が成立し，道路，ダム，鉄道，発電所など13種類の事業で，自然環境，
地域生活環境への影響について実施されている（2021年度末までに764
事業）。

40

参考文献

岸玲子（監），小泉昭夫・馬場園明・今中雄一・武林亨（編）『NEW 予防医学・公衆衛生学（改定第4版）』南江堂　2018
田中正敏他『環境と健康（第4版）』杏林書院　2009
小山洋（監），辻一郎・上島通浩（編）『シンプル衛生公衆衛生学2022』南江堂　2022
厚生労働省 HP　http://www.mhlw.go.jp/
環境省 HP　http://www.env.go.jp/
国土交通省 HP　http://www.mlit.go.jp/

学習課題

1．空気と水について，健康に影響する要因と，健康障害を防止するためにわが国で行われている対策を説明しなさい。
2．わが国における廃棄物処理について，一般廃棄物と産業廃棄物の処理責任の所在と，排出量削減のために施行されている6つのリサイクル法を示しなさい。
3．地球温暖化対策についてわが国の取組みを示し，具体例（1例以上）についてあなたの考えを述べなさい。

3 | 疫学と健康指標

黒澤美智子

《目標＆ポイント》 公衆衛生学の基本となる疫学は人間の集団を対象として，疾病の頻度や発生を把握し，その要因を科学的に明らかにする学問である。疫学研究から予防対策を立てるために役立つ情報が得られる。疫学の基礎的な概念と考え方，予防医学の考え方を理解する。また，わが国の衛生関係統計資料の概要について解説する。
《キーワード》 疾病頻度，有病率，罹患率，症例対照研究，コホート研究，因果関係，衛生統計

1. 疫学とは

　疫学は個人ではなく人間の集団を対象として，疾病の頻度や発生を把握し，その要因を科学的に明らかにする学問である。

　かつて疫学は急性伝染病の流行の制御に大きな成果をあげ，発展してきた。疫学の歴史に英国の麻酔医ジョン・スノウ（John Snow）の功績がある。1854年にロンドンでコレラの大流行があったとき，スノウはロンドン市の地図上にコレラ患者が発生した家に印をつけ，流行の原因になった共同井戸の汚染を突き止め，コレラの流行を止めた。スノウはコレラ菌が発見される30年前にコレラの伝播様式を明らかにしたことで知られる。

　現在は悪性新生物，心疾患，脳血管疾患のような慢性疾患を対象とし

た疫学研究も多くなっている。疫学は人間集団に起きる健康問題に潜む，ある一定の規則性，何か共通した原因があるのではないか，という視点で問題解決を目指す。疫学研究結果から疾病の有病率や罹患率がわかり，どのような人に疾病が発生しているのかという特徴が把握され，治療や予防対策を立てるのに役立つ情報が得られる。疫学は統計学の理論を応用して，集団の特性，そこに潜む規則性や傾向性を明らかにし，さまざまな推論をする研究方法である。

2. 集団の健康状態の把握

（1）全数調査と標本調査

　対象集団全体を調べる方法を全数調査（または悉皆調査），全集団から一部を抽出して行う調査を標本調査という。標本調査を行う場合は母集団を代表する偏りのない標本を抽出しなければならない。偏りのある標本を調査対象にすると，そこから得られる結果は誤ったものとなる。

（2）健康異常者数の把握

　死因や疾病罹患の確認は WHO（World Health Organization：世界保健機関）の「疾病及び関連保健問題の国際統計分類第10回修正」（International Statistical Classification of Diseases and Related Health Problems, Tenth Revision：ICD-10）や統一した基準を用いることが重要である。診断基準が未確定の疾患の場合，患者数の把握はできない。どのような基準で罹患を判定したかによって，健康異常者数は変わる。ある疾病の罹患者の把握は死亡を把握するよりも難しい。

　注）2019年5月に WHO 総会で ICD-11が承認され，2022年に発効された。日本は告示改正に向けた準備を進めている。

（3）危険曝露人口（population at risk）の把握

曝露とは何かに「さらされること」であり，ある疾患の原因であることが疑われる要因をもつことを曝露という。危険曝露人口とは分母となる集団で，その集団の全員が対象の疾患にかかったり死亡したりする危険をもつ。たとえば，麻疹の危険曝露人口とは麻疹の既往歴がなく，麻疹に罹患する危険がある未罹患者である。

（4）人年法（person-year method）

観察期間中に転入，転出があり，一人ひとりの観察期間が異なり，分母の把握が難しい場合に人年法が用いられる。人年法は 1 人を 1 年間観察した場合を 1 人年とし，5 人を10年間観察した場合は50人年となる。死亡率や罹患率は，単位人年当たりの死亡数または罹患数として表す。

（5）罹患率

罹患とは疾病の新発生のことで，罹患率は疾病の発生状況を示す。分母は該当する疾患に罹患する危険をもつ未罹患者で，対象疾患に罹患している期間は除外する。分母は危険曝露人口一人ひとりの観察期間の総計で，罹患率の単位は人／人年で示される。罹患率の計算式と計算例を示す。

$$罹患率 = \frac{期間内に観察された罹患数}{危険曝露人口の一人ひとりの観察期間の総計}$$

図 3 - 1 を用いて計算してみよう。5 年間の観察期間に 6 人を追跡した。対象者 A は観察開始から1.5年で観察対象となる疾病に罹患したので観察人年は1.5となる。対象者 C は観察開始から0.5年で転出したので観察人年は0.5，A 〜 F の観察期間の総計は20.0人年となる。観察期間内

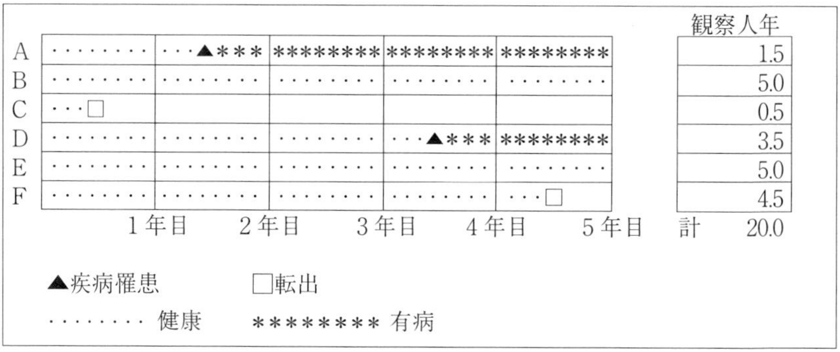

図3-1　罹患率と有病率の算出方法

に罹患したのはA，Dの2人であったので，罹患率＝2人/20.0人年，すなわち1年当たり0.1となる。

（6）死亡率

死亡率も罹患率と同様に計算する。観察期間中の各対象者の観察期間は死亡するまで，および転出するまで，である。死亡率の計算式を以下に示す。

$$死亡率 = \frac{期間内に観察された死亡数}{対象集団内の一人ひとりの観察期間の総計}$$

（7）有病率

有病率はある一時点で，集団のなかで疾病を有している者の割合をいう。有病率の計算式と計算例を示す。

$$有病率 = \frac{集団内で疾病状態にある者の数}{集団内で疾病状態にある者とない者の合計}$$

　図3-1を用いて3年目の有病率を計算してみる。3年目に疾病を有していたのはAの1人，3年目の時点で疾病を有している人と有していない人の合計は5人であるので，5分の1で，20%の有病率である。

3. 疫学研究の方法

（1）観察研究

　観察研究は対象集団の自然の姿を観察する研究で，対象となる集団の健康状態や生活習慣などを観察し，疾病の発生に関連する要因を明らかにすることを目的とする。記述疫学と分析疫学（横断研究，生態学的研究，症例対照研究，コホート研究）がある。

① 記述疫学（Descriptive epidemiology）

　記述疫学研究は対象とする集団の疾病発生頻度や分布等を記述する。対象集団のなかで起こっている健康問題が，どのような対象（人）に，いつ（時），どこで（場所），起こっているのか，ありのままの状態で観察する。

　人を観察する場合，性・年齢分布が重要であるが，人種，職業，宗教，婚姻，生活習慣なども観察されることが多い。

　時間を観察する場合，時間を横軸に発生数をグラフにすると疾病が増加または減少傾向，周期性があるかどうかを把握しやすくなる。

　対象とする健康事象がどのような場所に多いのか観察することも重要である。場所によって気候，空気，水，土壌，そこに住む人のもつ遺伝的要因・生活習慣要因が異なる。記述疫学の手法によって健康事象の分布の特徴，その背後にある原因を考察し，因果関係に関する仮説を立て，

分析疫学の手法でその仮説を検証していく。

②　分析疫学（横断研究，生態学的研究，症例対照研究，コホート研究）

　分析疫学研究には横断研究，生態学的研究，症例対照研究，コホート研究がある。横断研究と生態学的研究は仮説設定に用いられることが多く，因果関係を推定することは難しいが，症例対照研究，コホート研究は仮説の検証を目的とし，原因と疑われる因子と疾病との因果関係の推定を行う。

（a）横断研究（Cross sectional study）

　横断研究は最も基本的な疫学研究デザインで，対象とする集団の特徴を一時点の調査で把握しようとする研究方法で，断面研究とも呼ばれる。ある集団の一時点における，ある疾病の頻度と要因の曝露状況を調査し，要因曝露の有無別の時点有病率を比較する。横断研究は経時的な観察を行わないので，新発生の患者を把握することができない。罹患率や相対危険度を求められないので，原因と結果の関係を把握できない。したがって因果関係の推定は困難である。

（b）生態学的研究（Ecological study）

　生態学的研究は個人を調査対象とするのではなく，集団を地域や行政的な区分（都道府県や国など）で定義し，疾患有病率や罹患率，死亡率とその地域の要因曝露率を調査して関連を分析する研究方法である。この研究方法では厚生労働省や総務省，地域の保健事業，国単位の分析では国連などで公表されている統計資料を利用することが多い。統計データを用いて，両者の相関関係を求めることが多いので，地域相関研究とも呼ばれる。

（c）症例対照研究（Case-control study）

　症例対照研究は疾病に罹患（または死亡）した人を症例（case），症例ではない人を対照（control）として，両群の過去の要因曝露状況を

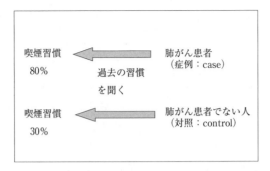

図 3 - 2　症例対照研究（Case-control study）

比較する。図 3 - 2 は肺がん患者（症例：case）群と，肺がん患者でない人（対照：control）の群を，過去の喫煙歴を調べて比較する研究デザインを示す。

　症例対照研究では曝露群，非曝露群の疾病罹患（死亡）率を把握できないので，コホート研究のように相対危険度を計算できないが，疾病の罹患（死亡）率が低く，各群の標本が母集団を代表していればオッズ比を相対危険度の近似値とすることができる。対象疾患の罹患（死亡）率が小さい場合には，効率的な研究方法である。

　症例対照研究で得られた結果例を表 3 - 1 に示す。疫病あり群の曝露ありの割合は $a/(a+c)$，曝露なしの割合は $c/(a+c)$ で，疾病ありの曝露オッズは $\{a/(a+c)\}/\{c/(a+c)\}$ である。一方，疾病なし群の曝露

表 3 - 1　症例対照研究で得られた結果

	疾病あり群	疾病なし群
曝露あり	a	b
曝露なし	c	d

ありは $b/(b+d)$，曝露なしは $d/(b+d)$ で，疾病なしの曝露オッズは $\{b/(b+d)\}/\{d/(b+d)\}$ である。オッズ比は2つのオッズの比をとったものである。

$$\text{オッズ比} = \{a/(a+c)\}/\{c/(a+c)\}/\{b/(b+d)\}/\{d/(b+d)\}$$
$$= a/c/b/d = (a\times d)/(c\times b)$$

症例対照研究では，対照（control）群の設定が重要である。対照の選定を誤ると，誤った結論を導いてしまう。対照を選択する際には症例群と対照群がペアになるような，マッチングという方法が用いられる。一般に性や年齢をマッチさせることが多い。症例対照研究はコホート研究よりもバイアスが大きいとされる。それは過去の要因曝露状況については患者のほうが思い出しやすい傾向があり，時間の経過とともに記憶は正確ではなくなることによる。

（d）コホート研究（Cohort study）

コホート研究とはある要因をもつ人ともたない人を追跡し，疾病の罹患や死亡状況を調べる研究である。ある要因をもっている人の疾病の罹患（死亡）率がその要因をもたない人の何倍高いか計算する。

たとえば，図3-3のようにある健康な成人の集団で肺がん死亡のリスク要因と考えられる喫煙の有無を調べ，その後の両群の肺がん死亡率を観察し，喫煙が非喫煙に対し何倍肺がん死亡を起こしやすいか計算する。

コホート研究の追跡期間は疾病の自然史などによって決めるので，要因曝露から長い年月をかけて疾病発生するような疾病を対象とする場合は長期間にわたって集団の追跡調査を行うことになる。

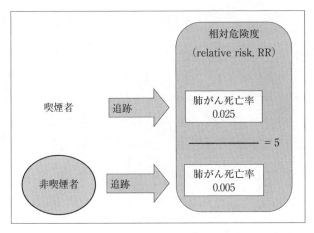

図 3 - 3　コホート研究（Cohort study）

（2）介入研究（無作為化比較対照試験：RCT，地域介入研究）

　介入研究とは対象者の生活習慣や治療法を研究のために意図的に変え
て比較する研究方法である。対象集団を 2 群に分け，予防因子または治
療法を人為的に割り当て，一定期間追跡後に，その効果を比較する。た
とえば，肥満度が高い集団を 2 群に分け， 1 群には食事と運動の実践教
育を数ヵ月行い，もう 1 群には何も行わないで，調査終了後に肥満度を
比較する，という研究である。

　この研究方法は実験的要素の強い研究であるため，倫理的な配慮が必
要である。対象者に不利益が生じる恐れがある場合には実施してはなら
ない。また調査の途中で対象者に危険や不利益が生じる可能性が出た場
合は中止する。対象者に対して調査に関する十分な説明を行い，同意
（インフォームド・コンセント）を受ける必要がある。

①　無作為化比較対照試験（Randomized Controlled Trial：RCT）

　図 3 - 4 のように，ある治療法の効果を判定するために対象集団を介

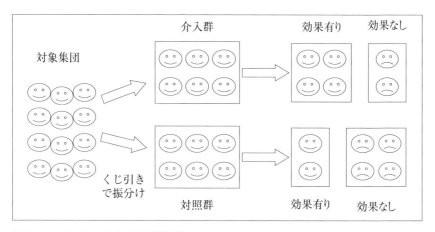

図3-4　無作為化比較対照試験

入群（治療群）と対照群にくじ引きなどで無作為に振り分けて，効果を比較する研究方法である。対照群に比べて介入群の治療効果が高いかどうか追跡して確認する。治療の効果だけでなく，リハビリ，検診，健康教育の効果等を比較する場合にも行われる。この方法は因果関係の検証に最も優れているとされている。

② **地域介入研究**

　個人を対象に介入研究を行うのではなく，地域を対象に介入研究を行う疫学研究である。地域を２群に分け，１群には疾病予防プログラムや健康推進プログラムを積極的に行い，もう１群にはこれまで通りの活動を行い，２群でその効果を比較するというものである。

（3）バイアス

　疫学研究のデータを収集する際に真の値を把握できれば理想であるが，実際には誤差を伴うことが多い。誤差には偶然誤差と系統誤差があ

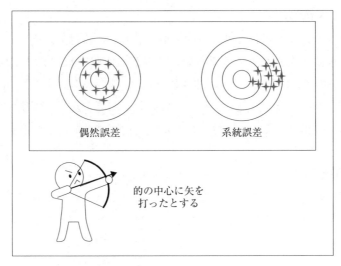

図 3 - 5　偶然誤差と系統誤差

る（図 3 - 5 を参照）。偶然誤差は回答や転記ミスなど偶然に起こるもので，標本数を増やすことで誤差は小さくなる。系統誤差は真の値との差に方向性のある偏りで，この場合，標本数を増やしても誤差は小さくならない。系統誤差が生じていても調査者は気づかないことがある。疫学では系統誤差のことをバイアスという。バイアスの影響を完全になくすことはできないので，できるだけ小さくする努力をする。バイアスが存在すると考えられる場合は，それによって結果が過大評価されるのか，過小評価されるのかを考察することが重要である。調査では常にバイアスが入り込む可能性がある。研究計画の段階からバイアスについて検討する必要がある。

　バイアスは大きく，選択バイアス，情報バイアス，交絡，に分類される。

① **選択バイアス**

選択バイアスは調査対象者の選択が，目的とする母集団を代表していないときに起こるバイアスである。調査票の回収率が100％になることは少ないので，回収できた人と回収できなかった人で属性（性，年齢等）やその他の情報などに違いがないか確認しておく。結果を解釈する際に得られた情報だけでなく，得られなかった情報についても注意を払う必要がある。

（a）自己選択バイアス（self-selection bias）

調査対象になった人とならなかった人，または症例群と対照群でその特徴が異なっている時に起こるバイアスを自己選択バイアスという。ある要因に曝露している人のほうが調査への参加が多い場合や，逆に拒否の割合が高いかもしれない。また後期高齢者の健康調査を健診会場で行う場合，健診に来られる人は比較的健康で，その地域の後期高齢者の実際の健康状態よりも良好な結果となるだろう。標本が母集団を反映しなくなる例として，運動と健康との関連を調査する際に，介入群には普段から運動をしている人が多く集まってしまうということが起きる。これを避けるために，対象者を介入群と非介入群に無作為に割り付けて，バイアスを制御する。

（b）健康労働者効果（health worker's effect）

就労者は一般集団と比較すると健康な人が多いので，就労者と一般集団を比較することは避け，同じ職種の労働者間で比較することが望ましい。職域で調査する場合は注意が必要である。

（c）脱落バイアス（losses to follow up）

コホート調査や追跡調査では脱落バイアスに注意する。疾病に罹患したことで追跡できなくなったり，逆に治癒したことで追跡困難になったりすると結果に大きな影響を与える。

　病院の診療録や疾病登録事業のデータ等を用いる際，途中で治癒した患者や死亡した患者のデータが脱落し，比較的病状が一定の症例のみが分析対象となることがあるので，注意が必要である。

　その他にもいろいろな選択バイアスがある。

②　情報バイアス

　要因や，疾病の罹患に関する情報が正確でないために起きるバイアスである。

（a）思い出しバイアス（recall bias），家族情報バイアス

　本人や家族に過去の要因曝露について質問したときに，記憶が正確でない場合に起こるバイアスである。患者やその家族は過去の要因曝露を思い出しやすいという傾向があり，症例と対照で記憶の程度が異なる場合，要因と疾病との関連が高く推計されてしまう。

（b）質問者バイアス（questioner bias）

　面接調査などで過去の曝露について調査するときに，質問者が正確に情報を得ないことによって起こるバイアスである。情報バイアスの対処方法として，質問項目を客観的な内容にする，妥当性や信頼性の高い質問票を使用する，等の工夫がいる。

（c）プラセボ効果

　薬を飲んだと思っただけで症状が良くなることは多い。プラセボ効果は介入研究を行う際に結果に系統的な誤りを起こす。このような心理的バイアスが入らないように対照群に対して介入群で使用する治療薬と外見上はまったく同じ偽薬（プラセボ）を用いて，対象者に自分が介入群か対照群かわからないようにして調査を行う。この方法を盲検化（ブラインド化，マスク化）という。プラセボ効果は調査を行う側にも起こることがあるので，RCT は対象者と調査者の両方に介入群と対照群をわからないようにして行う二重遮蔽法（二重盲検法）で行う。さらに解析

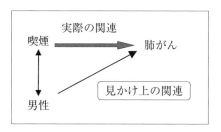

出典：『心理測定を活かした看護研究』

図3-6　交絡

者にもどちらの群が治療群かわからない状態にして三重盲検法で行うこともある。

③　交絡

　交絡は疾病発症に関連している要因が別の要因の影響と混在し，結果に影響することをいう。たとえば図3-6のように喫煙は肺がんの最大の発症リスク要因とされている。しかし男性の喫煙率が高いため，性別に関係なく喫煙が肺がんの要因であるのに，男性であることが肺がんに関連をしているように見えてしまう。交絡への対処方法は，対象設定の際に行うのが無作為化や限定，マッチングで，分析時に行うことができるのが層別化，標準化，多変量解析などである。

（4）疫学的因果関係

　ある疾患と曝露要因とのあいだに統計学的な関連が認められても，因果関係があるとは限らない。因果関係を疫学研究だけで証明することは非常に難しく，疫学調査で得られた相対危険度やオッズ比，相関係数などの指標を用いて，因果関係を推論することになる。因果関係を推論する場合は　①関連の一致性，②関連の強固性，③関連の特異性，④関連の時間性，⑤関連の整合性，といった基準が目安となる。

4.　疫学研究計画と実践

　疫学研究の計画に際しては「人を対象とする生命科学・医学系研究に関する倫理指針」をよく読み，調査の目的，調査方法，調査対象者，対象人数，調査期間，インフォームド・コンセントを受ける手続，個人情報の保護，情報公開の方法，等を決める。基本的に疫学研究計画は所属機関で倫理審査を受け，実施の許可を得てから実施する。

5.　わが国の衛生関係統計資料と主要な健康指標

　よく利用されている衛生関係統計資料は，国勢調査，人口動態統計，患者調査，国民生活基礎調査，国民健康・栄養調査，感染症動向調査等，である。厚生労働省や総務省，市町村が調査し，公表されている統計資料は数多くある。近年は政府の統計がインターネット（e-Stat）で閲覧でき，データをダウンロードできるものも多い。これらを活用してさまざまな検討を行うことも可能である。

（1）　人口静態統計（census statistics）

　国勢調査は国の最も重要な統計調査で，統計法に基づき，5年ごとに実施されている。第1回の国勢調査は1920（大正9）年に行われ，2020（令和2）年に第21回目の国勢調査が行われた。国勢調査は調査年の10月1日現在，国籍に関係なく，日本国内に住んでいるすべての人を調査対象として実施される。国勢調査の目的は，性別，年齢，就業状況，所属産業・職業，教育程度，世帯，住居の種類など，人口の基本的，社会的，経済的属性を明らかにすることである。

（2）人口動態統計（vital statistics）

　人口動態とは人口を規定する出生，死亡，死産，婚姻，離婚を通常，1年間の発生率で示した統計である。人口に直接影響するのは出生，死亡，死産で，間接的に影響しているのは婚姻，離婚とされている。人口動態統計は，厚生労働省大臣官房統計情報部が毎年公表している。

①　出生に関する指標

　出生率，合計特殊出生率，総再生産率，純再生産率，等がある。合計特殊出生率は15歳から49歳までの女子の年齢別出生率を合計したものである。合計特殊出生率は「期間合計特殊出生率」と「コホート合計特殊出生率」の2種類がある。実際に1人の女性が一生の間に産む子どもの数はコホート合計特殊出生率であるが，各年齢の出生率が世代によらず同じであれば，期間合計特殊出生率とコホート合計特殊出生率は同じになる。一般的には期間合計特殊出生率が用いられている。合計特殊出生率は生まれる子は男女両方含むが，これを女児だけについて求めた指標が総再生産率で，1人の女子がその年次の年齢別出生率で一生の間に産む平均女児数を表す。純再生産率とはさらに母親の世代の死亡率を考慮に入れた平均女児数を表す。

②　死亡に関する指標

　死亡診断書（死体検案書）は市区町村に提出され，その後保健所で集計され，都道府県の衛生部を経由して厚生労働省に集められる。死因の分類はWHOの「疾病及び関連保健問題の国際統計分類第10回修正」（International Statistical Classification of Diseases and Related Health Problems, Tenth Revision：ICD-10）に準拠して作成された「疾病，障害及び死因分類表」に従って行われる（2019年5月にWHO総会でICD-11が承認，2022年に発効され，日本では告知改正に向けた準備がされている。厚生労働省で原死因をICDに準じてひとつ選び，統計処

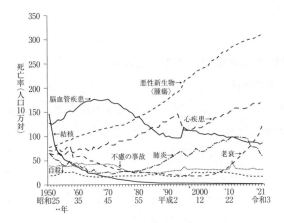

資料：厚生労働省『人口動態統計』（令和 3 年は概数）
出典：厚生労働統計協会『国民衛生の動向　2022/2023』
（注）死因分類は ICD-10（2013年版）準拠（平成29年適用）
による。平成 6 年までは ICD-9 によるものである。
図 3 - 7　主要死因別死亡率（人口10万対）の推移

理が行われ，集計後に公表される。原死因とは直接に死亡を引き起こし
た一連の事象の起因となった疾病または損傷である。

　年齢別死亡率，乳児死亡率，新生児死亡率，早期新生児死亡率，周産
期死亡率，妊産婦死亡率，死産率も主な健康指標となる。

③　平均余命と平均寿命

　ある年齢に達した人が平均してその後何年生きられるか，その期待値
を平均余命という。 0 歳の平均余命を平均寿命という。生命表はある年
の性・年齢別の人口数と死亡数をもとに，特定の人口集団が死亡して減
少していく状態を生命表作成に必要な生命関数を用いて示したものであ
る。厚生労働省は，国勢調査人口に基づいて作成される完全生命表と人
口動態統計（概数）と推計人口を用いて作成される簡易生命表を公表し
ている。平均寿命は保健福祉水準の総合的指標として広く利用されてい

る。

（3）健康状態と受療状況に関する統計

① 国民生活基礎調査

　国民の保健，医療，福祉，年金，所得等国民生活の基礎的な事項を世帯面から総合的に把握する調査で1986（昭和61）年より3年に一度大規模調査が行われ，有訴者率や通院者率が調査されている。有訴者とは病気やけが等で自覚症状のある者をいい，通院者とは，世帯員（入院者を除く）のうち，病院・診療所・老人保健施設・歯科診療所・病院の歯科・あんま・はり・きゅう・柔道整復師に通っている者をいう。

② 患者調査

　全国の医療施設（病院，一般診療所，歯科診療所）を利用する患者の傷病などを把握するため，1953（昭和28）年から実施されている標本調査である。1984（昭和59）年から3年に一度実施されている。患者調査によって，病院や診療所に入院，または外来に通院した患者の全国推計患者数や受療率が把握される。

引用・参考文献

社団法人全国柔道整復学校協会（監）『衛生学・公衆衛生学』改訂第6版 pp.253-264　南江堂　2023

横山和仁，青木きよ子（編）『心理測定を活かした看護研究』pp.46-68　金子書房　2013

人を対象とする生命科学・医学系研究に関する倫理指針　http://www.mhlw.go.jp/content/ 001077424.pdf　2023年6月16日閲覧

政府統計の総合窓口　e-Stat　https：//www.e-stat.go.jp/

『国民衛生の動向　2022/2023』厚生労働統計協会　2022

はじめて学ぶやさしい疾学（改訂第3版）- 日本疾学会標準テキスト　南江堂　2018

学習課題

1．罹患率と有病率の違いを説明しなさい。

2．疫学調査にはどのような方法があるか説明しなさい。

3．バイアスにはどのようなものがあるかまとめなさい。

4 | 健康づくり

白山　芳久

《目標＆ポイント》　人々が自らの健康をコントロールし，より健康的にすご
せるようにすることを健康づくりという。急増する生活習慣病，少子高齢化
に伴う社会保障費の増大，健康観の多様化などを背景に，近年健康づくりに
対する関心が高まってきている。米国のブレスロー博士らの研究から，健康
づくりは生活習慣の改善によってなし得ることがわかった。さらに，世界保
健機関がオタワ憲章で提唱したヘルスプロモーション戦略では，生活習慣の
改善を個人の努力だけには負わせず，社会の責任によって健康づくりを支援
する環境改善をも視野に入れた方策を提案している。本章では，日本国民の
生活習慣の現状を知り，わが国のこれまでの健康づくり活動の歩みを概観す
ることで，健康づくりの問題点と対策の理解を深める。
《キーワード》　健康づくり，生活習慣，国民健康・栄養調査，健康増進法，
ヘルスプロモーション

1. 現代社会における健康づくりとは

　健康づくりとは何であろう。今日では，単に心身が病気でないとか病
弱でないとかいう意味の健康ではなく，自分の人生を充実して生きられ
るという意味での健康を目指す考え方が広く定着してきている。こうし
た健康を人々がコントロールし，より健康的にすごせるようにすること
を「健康づくり」という。
　「健康長寿社会の実現に向けて〜健康・予防元年〜」をテーマとした

2014（平成26）年度の厚生労働白書には，「休日や昼休みに河川敷や公園をジョギングする人もよく見かけられるようになり，フィットネスクラブの利用者数は年を追うごとに増えつつある。また，特定保健用食品（いわゆる「特保」）の市場規模は10年間で倍増したほか，喫煙率は年々減少するなど，食生活や個人の嗜好の面においても健康志向が垣間見られるようになっており，健康に対する意識は近年高まっていると考えられる」との記述がある。その一方で，厚生労働省は2014（平成26）年の「健康意識に関する委託調査」において，健康に関して不安を抱いている人が６割にも達していると報告している。その内訳は，どの年代でも「体力が衰えてきた」を挙げている人が多く，特に20〜30代の若い人たちでは「ストレスが溜まる」ことを不安に思う割合が高くなっていた。また，日々の生活習慣やストレスが大きな健康リスクになっていると認識している人が多いこともわかった。

　以上のことを考え合わせると，健康づくりへの関心の高まりは「健康への不安」の裏返しでもある可能性がある。確かに，今日のグローバル化した現代社会において，個々人の努力だけで健康づくりを行うことは並大抵のことではない。たとえば，過激な国際競争にさらされているビジネス界において，仕事と私生活のバランス（ワークライフバランス）をとることは必ずしも容易ではない。過密な都市化の進む生活環境下では，身近に自然に触れたり，手ごろに運動したりする空間は限られている。目にも舌にも魅力的な高カロリー食品や，何が添加されているかわからない輸入食品は巷に溢れている。これらの問題へ対処するには，社会あるいは国や世界が一丸となって健康づくりを推進していかなければならない。現代にあって健康づくりを実践していくには，個人においての努力を必要とし，同時に社会的努力で行う必要もあるといえる。

2. 健康づくりは生活習慣の改善から

　健康と生活習慣の関連について注目され始めたのは，米国カリフォルニア大学ロサンゼルス校のブレスロー（Breslow）博士らによって1965年からカリフォルニア州アラメダ郡で開始された研究であるとされる。住民７千人を対象に９年間追跡した結果をもとに，彼は健康を規定する７つの健康習慣をまとめ上げた。それは①喫煙しない，②飲酒を適度にするかまったくしない，③定期的に運動をする，④適正体重を保つ，⑤７～８時間の睡眠をとる，⑥毎日朝食を摂る，⑦不必要な間食をしない，の７項目である。ブレスローらは生活習慣のよい集団と悪い集団を比較したところ，死亡率に数倍の開きがあることや，若年者ほど生活習慣が死亡率へ大きく関与していることを示したのである。たとえば，55歳男性で上記６項目以上遵守している人の平均寿命は25年延びるのに対して，３項目以下では13.8年，45歳では６項目遵守で33年，３項目以下で21年の平均余命しかないことを示した。

　1974年にはカナダの保健大臣ラロンド（Lalonde）により「カナダ人の健康についての新たなる展望（A new perspectives on the health of Canadians）」と題された報告書が出された。国民医療費が健康にどの程度影響を与えているかを検討するなかで，カナダ国民の健康を決定しているのは生物学的要因，環境要因，医療サービスへのアクセスのほかに生活習慣が重要である，と報告書は結論づけたのである。

　わが国では，1996（平成８）年に当時の厚生省はそれまで使用していた「成人病」の用語に代わって「生活習慣病」という新しい概念を提唱した。「成人病」は医学用語ではなく「主として脳卒中，がん，心臓病など40歳前後から死亡率が高くなり，しかも全死因の中で上位を占め，40歳から60歳の働き盛りに多い疾病」として行政的に提唱された概念で

あった。それまでは早期発見・早期診断の2次予防対策を主に行ってきたが，これらの疾患の発症は生活習慣の関与が大きく，生活習慣を見直した1次予防策が重要であるとの認識から，「生活習慣病」という造語を提唱して国民の意識転換を図ろうとしたのである。このように，今日の健康づくりは主として生活習慣の改善を目指すことが主要な課題となってきている。

3.　日本国民の生活習慣の実態

　それでは，「国民健康・栄養調査」（令和元年度）をもとに日本人の生活習慣の概要を見てみよう。

（1）　身体活動と運動

　日本人の身体活動に関する「国民健康・栄養調査」（令和元年度）によれば，1回30分以上の運動を週2回以上かつ1年以上継続して実施している運動習慣のある人の割合は成人男性で33.4％，成人女性で25.1％であり，過去10年間で見ると男性で横ばい，女性では減少傾向にある。年齢階級別では，男性は40歳代の18.5％，女性は30歳代の9.4％を最低とするJ字カーブを描いている。70歳以上が最も高く，男性では42.7％，女性で35.9％となっている。1日当たりの歩数を平均値で見ると，男性で6,793歩，女性で5,832歩であり，過去10年間で女性は減少傾向にある。一方，スポーツ庁が2021（令和3）年に実施した「スポーツの実施状況等に関する世論調査」によれば，運動不足を感じると答えた人は77.9％と高く，40歳代が最も高い約8割に達した。

　こうした，壮年層を中心とした身体活動の低下傾向に歯止めをかけようと，国は2006（平成18）年に「健康づくりのための運動基準2006」を策定した。その後，生活活動（日常生活における労働，家事，通勤通学

など）と運動（スポーツ）からなる身体活動の全体に着目すべきとのことから「運動基準」を「身体活動基準」に改め，2013（平成25）年に「健康づくりのための身体活動指針2013（アクティブガイド）」を公表した。これによると，18～64歳では3メッツ以上の強度（息が弾み汗をかく程度の歩行またはそれと同等以上）の身体活動（生活活動と運動）を毎日60分，計画的・継続的に実施する運動を毎週60分行うことを勧めている。65歳以上では強度を問わず身体活動を，毎日40分を目安に行うことを提案している。なお，「メッツ」とは厚生労働省が定めた身体活動の強さを示す単位で，座って安静にしている状態を1メッツとし，安静時の何倍に相当するかで強度を表したものである。

　国は運動を通じた健康づくりの推進をサポートする目的から，厚生労働省所管の健康・体力づくり事業財団により「健康運動指導士」と「健康運動実践指導者」を養成している。2022（令和4）年6月現在までにそれぞれ18,313人，18,434人が登録されており，各地のスポーツクラブや保健所，病院，学校などで運動プログラムの指導を行っている。

（2）休養・睡眠
　「国民健康・栄養調査」の2019（令和元）年度結果によれば，1日の平均睡眠時間は6時間以上7時間未満の割合が最も高く，男性32.7％，女性36.2％である。6時間未満の者の割合は，男性37.5％，女性40.6％と，短い傾向である。休養とは，疲労回復などを目的に「休む」ことと，主体的に英気を「養う」こととされ，心身の健康の保持増進には欠かせない要素である。このため，国は1994（平成6）年に「健康づくりのための休養指針」（表4-1）を，また2014（平成26）年には「健康づくりのための睡眠指針2014」（表4-2）を発表している。

表4-1　健康づくりのための休養指針

1．生活にリズムを
　・早めに気付こう，自分のストレスに
　・睡眠は気持ちよい目覚めがバロメーター
　・入浴で，からだもこころもリフレッシュ
　・旅に出かけて，心の切り換えを
　・休養と仕事のバランスで能率アップと過労防止
2．ゆとりの時間でみのりある休養を
　・1日30分，自分の時間をみつけよう
　・活かそう休暇を，真の休養に
　・ゆとりの中に，楽しみや生きがいを
3．生活の中にオアシスを
　・身近な中にもいこいの大切さ
　・食事空間にもバラエティを
　・自然とのふれあいで感じよう，健康の息ぶきを
4．出会いときずなで豊かな人生を
　・見出そう，楽しく無理のない社会参加
　・きずなの中ではぐくむ，クリエイティブ・ライフ

出典：厚生省『健康づくりのための休養指針』平成6年5月

表4-2　健康づくりのための睡眠指針－睡眠12箇条

1．良い睡眠で，からだもこころも健康に
2．適度な運動，しっかり朝食，ねむりとめざめのメリハリを
3．良い睡眠は，生活習慣病予防につながります
4．睡眠による休養感は，こころの健康に重要です
5．年齢や季節に応じて，ひるまの眠気で困らない程度の睡眠を
6．良い睡眠のためには，環境づくりも重要です
7．若年世代は夜更かし避けて，体内時計のリズムを保つ
8．勤労世代の疲労回復・能率アップに，毎日十分な睡眠を
9．熟年世代は朝晩メリハリ，ひるまに適度な運動で良い睡眠
10．眠くなってから寝床に入り，起きる時刻は遅らせない
11．いつもと違う睡眠には，要注意
12．眠れない，その苦しみをかかえずに，専門家に相談を

出典：『健康づくりのための睡眠指針2014』平成26年3月厚生労働省健康局

（3） 飲酒

「国民健康・栄養調査」（令和元年度）によれば，生活習慣病のリスクを高めるほどの過度の飲酒（純アルコール量で男性40g/日以上，女性20g/日以上）をしている人の割合は，男性で14.9％と近年横ばいであるが，女性では9.1％であり近年有意に増加している。その割合を年齢階級別にみると，男性の40歳代，女性の50歳代を頂点に逆U字型を示しており，働き盛りの世代を中心にアルコールに依存している傾向が見て取れる。

適度な飲酒は「百薬の長」といわれるように食欲を増進させ，リラックスさせることでストレスからの解放も期待できる一方，さまざまな健康障害との関連も指摘されている。日本人はアルコールを分解する酵素（アルデヒド脱水素酵素タイプ2）の遺伝子 ALDH2を欠損している人の割合が相対的に高く，飲酒を受けつけない人も少なくない。また，アルコール依存症候群で医療機関を受診している推計患者数は4万6千人に上る（平成29年厚生労働省患者調査）。そこで，厚生労働省は「健康日本21（第2次）」で生活習慣病の発症リスクを高める過度の量を飲酒している人の割合を減少させ，同時に未成年者や妊娠中の飲酒の割合の低下のための啓発を進めている。

（4） 喫煙

「国民健康・栄養調査」（令和元年度）による日本の「現在習慣的に喫煙している者の割合」は16.7％（男性27.1％，女性7.6％）であり，過去10年間では男女ともに有意に減少している。30〜60歳代男性ではその割合が高く，3割を超えている。

現在習慣的に喫煙している者が使用しているたばこ製品の種類には，「紙巻たばこ」だけでなく，「加熱式たばこ」も含まれている。また，現

在習慣的に喫煙している者のうち，たばこをやめたいと思う者の割合（禁煙意思の有無の状況）は，26.1％と報告されている。

　一方，日本たばこ産業により実施されてきた「全国たばこ喫煙者率調査」によれば，2018年における成人喫煙率は17.9％（男性27.8％，女性8.7％）であり，同時期の「国民健康・栄養調査」の結果と同様に，喫煙者率は減少傾向を示していた（2018年調査をもって終了）。

　なお，わが国は1900（明治33）年に公布された「未成年者禁煙禁止法」によって20歳未満の未成年者による喫煙は禁じられている。そのため，未成年者の喫煙者数は上記調査の喫煙率からは除外されている。

　近年，自分以外の人が吸っているたばこの煙を吸う機会（受動喫煙）による健康影響にも関心が高まってきた。喫煙者が吐き出す主流煙よりもたばこの先から出る副流煙に，より多くの有害物質が含まれていることが知られるようになってきたからである。「国民健康・栄養調査」（令和元年度）では場所別の受動喫煙の状況も調べており，飲食店が29.6％と最も高く，次いで遊技場27.1％，路上27.1％，職場は26.1％である。国は2003（平成15）年に施行された健康増進法25条に受動喫煙を防止する努力規定を盛り込んだ。平成15年以降の推移でみると，すべての場所での受動喫煙が減少している。

　WHOは，5月31日を「世界禁煙デー」と定め，これを受けて日本政府は5月31日以降の1週間を「禁煙週間」とし，さまざまな喫煙対策の啓発普及に取り組んでいる。さらに，禁煙希望のあるニコチン依存症患者に対して2006（平成18）年には「ニコチン依存症管理料」が診療報酬に新設され，禁煙治療が保険でカバーされるようになった。令和2年度には，対面に加えてオンライン診療が一部可能となったり，加熱式たばこの喫煙者も対象になったり改定がなされている。たばこの値上げも禁煙率に大きな影響を及ぼすことが知られており，値上げに踏み切る国が

多い（囲み記事）。その結果，たとえばオーストラリアではたばこ１箱あたり平均約２千円であり，西欧諸国では千円以上する国は少なくない。これに比較すると日本政府はたばこの値上げには消極的である。2010（平成22）年10月にわが国で１箱100円以上の過去最大の値上げが行われたが，喫煙状況に影響を受けたと答えた人が男性で27.7％，女性で33.8％（「国民健康・栄養調査」平成23年度）であった。

　世界的取り組みとして，WHOは2003年に採択された「たばこ規制に関する枠組み条約」へ加盟各国の参加を奨めており，日本政府も2004（平成16）年に批准した。これは国際保健領域では初の条約であり，たばこの消費削減のほか，広告や販売の制限（たばこの包装，ラベルに対する規制強化），密輸対策，たばこ栽培農家の転作推奨まで含む包括的な内容を含んでいる。

（5）食生活・栄養

　日本人のエネルギーの食品群別構成比（図４−１）は，米類の摂取が大幅に減少し，代わって動物性タンパク質の摂取が増加してきたことを示している。2000年から2010年にかけては米と穀物摂取の割合はやや増加傾向に転じ，肉や卵などの動物性タンパク質は僅かだが減少している。大局的には日本人の食習慣が米飯中心の食事から欧米風の食事に移行してきたわけだが，最近では日本食が見直され，その消費が高まりつつあることがうかがえる。一方，日本人１人当たりの摂取熱量と供給熱量の推移（図４−２）を見てみると，1971（昭和46）年以降摂取熱量は減少してきたにもかかわらず，供給熱量は1996（平成８）年まで増加傾向にあった。供給熱量はその後減少に転じたが，2011年にもその差は全供給熱量の約27％で，熱量は600kcal，１食分に相当する。このことは，わが国が諸外国から食品を輸入したり，国内で生産したりしている総熱量

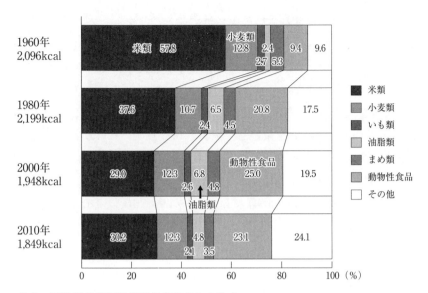

出典：厚生労働省国民健康栄養調査から作成

図4-1　日本人のエネルギーの食品群別構成比

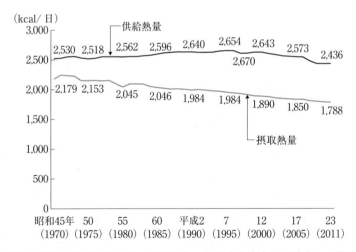

出典：厚生労働省国民健康・栄養調査，農林水産省食料需給表から作成

図4-2　日本人1人当たりの摂取熱量と供給熱量の推移

の約4分の1は消費されずに破棄されていることを示している。国連によると世界では約8億人，9人に1人が飢餓状態にあると報告されているにもかかわらず，わが国では食品の多くが廃棄されている現状を今一度問い直すべきではなかろうか。

　健康増進法に基づき厚生労働省は2015（平成27）年に「日本人の食事摂取基準（2015年版）」を策定し，推奨されるBMI（Body Mass Index）と推定エネルギー必要量（表4-3）および栄養素ごとの推定平均必要量や目標量等を定めた。目標とするBMI（kg/m^2）は男女ともに18〜49歳では18.5〜24.9，50〜69歳では20.0〜24.9，70歳以上では21.5〜24.9とした。日本人の食事摂取基準は5年毎に策定されるが，2020年には高齢者の低栄養予防やフレイル予防も視野に改定がなされている。

　「国民健康・栄養調査」（令和元年度）によると，成人の野菜摂取量は平均で280.5gであり，過去10年間に有意な減少はみられない。年齢別でみると男女共に20〜40歳代で最も少なく，60歳以上で多い。どの年齢階層でも「健康日本21（第2次）」で推奨されている目標値350gには達していない。一方，食塩摂取量は2019（令和元）年度で1日あたり平均10.1g（男性10.9g，女性9.3g）である。「健康日本21（第2次）」で求めている目標値の平均8gには未だ達しておらず，WHOが2013年1月に発表した塩分摂取基準1日5g未満には程遠いのが現状である。

4．わが国の健康づくり対策

　わが国では国を挙げてどのように健康づくりを進めてきたのであろうか。これまでのわが国における健康づくり対策の歴史を，本章では便宜上大きく3つの時期に区分して解説する。第1期は戦前の体力向上に力点を置いた施策の時期，第2期は戦後の成人病対策と健康向上を意図した施策の時期，そして第3期は1978（昭和53）年以来の国民健康づくり

表4-3 推定エネルギー必要量（kcal/ 日）

性　別	男　性			女　性		
身体活動レベル	低い	ふつう	高い	低い	ふつう	高い
0～5（月）	—	550	—	—	500	—
6～8（月）	—	650	—	—	600	—
9～11（月）	—	700	—	—	650	—
1～2（歳）	—	950	—	—	900	—
3～5（歳）	—	1,300	—	—	1,250	—
6～7（歳）	1,350	1,550	1,750	1,250	1,450	1,650
8～9（歳）	1,600	1,850	2,100	1,500	1,700	1,900
10～11（歳）	1,950	2,250	2,500	1,850	2,100	2,350
12～14（歳）	2,300	2,600	2,900	2,150	2,400	2,700
15～17（歳）	2,500	2,850	3,150	2,050	2,300	2,550
18～29（歳）	2,300	2,650	3,050	1,650	1,950	2,200
30～49（歳）	2,300	2,650	3,050	1,750	2,000	2,300
50～69（歳）	2,100	2,450	2,800	1,650	1,900	2,200
70以上（歳）	1,850	2,200	2,500	1,500	1,750	2,000
妊婦（付加量）　初期				＋50	＋50	＋50
中期				＋250	＋250	＋250
後期				＋450	＋450	＋450
授乳婦（付加量）				＋350	＋350	＋350

出典：厚生労働省『「日本人の食事摂取基準（2015年版)」策定検討会報告書』p.73，
　　　平成26年 3 月

対策の時期である。

　第 1 期の戦前の健康づくり対策は，最初学校における学生児童の身体
測定から始まり，その後は若い男子の体力強化を目的とした活動を中心
として実施された。1888（明治21）年，ときの文部省は「学生生徒の活
力検査に関する訓令」を策定し，学校での身体検査を初めて導入し，学
生生徒の体格検査の結果を報告させることを義務づけた。やがてこの規

定は「学生生徒身体検査規程」「学生生徒児童身体検査規程」「学校身体
検査規程」と名称が変遷する。こうした施策の背景には，近代国家形成
を急ぐ政府が健常な身体をもつ国民とそうでない国民を身体測定によっ
て峻別すること，また森有礼文部大臣の提唱による兵式体操を実施する
ことで体育強化に基づいた国民の健康づくりを奨励する目的があった。
さらに，1940（昭和15）年には「国民体力法」が発布され，17〜19歳の
男子（昭和17年には15〜25歳に拡大）の体力向上を目指した体力検査を
行うと同時に，当時流行していた結核を予防するためのツベルクリン反
応とBCG接種が導入された。

　第2期の戦後の健康づくりとして特記すべきことは，長崎の原爆投下
からちょうど1年後の1946（昭和21）年8月9日に始まった第1回国民
体育大会（国体）の開催であろう。以後毎年実施される国体の開催は，
戦後の混乱した日本にスポーツ振興を通した健康づくりを推進させる大
きな原動力になった。1957（昭和32）年，厚生省は諮問機関として成人
病対策協議連絡会を設置し，厚生白書で「成人病」対策を提唱した。当
時は，長い間死因の首位を占めていた結核の死亡率が急速に低下し，か
わって脳血管疾患，悪性新生物，心疾患の死亡率が増加してきたため，
政府はこれらの成人病対策に乗り出したのである。1964（昭和39）年の
オリンピック東京大会を契機に，健康づくり，体力づくりの機運が盛り
上がり，政府は同年12月に「国民の健康・体力増強対策について」を閣
議決定し，健康増進，体力増強についての自覚を高めるため国民運動を
推進することとなった。

　第3期の健康づくり対策は，1978（昭和53）年に策定された「第1次
国民健康づくり対策」に始まる一連の施策の推進である。第1次国民健
康づくり対策では，乳幼児から老人に至るまでの健康診査・保健指導体
制の確立，市町村保健センターなどの健康づくりの基盤整備，市町村健

康づくり推進協議会の設置や加工食品の栄養成分表示など，健康づくり
の啓発・普及に取り組んだ。10年後の1988（昭和63）年に制定された「第
2次国民健康づくり対策」は別名「アクティブ80ヘルスプラン」と命名
された。これは，第1次対策でも推進された健康診査や保健指導体制の
充実に加えて運動習慣の普及に重点を置いた施策が盛り込まれた。また，
新たに「健康運動指導士」と「健康運動実践指導者」の養成も始まった。
続く「第3次国民健康づくり対策」いわゆる「21世紀における国民健康
づくり運動（健康日本21）」が2000（平成12）年に策定され，メタボリ
ックシンドロームに着目した対策を推進した。そこでは9つの分野59項
目について数値目標が掲げられた。2011（平成23）年に「健康日本21最
終評価」が取りまとめられたが，目標値に達した項目は17％の10項目に
留まった。この間，国民が健康で自立して暮らすことができる期間（健
康寿命）を延ばすことを基本目標に，生活習慣病予防と介護予防の推進
を柱とする「健康フロンティア戦略10カ年計画」が2005（平成17）年に
策定された。2007（平成19）年には，これをさらに発展させた「新健康
フロンティア戦略～健康国家への挑戦～」が策定され，国民が自ら取り
組んでいくべき分野として「子どもの健康」「女性の健康」「メタボリッ
クシンドローム克服」「がん克服」「こころの健康」「介護予防」「歯の健
康」「食育」「運動・スポーツ」の9分野に焦点を絞った対策を推進する
とした。2013（平成25）年から開始された「21世紀における第2次国民
健康づくり運動」いわゆる「健康日本21（第2次）」は，健康寿命の延
伸と健康格差の縮小を2つの大きな目標に掲げ，5分野53項目にわたる
目標値を設定した（表4-4）。特に，生活習慣病の発症予防と重症化予
防が強調されている。

表4-4 健康日本21（第2次）の主な目標

基本的な方向	具体的な目標の例（括弧内の数値は策定時）	中間評価時の実績値（平成28年）	目標
① 健康寿命の延伸と健康格差の縮小	○日常生活に制限のない期間の平均の延伸 （男性70.42年，女性73.62年）	男性72.14年 女性74.79年	平均寿命の増加分を上回る健康寿命の増加
② 生活習慣病の発症予防と重症化予防の徹底（がん，循環器疾患，糖尿病，COPDの予防）	○75歳未満のがんの年齢調整死亡率の減少 （84.3（10万人当たり））	76.1（10万人当たり）	減少傾向へ
	○高血圧（収縮期平均血圧）の改善 （男性138mmHg，女性133mmHg）	男性136mmHg，女性130mmHg	男性134mmHg，女性129mmHg
	○糖尿病合併症（糖尿病腎症による年間新規透析導入患者数）の減少 （16,247人）	16,103人	15,000人
③ 社会生活を営むために必要な機能の維持・向上（心の健康，次世代の健康，高齢者の健康を増進）	○自殺者の減少（23.4（人口10万人当たり））	16.8	13.0以下
	○低出生体重児の割合の減少（9.6%）	9.4%	減少傾向へ
	○低栄養傾向（BMI20以下）の高齢者の割合の増加の抑制（17.4%）	17.9%	22%
④ 健康を支え，守るための社会環境の整備	○健康づくりに関する活動に取り組み自発的に情報発信を行う企業等登録数の増加（420社）	参画企業数3,751社（平成28年度）	SLP参画企業数3,000社 SLP参画団体数7,000団体
⑤ 栄養・食生活，身体活動・運動，休養，飲酒，喫煙，歯・口腔の健康に関する生活習慣の改善及び社会環境の改善	○食塩摂取量の減少（10.6g）	9.9g	8g
	○20～64歳の日常生活での歩数の増加（男性7,841歩，女性6,883歩）	男性7.769歩 女性6.770歩	男性9,000歩 女性8,500歩
	○週労働時間60時間以上の雇用者の割合の減少（9.3%（15歳以上））	7.7%	5%
	○生活習慣病のリスクを高める量（1日当たり純アルコール摂取量男性40g，女性20g以上）の飲酒者割合の減少（男性15.3%，女性7.5%）	男性14.6% 女性9.1%	男性13.0% 女性6.4%
	○成人の喫煙率の減少（19.5%）	18.3%	12%
	○80歳で20歯以上の歯を有する者の割合の増加（25%）	51.2%	60%

出典：厚生労働統計協会『国民衛生の動向 2022/2023』p.88. 表2

5. 健康増進のための法律

　国民の健康増進を総合的に推進する目的から，2002（平成14）年に「健康増進法」が制定された。国や地方公共団体に対して健康増進に関する正しい知識の普及や情報の収集・整理・分析・提供，また研究・調査の推進（国民健康・栄養調査の実施）や人材の養成を求めたほか，国

民に対しても健康的な生活習慣に関して理解を深め，自らの健康増進に努めることを謳っている。前述したように，本法律は受動喫煙の防止に関する規定を盛り込み，また食事による栄養摂取の基準を新たに制定した。ほかに，栄養対策と食育を総合的に推進する目的から2005（平成17）年には「食育基本法」が制定されている。なお，「食育」とは「食」に関する知識と「食」を選択する力（ヘルスリテラシー）を習得し，健全な食生活を実現することができる人間を育てることを意味する。

6. 国民健康・栄養調査

「国民健康・栄養調査」は，健康増進法に基づき，国民の身体の状況，栄養摂取量および生活習慣の状況を明らかにし，国民の健康増進の総合的な推進を図るための基礎資料を得ることを目的に，2003（平成15）年から毎年実施されている。「国民生活基礎調査」により設定された単位区から無作為抽出した300単位区内の世帯および当該世帯の1歳以上の約6千世帯2万人程度を対象に，身体状況，栄養摂取状況および生活習慣について調べられている。

7. 世界保健機関が提唱するヘルスプロモーション戦略

先進国では少子高齢化や社会環境の変化に伴い，感染症が多い状態から生活習慣病や精神疾患などの非感染性疾患（Non Communicable Diseases：NCDs）が多くを占める疾病構造へ移行している。開発途上国でも感染症が克服されないままにNCDsが急増しており「二重の負荷（double burden）」と呼ばれる疾病構造にさらされている。また，健康を自己実現や生活の質（QOL）の手段ととらえるなど健康観も多様化してきている。このように多彩で複雑化した公衆衛生上の課題を解決するには，単なるヘルスケアに限定した政策では太刀打ちできず，人を

変え，それを取り囲む社会環境を変えるといった包括的な健康戦略が必要であると考えられるようになってきた。1986年，WHOはカナダのオタワにおいて国際会議を開催し，「プライマリ・ヘルスケア（Primary Health Care）」に続く「ヘルスプロモーション（Health Promotion）」という新戦略を盛り込んだ「オタワ憲章」を採択した。

　「ヘルスプロモーションとは，人々が自らの健康とその決定要因をコントロールし，改善することができるようにするためのプロセスである」と定義されている（バンコク憲章，2005年）。ヘルスプロモーションは，健康へ影響を与える広範囲に存在する決定要因を改善させて健康を向上させようとする戦略である。経験的に，このような健康の決定要因の改善には当事者が主体的に介入していくことが最も効果的であり，かつ持続的である。したがって，ヘルスプロモーションでは行動変容と社会環境へのはたらきかけを行える当事者の能力向上を重視しているのである。また，保健医療領域を超えて，教育，労働，産業，建設など他分野へのはたらきかけは，それぞれの領域における公共政策のなかに健康を向上させる政策を挿入すること（Health in All Policies）によって達成されると考えている。たとえば，健康と環境にやさしい農産物づくりや，高齢者や障害者にやさしい街のインフラづくりなどである。

　ヘルスプロモーションの本質とは，一言でいえば「生活習慣と社会（家庭，学校，職場，地域社会などの場：settings）を健康指向化する（a strategy to make lifestyle and settings health-oriented）」ことである。すなわち，人々の生活習慣（運動，栄養など）と学び，働き，暮らす場（家庭，学校，職場）の環境を健康的に変容させることであり，そのために必要な決定要因を健康指向に変容させることにほかならない。

囲み記事

　2018年 1 月15日の日本経済新聞はアジア諸国で相次ぐたばこ増税について報告した。それによると2015年にマレーシアで40％以上，2017年にタイで30％以上増税したのに続き，2018年 1 月から世界で最も喫煙率の高い（15歳以上男性で76.2％）インドネシアで平均10％引き上げたという。増税分は2018年の予算案ベースで国家歳入の 8 ％を占め，安定した税収源になるという。だが，たばこに関する就労者はインドネシアの全国に1,000万人以上いるといわれ，たばこ会社や業界団体の反発は相当に根強い。

　先進諸国では健康志向の高まりから喫煙率の低下が生じているが，たばこ関連の多国籍企業の矛先はインドネシアなどの開発途上国に向いている。そんななか，たばこ企業では世界 2 位の売り上げを誇る米国のフィリップ・モリス・インターナショナル社は，先ごろ「たばこのない世界のための財団（Foundation for a Smoke-Free World）」を設立し，世界からたばこを一掃するために今後12年間に10億ドルを喫煙対策の研究に充てると宣言した。しかも，その財団トップに，かつて WHO の「たばこ規制に関する枠組み条約」立案で功績のあった Derek Yach 氏を任命した。Yach 氏は財団の使命の重要性を主張しているが，ほかの誰もたばこ会社が本気で禁煙を支援するとは信じ難いと話している。あなたはどちらの主張を信じますか？

　ちなみに，日本たばこ産業は世界 4 位の売り上げをあげている。

引用・参考文献

『国民衛生の動向　2022/2023』厚生労働統計協会　2022

島内憲夫・鈴木美奈子『21世紀の健康戦略シリーズ6　ヘルスプロモーション：
　WHO バンコク憲章』垣内出版　2012

Öberg M, Jaakkola MS, Woodward A, Peruga A, Prüss-Ustün A. Worldwide
　burden of disease from exposure to second-hand smoke: a retrospective
　analysis of data from 192 countries. Lancet 9760: 139-146. 2011.

学習課題

1．日本国民の身体活動・運動，喫煙，食生活・栄養の現状について，
　簡潔にまとめなさい。
2．わが国における戦後の健康づくり対策の変遷を簡潔にまとめなさ
　い。
3．世界保健機関のオタワ憲章とバンコク憲章が提唱するヘルスプロモ
　ーション戦略とは何か，要点をまとめなさい。

5 | 日本の社会保障制度と医療制度

田城　孝雄

《目標＆ポイント》　社会保障制度について説明し，各法律について解説する。社会保障制度は，個人の努力では対処できない事象に対して，社会全体で生活を保障する制度である。これは日本国憲法25条を根拠とする。わが国の医療制度について説明する。医療提供体制の解説と，医療保険制度，国民皆保険について講義する。
《キーワード》　社会保障制度，日本国憲法25条，医療提供体制，医療保険制度，国民皆保険，医療法

1. 社会保障制度

（1）社会保障制度とは

　社会保障とは，広辞苑では，「国民の生存権の確保を目的とする国家的保障。日本では社会保険・生活保護・社会福祉事業・公衆衛生を主な内容として，失業・労働災害・病気・老齢・死亡などの事態に備える。」（広辞苑第七版）とされている。社会保障とは，個人の努力では対処しきれない事象（たとえば，病気やけが，加齢に伴う身体機能の低下，突然の失業など）に対して，国が主体となって，社会全体で生活を保障する制度である。

　日本国憲法第25条では，「すべて国民は，健康で文化的な最低限度の生活を営む権利を有する。国は，すべての生活部面について，社会福祉，

社会保障及び公衆衛生の向上及び増進に努めなければならない」とされており，健康で文化的な最低限度の生活を営むことは，基本的人権のひとつである。

社会保障制度の体系と機能

1950（昭和25）年に社会保障制度審議会が発表した「社会保障制度に関する勧告」によると，日本における社会保障制度は，以下の4つである。
①社会保険
②社会福祉
③公的扶助
④公衆衛生および医療

（2）社会保険

社会保険とは，広辞苑では，「社会保障上，国民の遭遇する事故・災害などによる損害の補填および生活の保障を目的とする強制保険。通常，保険料は国家・事業主・国民（従業員）の共同負担。日本では，健康保険，国民健康保険，労災保険，雇用保険・各種年金制度などがこれにあたる。」（広辞苑第七版）とされている。社会にあるさまざまなリスクに対して，事前に，保険集団を形成し，保険料の拠出を条件として，リスクが生じた際に給付を行う制度である。保険に加入している人を，「被保険者」と呼び，保険集団を形成して運営している団体を，「保険者」という。

国民が，病気，けが，死亡，老齢，障害，失業など生活の困難をもたらすいろいろな事故（保険事故）に遭遇した場合に一定の給付を行い，その生活の安定を図ることを目的とした強制加入の保険制度である。

　わが国をはじめとした多くの先進国では，この社会保険を社会保障制度の中心に位置づけている。社会保険のもとでは，被保険者は保険料を支払っている限り受給権を保有し，権利として給付を受け取ることができる。

（3）社会福祉

　社会福祉とは，広辞苑では，「国民の生存権を保障するため，貧困者や保護を必要とする児童・母子家庭・高齢者・身体障害者など社会的障害を持つ人びとに対する援護・育成・更生を図ろうとする公私の社会的努力を組織的に行うこと。」（広辞苑第七版）である。社会福祉とは，身体障害者，母子家庭など，社会的に支援が必要な者（社会的弱者）に対して，安心して社会生活を営めるように提供する公的なサービスである。

　障害者，母子家庭など社会生活をする上でさまざまなハンディキャップを負っている国民が，そのハンディキャップを克服して，安心して社会生活を営めるための，公的な支援を行う制度である。

（4）公的扶助

　自助努力や社会保険および社会福祉の制度をもってしても，なお国の定めた最低生活水準が満たせない場合には，公的扶助によって給付が行われる。

　わが国では生活保護制度が代表的である。公的扶助の給付は一般財源から行われるため，資力調査（ミーンズテスト）が必要である。

　生活に困窮する国民に対して，最低限度の生活を保障し，自立を助けようとする制度である。

(5) 自助・互助・共助・公助

　自助は，個人の自己責任で，費用としては自己負担である。また自身や家族による対応である。

　共助は，社会保険による給付で，保険料を皆で支払うことにより，リスクを分散し，被保険者は保険料を支払っている限り受給権を保有し，権利として給付を受け取ることができる。

　公助は，公費（税金）により負担される給付であり，福祉制度は公助である。

　互助は，費用負担が制度的に保障されていないボランティアなどの支援や，地域住民の取り組みなどである。

(6) 公衆衛生および医療

　公衆衛生は国民の健康を保持・増進を目的として提供される公的な予防，衛生サービス，もしくはその活動である。医療は，疾病や負傷を医学によって治療するサービスである。

2. 医療提供体制

　わが国の医療提供体制の基本となる法律は，医療法である。医療法は，医療施設の基準などを定め，わが国の医療の確保に大きな役割を果たしている。

　医療法第一条では，「医療を受ける者による医療に関する適切な選択を支援するために必要な事項，医療の安全を確保するために必要な事項，病院，診療所及び助産所の開設及び管理に関し必要な事項並びにこれらの施設の整備並びに医療提供施設相互間の機能の分担及び業務の連携を推進するために必要な事項を定めること等により，医療を受ける者の利益の保護及び良質かつ適切な医療を効率的に提供する体制の確保を図

り，もつて国民の健康の保持に寄与することを目的とする。」と記されている。

　医療法は，病院，診療所，助産所の開設及び管理に関して必要な事項を規定している。また，第1条2項の2で，病院，診療所に加えて，介護老人保健施設，調剤薬局（調剤を実施する薬局）が，医療提供施設として規定されている。このほかに医療を受ける者の居宅も医療を提供する場として規定されている（在宅医療）。

（1）病院

　わが国の医療法において定義されている「病院」とは，医師又は歯科医師が，公衆又は特定多数人のため医業又は歯科医業を行う場所であって，20人以上の患者を入院させるための施設を有するものをいう。病院は，傷病者が，科学的でかつ適正な診療を受けることができる便宜を与えることを主たる目的として組織され，かつ，運営されるものでなければならない。

（2）病院に必要な設備

　病院には，専門の診察室，手術室，処置室，臨床検査施設，エックス線装置，調剤所，給食施設，診療に関する諸記録が必要である。さらに，診療科名中に産婦人科，産科を標榜する病院は，分娩室および新生児の入浴施設が必要である。また，療養病床を有する病院には，機能訓練室が必要である。

（3）診療所

　「診療所」とは，医師又は歯科医師が，公衆又は特定多数人のため医業又は歯科医業を行う場所であって，患者を入院させるための施設を有

しないもの，または19人以下の患者を入院させるための施設を有するものをいう。入院させるための施設をもたないものを無床診療所という。

　診療所には，内視鏡検査や循環器疾患に特化した診療所や，眼科・耳鼻咽喉科・皮膚科などの専門診療所があるが，その多くは，かかりつけ医機能が期待されている。かかりつけ医とは，「住民が身近な地域で日常的な医療を受け，あるいは健康の相談等ができる医師」である。患者の視点に立つと，「かかりつけ医」とは，地域住民・患者の健康管理をしてくれる身近な医師で，診察のほか健康相談や指導を含めて，さまざまな問題について気軽に相談することのできる医師である。また，健康に関することをなんでも相談できる上，最新の医療情報を熟知して，必要な時には専門医，専門医療機関を紹介してくれる，身近で頼りになる地域医療，保健，福祉を担う総合的な能力を有する医師である。(出典：厚生労働省「かかりつけ医」ってなに？　定義「かかりつけ医」とは／https：//kakarikata.mhlw.go.jp/kakaritsuke/motou.html)

（4）在宅療養支援診療所

　できるだけ住み慣れた家庭や地域で療養できるように在宅医療提供体制の整備が望まれている。在宅医療提供体制を推進するために，在宅療養支援診療所が診療報酬上，制度化されている。在宅療養支援診療所とは，24時間体制で往診や訪問看護を実施する診療所であり，以下の条件を満たすものである。

　①24時間連絡を受ける医師又は看護職員を配置し，その連絡先を文書で患家に提供していること

　②他の保険医との連携により，当該診療所を中心として，患家の求めに応じて，24時間往診が可能な体制を確保していること

　③他の訪問看護ステーション等の看護職員との連携により，患家の求

めに応じて，当該診療所の医師の指示に基づき，24時間訪問看護の
提供が可能な体制を確保していること

④在宅療養患者の緊急入院を受け入れる体制を確保していること

3. 大きな改革

　2012（平成24）年8月に社会保障・税一体改革の関連法案が成立し，
社会保障制度改革推進法が制定され，社会保障制度改革国民会議が，
2013（平成25）年に報告書を取りまとめて提出した。この報告書を基に，
「持続可能な社会保障制度の確立を図るための改革の推進に関する法律」
（社会保障制度改革プログラム法）が成立し，12月13日に，公布・施行
された。その後，2014（平成26）年の通常国会以降，順次，個別法改正
案が提出された。

　医療法改正案と介護保険法改正案等を一括にした地域における医療及び
介護の総合的な確保を推進するための関係法律の整備等に関する法律（医
療介護総合確保推進法）が2014（平成26）年6月に成立した（図5-1）。

（1）地域における医療及び介護の総合的な確保を推進するための関係
　　 法律の整備等に関する法律

　改正案は，「地域における医療及び介護の総合的な確保を推進するた
めの関係法律の整備等に関する法律」という。高齢化が進行する中で，
社会保障制度を将来も維持していくために，医療・介護提供体制の構築
や，医療・介護を対象とした新たな税制支援制度の確立，地域包括ケア
システムの構築などを行い，地域における医療と介護の総合的な確保を
推進するものである。

　同法は，2014（平成26）年6月25日の公布とともに施行されたが，医
療法関係については2014年10月以降，介護保険法関係は2015（平成27）

平成24年社会保障・税一体改革

社会保障制度改革推進法 （自民党が主導し，民主党・公明党との3党合意に基づく議員立法）
- ○ 社会保障改革の「基本的な考え方」，年金，医療，介護，少子化対策の4分野の「改革の基本方針」を明記。
- ○ 社会保障制度改革に必要な法制上の措置を法施行後の1年以内（平成25年8月21日）に，社会保障制度改革国民会議の審議結果等を踏まえて講ずる。

平成25年8月6日：国民会議報告書とりまとめ

社会保障制度改革国民会議 （会長＝清家篤 慶應義塾塾長）
- ○ 改革推進法により設置され，少子化，医療，介護，年金の各分野の改革の方向性を提言。
- ○ 報告書総論では，意欲のある人々が働き続けられ，すべての世代が相互に支え合う全世代型の社会保障を目指すことの重要性を強調。
- ○ 医療・介護制度改革については，医療・介護提供体制の改革と地域包括ケアシステムの構築，国民健康保険の財政運営の責任を都道府県が担うことなど医療保険制度の改革，難病対策の法制化などを提言。

10月15日：社会保障改革プログラム法案の提出

社会保障改革プログラム法案（社会保障制度改革の全体像・進め方を明らかにする法律案）の提出
- ○ 社会保障4分野の講ずべき改革の措置等について，スケジュール等を規定。
- ○ 改革推進体制の整備等について規定。

12月5日：社会保障改革プログラム法成立，同13日：公布・施行

今年の通常国会以降：順次，個別法改正案の提出

出典：厚生労働省「平成26年版厚生労働白書」

図5-1 社会保障制度改革推進法に基づく改革の流れ

年4月以降などに，順次施行された。これにより，「地域における公的介護施設等の計画的な整備等の促進に関する法律」は，「地域における医療及び介護の総合的な確保の促進に関する法律」（平成元年6月30日法律第六十四号〈最終改正：平成26年6月25日法律第八三号〉）に改正された。

この法律において「地域包括ケアシステム」とは，地域の実情に応じて，高齢者が，可能な限り，住み慣れた地域でその有する能力に応じ自立した日常生活を営むことができるよう，医療，介護，介護予防（要介護状態若しくは要支援状態となることの予防又は要介護状態若しくは要支援状態の軽減若しくは悪化の防止をいう。），住まい及び自立した日常生活の支援が包括的に確保される体制をいう。

ポイント

1．新たな基金の創設と医療・介護の連携強化（地域介護施設整備促進法等関係）

　「病床の機能分化・連携」，「在宅医療の推進・介護サービスの拡充」，「医療従事者などの確保・育成」といった医療・介護の事業計画を各都道府県が作成するとともに，これらの事業を実施するため，消費税増税分を財源とした基金を各都道府県に設置する。また，医療と介護の連携を強化するため，厚生労働大臣が基本的な方針を策定する。

2．地域における効率的かつ効果的な医療提供体制の確保（医療関係）

　医療機関が医療機能の現状と今後の方向性を都道府県に報告する病床機能報告制度の運用を2014年度から開始する。都道府県はこれらの報告などを活用し，地域の医療提供体制の目指すべき姿を示す地域医療構想（ビジョン）を策定する。また，医師不足の医療機関において医師の確保を支援する地域医療支援センターの機能が法律に位置づけられた。

3．地域包括ケアシステムの構築と費用負担の公平化（介護保険法関連）

　高齢者が，住み慣れた地域で自分らしい暮らしを人生の最期まで続けることができるよう，在宅医療，介護連携などの地域支援事業（介護保険財源で市町村が取り組む事業）の充実を図り，地域の包括的な支援・サービス提供体制を構築する。

　また，全国一律の予防給付を地域支援事業に移行し，多様化を図る。

　一方で，特別養護老人ホームは在宅での生活が困難な中重度の要介護者に特化したり，一定以上の所得のある方の自己負担割合を現行の1割から2割へ引き上げるなど，費用負担の見直しが行われる。

　なお，「医療・介護総合確保推進法」は，「医療法」や，「介護保険法」，「地域における公的介護施設等の計画的な整備等の促進に関する法律」などの一部改正から構成されている。

（2）市町村への影響

　2025年を目指して構築する地域包括ケアシステムは，介護保険の保険者である市区町村が主体である。地域によって異なる高齢者のニーズや医療，介護の実情を正確に把握し，どうすれば豊かな老後の生活を営めるかを検討するとともに，住民や医療・介護施設などと連携・協議し，地域の多様な主体を活用して高齢者を支援することが求められる。

　今回，介護保険制度の予防給付のうち，訪問介護・通所介護については，地域支援事業へ移行する。たとえば，訪問介護と通所介護のなかでより効果的なものに重点化するなど，地域のニーズと資源に応じて，より積極的に介護保険を運営していくことが可能となる。さらに，これらのプロセスが円滑に推進できるよう，介護保険法で「地域ケア会議」が制度的に位置づけられる。「地域ケア会議」は，個別事例（困難事例など）の検討を通じ，多職種協働によるケアマネジメント支援や，地域支援のネットワーク構築が期待される。

（3）まとめ

改革の内容（医療・介護）

・「病院完結型」から，地域全体で治し，支える「地域完結型」へ。
・患者のニーズに適合した資源の効率的な利用。
・緩やかなゲートキーパー機能を備えた「かかりつけ医」。
・急性期医療を中心に人的・物的資源を集中投入。
・受け皿となる地域の病床や在宅医療・介護を充実。川上から川下までのネットワーク化。
・病院機能報告制度。地域医療ビジョン。
・国民健康保険の財政運営責任主体を都道府県に。都道府県と市町村の適切な役割分担。

・競争よりも協調。

・「地域包括ケア計画」。地域支援事業の充実（在宅医療・介護連携，生活支援）。

・人生の最終段階における医療の在り方

医療・介護サービスの提供体制改革

①病床の機能分化・連携，在宅医療の推進等

・病床の機能分化と連携を進め，発症から入院，回復期（リハビリ），退院までの流れをスムーズにしていくことで，早期の在宅・社会復帰を可能にする。

・在宅医療・介護を推進し，地域での生活の継続を支える。

・医師，看護師等の医療従事者を確保する。

（新たな財政支援制度の創設，診療報酬に係る適切な対応の在り方の検討・必要な措置）

②地域包括ケアシステムの構築

　介護が必要になっても住み慣れた地域で暮らせるよう，介護・医療・予防・生活支援・住まいが一体的に提供される地域包括ケアシステムを構築するため，以下の取組を行う。

　ⅰ）医療と介護の連携

　ⅱ）生活支援・介護予防の基盤整備

　ⅲ）認知症施策

　ⅳ）地域の実情に応じた要支援者への支援の見直し

　ⅴ）マンパワーの確保等

4.　病床機能報告制度と地域医療構想の策定

　医療法においては，地域の医療機能の適切な分化・連携を進め，切れ目ない医療が受けられる効率的で質の高い医療提供体制を地域ごとに構

築するため，都道府県が医療計画を定め，医療圏の設定や，医療圏ごとの基準病床数，5疾病6事業および在宅医療のそれぞれに係る医療連携体制を規定することとされている。

2025年に団塊の世代が，全員後期高齢者になるときには，医療・介護サービスの需要・必要量が大きく増大すると予測されている。その後，2040年頃までの医療・介護サービスの提供体制を維持できるように，今から地域の医療機関と介護サービスの提供体制の機能分化と連携を，進めておく必要がある。

2014（平成26）年の医療介護総合確保推進法成立に伴う医療法の改正により，新しい制度が導入された。

（1）病床機能報告制度

2014（平成26）年の医療法改正により，導入された制度であり，医療機能に係る情報を，都道府県へ報告する制度である。これにより，各医療機関は，自施設の病床が担う医療機能の現状と，今後の方針（6年後の姿）を都道府県に報告する。地域医療構想とともに，地域における効率的かつ効果的な医療提供体制の確保の中心となるものである。

（2）地域医療構想

都道府県は，地域の医療需要の将来推計や医療機関から報告された情報等を活用して，構想区域（原則，二次医療圏）における2025年の各医療機能（高度急性期，急性期，回復期，慢性期）ごとの必要病床数を含め，地域の医療提供体制の将来の目指すべき姿である「地域医療構想（地域医療ビジョン）」を，医療計画の事項としてすべての都道府県で2016（平成28）年度末までに策定した。

地域医療構想により，2025年までの中長期的計画として，2025年の人

口推計値を基として2025年の疾病構造・患者数を推計し，地域の2025年
の疾病構造・患者数に対応するために必要充分な病床数（と在宅医療の
受皿）を，①高度急性期機能，②急性期機能，③回復期機能，④慢性期
機能の 4 つの機能別に推計している。

（3） 協議の場（地域医療構想調整会議）

　都道府県は，構想区域ごとに，関係者による協議の場（地域医療構想
調整会議）を設け，地域医療構想の達成に必要な事項について協議を行
う。

　都道府県は，地域医療構想の実現について，医療関係者，医療保険者
等の関係者との協議を行う「協議の場」を設置する義務がある。あくま
でも，地域の医療機関（病院）の話し合いの場であり，規制ではなく，
話し合いを通じて，それぞれの病院の管理者，病院長が，自分の病院の
地域における役割，立ち位置を，自主的に判断するものである。各自の
自主的な判断を基本としつつ，それぞれの病院間の役割分担も，「協議
の場」で話し合う。地域医療構想の目的は，「地域の医療・介護ニーズ
に対応するための望ましい医療提供体制」を考えるものであり，強制的
な病床の削減ではない。ただし，病床群の適切な分布を検討し，将来の
地域医療の確保，継続に資するものであらねばならない。

（4） 医療計画

　医療計画は，多様化，高度化する医療需要に対応して，地域の体系的
な医療提供体制の整備を促進するため，医療資源の効率的活用，医療施
設間相互の機能分化・機能連携の確保などを目的としている。

　1985（昭和60）年に法制化され，1986（昭和61）年から施行された。
2018（平成30）年度からの第 7 次医療計画は，2016（平成28）年12月の

医療計画の見直し等に関する検討会の取りまとめを踏まえて，医療計画作成指針の改正が行われた。地域医療構想の達成に向けた病床の機能分化および連携の推進に関する事項も定めていた。

①急性期から回復期，慢性期までを含めた一体的な医療提供体制の構築
②疾病・事業横断的な医療提供体制の構築
③5疾病・5事業および在宅医療に係る指標の見直し等による政策循環の仕組みの強化
④介護保険事業（支援）計画等の他の計画との整合性の確保

介護保険事業（支援）計画等の他の計画との整合性の確保

介護保険事業計画は市町村（23区含む）が立案し，都道府県は介護保険事業支援計画を立案し，市区町村を支援する。

介護保険事業（支援）計画は3年計画なので，医療計画はそれまで（第1次から第6次）5か年計画であったが，介護保険事業（支援）計画を同期するために，3年×2の6年計画とされた。3年で中間見直しを行う。

なお，医療計画で扱う項目は，2024（令和6）年度からの第8次医療計画では，以下の通りである。

・5疾病：がん，脳卒中，心筋梗塞等の心血管疾患，糖尿病，精神疾患
・6事業：救急医療，災害時における医療，僻地の医療，周産期医療，小児医療（小児救急医療を含む），新興感染症発生・まん延時における医療
・在宅医療

（5）医療費適正化計画

医療費適正化計画は，高齢者の医療の確保に関する法律（旧老人保健法）に基づき，都道府県が作成する（第 1 期平成20〜24年度，第 2 期平成25〜29年度，第 3 期平成30年度〜令和 5 年，第 4 期令和 6 年度〜）。

医療費適正化計画には，住民の健康の保持に関する目標（特定健康診査・特定保健指導の実施率等）や，医療の効率的な提供の推進に関する目標（医療機能の強化連携を通じた平均在院日数の短縮に関する目標等）を定めている。

平成28年度の法改正により，新たに①医療費の見通しや行動目標の見直し（医療費の見込みの目標の策定等），②要因分析・対策実施の強化，③策定プロセスの見直し（計画期間を 6 年に変更等）が追加された。

医療費の目標の設定は，後発薬品の使用割合80％，特定健診実施率70％，特定保健指導実施率45％，都道府県別の 1 人当たり入院外医療費の差の半減を目指す取り組み等の効果，入院医療費については，病床機能の分化および連携の推進の効果を盛り込み，推計することとされた。

5.　地域共生社会

高齢者，障害者，子ども等の対象者ごとに公的支援制度が整備され，充実が図られてきた。しかし縦割りで整備された公的制度だけでは対応が困難なケースが生じている。また，対象者ごとの公的支援の提供機関の安定的運営が困難となる状況が生じている。さらに，社会的孤立や公的制度の対象外となる生活課題，さまざまな問題を抱える者の制度のすき間などの課題が表面している。

こうしたなか，支え手，受け手という関係を超えて，地域住民や多様な主体の参画のもと，人々がさまざまな生活課題を抱えながらも住み慣れた地域で自分らしく暮らしていけるよう，地域住民が支え合い，一人

ひとりの暮らしと生きがい，地域をともに創っていくことのできる「地域共生社会」の実現に向けた取り組みが進められている。

「ニッポン一億総活躍プラン」（2016（平成28）年閣議決定）においては，施策の方向性として地域共生社会の実現が盛り込まれた。厚生労働省では「我が事・丸ごと」地域共生社会実現本部決定（2017（平成29）年2月）を取りまとめ，改革の骨格として4つの柱を掲げた。

これを踏まえ，2017（平成29）年5月に成立した「地域包括ケアシステムの強化のための介護保険法の一部を改正する法律」により，社会福祉法等の改正が行われた。

2019（令和元）年5月には，厚生労働省に地域共生社会推進検討会が設置され，2019（令和元）年12月に，最終とりまとめが公表され，地域共生社会の実現のための社会福祉法等の一部を改正する法律が2020（令和2）年6月に成立し，社会福祉法が改正された。（引用元：『国民の福祉と介護の動向　2022/2023』p.81-82）

地域共生社会の実現に向けたこれまでの経過
H27年9月　新たな福祉サービスのシステム等のあり方検討PT
H28年6月　「ニッポン一億総活躍プラン」（閣議決定）に地域共生社会の実現が盛り込まれる
H28年7月　「我が事・丸ごと」地域共生社会実現本部の設置
H29年2月　社会福祉法改正案（地域包括ケアシステムの強化のための介護保険法等の一部を改正する法律案を国会に提出
H29年2月　「地域共生社会」の実現に向けて（当面の改革工程）を「我が事・丸ごと」地域共生社会実現本部で決定
H29年5月　社会福祉法改正案の可決・成立→6月　同法の交付
H30年4月　改正社会福祉法の施行

H30年10月	2040年を展望した社会保障・働き方改革本部　設置

H30年10月　2040年を展望した社会保障・働き方改革本部　設置

R元年5月　2040年を展望した社会保障・働き方改革本部　とりまとめ

R元年6月　「経済財政運営と改革の基本方針2019」（骨太の方針）「まち・ひと・しごと創生基本方針2019」に，地域共生社会実現のための新たな制度の検討を含めた取組の強化が盛り込まれる

鈴木俊彦　医療介護福祉政策研究フォーラム　2020年新春座談会　基調講演「社会保障改革の課題と展望〜2040年を見据えて〜」（http://www.mcw-forum.or.jp/image_report/DL-etc/20200117/01.pdf）

6. 医療保険

（1）医療保険制度

　医療保険制度は，疾病，負傷，死亡，分娩などに対して，保険者が保険給付を行う社会保険制度である。疾病や負傷による医療費の負担等により，国民が経済的困窮に陥ることを防止することを目的としている。

　医療給付は，現物給付（医療サービス）である。わが国では国民皆保険によって，国民（被保険者）の誰もが比較的低い自己負担で医療サービスを受けることができる。（『国民衛生の動向　2022/2023』p.231）

注）［参考・健康保険法条文］健康保険法は，労働者又はその被扶養者の業務災害以外の疾病，負傷若しくは死亡又は出産に関して保険給付を行い，もって国民の生活の安定と福祉の向上に寄与することを目的としている。

　　※業務災害（労働者災害補償保険法第七条第一項第一号に規定する業務災害をいう。）は，健康保険による医療給付の対象外である。（労働者災害補償保険）

　医療保険制度には，同じ職業単位で働いている単位（職域）で保険を

構成する①被用者保険（職域保険）と，基礎自治体（市町村）が地域単位で運用し非被用者が加入する地域保健である②国民健康保険，原則75歳以上の者を対象とする③後期高齢者医療の３本立てである。

　後期高齢者医療は，原則として75歳以上の高齢者が被保険者，被用者保険は，事業者に雇用されている75歳未満の者（会社員，公務員等）が被保険者であり，国民健康保険は，被用者保険の加入者（被保険者とその家族）でも後期高齢者医療の被保険者でもない者（自営業者，農民等）が被保険者である。（『国民衛生の動向　2022/2023』p.231）

（2）被用者保険

　被用者（労働者）は，被用者保険（職域保険）として，同じ職業単位で働いている人どうしで保険を構成している。保険料は，雇用主と折半となっている。

　被用者保険には，健康保険法に基づく制度として，全国健康保険協会が保険者である全国健康保険協会管掌健康保険（協会けんぽ）と，各健康保険組合が保険者である組合管掌健康保険（組合健保）があり，それに加え，船員保険，共済組合（国家公務員共済組合，地方公務員等共済組合，私立学校教職員共済組合）がある。

（3）地域保険

　非被用者が加入する医療保険である地域保険には，①農業者・自営業者・無職者などが加入する国民健康保険（市町村が保険者）と，②医師・歯科医師・薬剤師などの医療関係従事者のほか，東京地区の弁護士・税理士など，特定の職業による保険者で構成する国民健康保険組合とがある。国民健康保険法の改正案が2015（平成27）年５月に成立し，平成30年度から都道府県が国民健康保険運営に中心的な役割を担うことになっ

た。

　国民健康保険の加入者は，自営業者や農業従事者が中心であったが，少子高齢化の進展や産業構造の変化および深刻な不況の影響により，年金生活者や無職者が加入者として増加している。そのため，充分な収入が得られない保険加入者が増えている。また，保険料滞納者が増加している。国民健康保険の加入者は被用者保険（職域保険）の加入者より，受診率，１日あたり医療費が高い。さらに，保険未加入者も増加していることが，課題として挙げられる。

［参考：国民健康保険法条文］
　第一条　この法律は，国民健康保険事業の健全な運営を確保し，もつて社会保障及び国民保健の向上に寄与することを目的とする。
　（国民健康保険）
　第二条　国民健康保険は，被保険者の疾病，負傷，出産又は死亡に関して必要な保険給付を行うものとする。
　（略）
　第六条　前条の規定にかかわらず，次の各号のいずれかに該当する者は，市町村が行う国民健康保険の被保険者としない。
　（略）
　八　高齢者の医療の確保に関する法律の規定による被保険者
　九　生活保護法による保護を受けている世帯（その保護を停止されている世帯を除く。）に属する者

（4）国民医療費

　国民医療費は，その年度の医療機関などにおける傷病の治療に要する費用を推計したものであり，診療費・調剤費・入院時食事療養費・訪問

看護療養費のほか，健康保険等で支給される移送費などを含む一方，その範囲を傷病の治療費に限っているため，1）正常な妊娠や分娩などに要する費用，2）健康の維持・増進を目的とした健康診断・予防接種などに有する費用，3）固定した身体障害のために必要とする義眼や義肢などの費用は含まない。

　また，患者が負担する入院時室料差額分，歯科差額分などの費用は計上していない。

・**令和元年度国民医療費**（『国民衛生の動向　2022/2023』）

　国民医療費は，年々増加しており，令和元年度には，44兆3895億円となっている。人口一人当たりの国民医療費は35万1800円である。令和元年度の国民医療費の内訳をみてみる。

①**制度区分別国民医療費**

　制度区分別に見ると，1）公費負担医療給付分，2）医療保険等給付分，3）後期高齢者医療給付費，4）患者負担分に分けられる。

　公費負担分は，3兆2301億円で，内訳は生活保護法の医療扶助額が1兆7963億円と半分以上を占めている。

　医療保険等給付分は，医療保険・労災保険などからの給付であり，20兆457億円である。医療保険による給付額は18兆8176億円で，健康保険・共済組合などの被用者保険が10兆6624億円であり，国民保険が9兆639億円である。

　後期高齢者医療給付分は15兆6596億円である。

　患者等負担分は，5兆4540億円であり，医療保障制度における患者の一部負担額が4兆5326億円，全額自費は5334億円である。

②**財源別国民医療費**

　財源別国民医療費は，公費，保険料，その他の3つに区分される。公費16兆9807億円（総額の38.3％），保険料21兆9426億円（49.4％），その

他 5 兆4663億円（12.3％）となっている。

　公費には，公費負担医療制度によって給付される医療費の国庫負担金と地方公共団体の負担金のほか，医療保険・労災などの給付に対して支出される国庫負担金（補助金）と地方公共団体の一般会計からの繰入金・都道府県支出金・地方公共団体単独実施分が含まれる。

　保険料は，医療保険・労災保険などにおいて，事業主・被保険者や，国民健康保険の世帯主（組合員）が保険料（税）として負担すべき額である。その他は，ほとんどが患者の負担で，治療の際に家計から支出する額である。

7. 負担（税金や社会保険料）と大きな政府・小さな政府

　わが国の社会保障制度である年金・医療・介護・福祉は，これまでの急速な高齢化に対して，制度改正を行いながら，必要な給付の確保を図ってきた。この結果，社会保障給付費は増加を続け，平成21年度に100兆円を超え，以後も増加している（図 5 - 2 ）。

　わが国においては，2023（令和 5 ）年度の社会保障給付費は予算ベースで約134.3兆円にのぼっており，非常に高い水準となっている。対国内総生産比は，23.5％と増加を続けている。その給付の部門別の内訳は，「年金」が60.1兆円（44.8％），「医療」41.6兆円（31.0％），「福祉その他（介護等）」32.5兆円（24.2％）となっており，「年金」が半分近くを占めている（図 5 - 3 ）。

　社会保障の財源は，総額134.3兆円であり，項目別にみると，「社会保険料」77.5兆円（59.3％），「公費負担」53.2兆円（40.7％）（「国庫負担」36.7兆円（28.1％），「他の公費負担」16.4兆円（12.6％），「他の収入」が3.6兆円（2.7％）で，社会保障財源の半分以上を社会保険料が占めている。

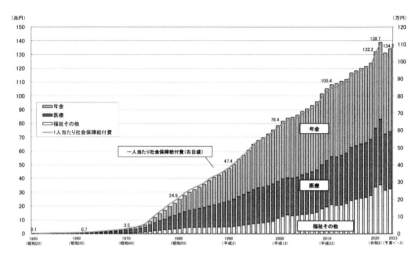

出典：厚生労働省資料より作成（https://www.mhlw.go.jp/content/12600000/
001144715.pdf　2023年10月29日閲覧）

図 5 - 2　社会保障給付費推移

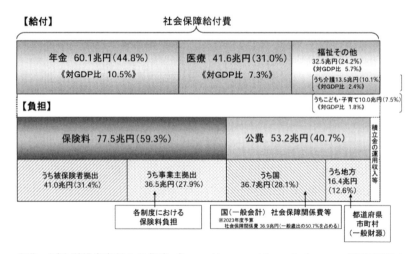

出典：厚生労働省資料より作成（https://www.mhlw.go.jp/content/12600000/
001094426.pdf　2023年10月29日閲覧）

図 5 - 3　社会保障の給付と負担の現状（2023年度予算ベース）

（1）制度改革の経緯

　社会保障給付費は公的な社会保障制度の総給付額を表すが，戦後一貫してのび続け2005年度は総額81兆9,150億円となった。特に高齢化の進展に伴って，高齢者関連の給付費は上昇しており，このののびを抑制するために，2004（平成16）年に年金制度，2005（平成17）年に介護保険制度，2006（平成18）年に医療制度の改正がそれぞれ実施された。

　2005（平成17）年の「介護保険法」の改正では，

①要支援に新たに１，２の区分を設け，従来要介護１に区分されていた人の半数を要支援２に区分するなどによって，軽度の要介護者への給付を見直した。

②同時に重度の要介護に陥らないための介護予防を中心とした。

③介護保険３施設（特別養護老人ホーム・介護老人保健施設・介護療養型医療施設）の居住費・食費を自己負担とした。介護療養型医療施設13万床を2011年度末までに廃止することとした。

　2006（平成18）年の医療制度改革では，

①現役並みの所得がある高齢者の自己負担割合の引き上げ

②所得の高い被保険者の高額療養費における自己負担割合の引き上げ

③特定健康診査・特定保健指導による生活習慣病対策（メタボリックシンドローム対策）の導入

④在院日数の短縮

⑤全国に38万床ある療養病床を2012年までに15万床に削減（2008年7月に削減目標を15万床ではなく23万床にとどめるよう緩和された），などの施策が打ち出された。

⑥75歳以上の高齢者を対象とした後期高齢者医療制度を設立し，その制度の財源として高齢者みずからが負担する保険料を導入した。

（2） 日本の少子・高齢化の現状と社会保障給付費の増加

　2021（令和3）年現在のわが国の年齢3区分別の人口構成割合は，年少人口（0〜14歳）が11.8％，生産年齢人口（15〜64歳）が59.4％，老年人口（65歳以上）が28.9％であり，少子高齢化が，急速に進行している。国立社会保障・人口問題研究所の推計によると，2027年には年少人口の割合が10％を下まわり，2049年には老年人口の割合が40％を上まわるとしており，今後も少子・高齢化の急速な進行が予測されている。また，近年は出生数の減少と死亡数の増加により，人口の減少が続いている。令和3年度の総人口は1億2550万人で前年より64万人減少した。

　このため，社会保障給付費の増加は避けられない状況にある。社会保障給付費の大半を占める年金，医療，介護保険の財源は，いずれも現役世代（生産年齢人口）が負担する保険料が主となる（世代間扶養の財政方式）。給付を支える国民，とくに現役世代への過重な負担を避け，給付と負担のバランスを考慮した制度の見直しが必要となっている。

（3） 負担（税金や社会保険料）と大きな政府・小さな政府

　国民の立場からすれば，政府に対して「社会保障の充実」と「社会保険料の引き下げ」を同時に要望するのは当然であるが，政府が国民に提供するサービスを充実させるほど，国民は政府の行動を支える財源を負担しなければならない。すなわち，税金や社会保険料などの国民負担は増加する。政府はその財源をもとに社会保障を充実させるなど，積極的に国の経済活動に関与する。このような政府が大きな政府であり，国民は社会保険料や税金を多く負担しても政府の公共サービスの充実に期待する。一方，小さな政府とは，国の産業や社会保障への関与が少ない政府のことである。したがって，政府が必要とする財源も少なく，税金や社会保険料などの国民負担は低く抑えられる。また，政府からのさまざ

まな規制が緩和されることで市場原理がはたらき，経済の発展に寄与するといわれている。

引用・参考文献

『国民衛生の動向　2022/2023』厚生労働統計協会　2022
『国民の福祉と介護の動向　2022/2023』厚生労働統計協会　2022
「地域における医療及び介護の総合的な確保を推進するための関係法律の整備等に関する法律案について」(厚生労働省老健局介護保険計画課) (PDF形式)
「地域における医療及び介護の総合的な確保を推進するための関係法律の整備等に関する法律」平成26年6月25日　官報（号外第141号）（国立印刷局）

学習課題

1．「すべての国民は，健康で文化的な最低限度の生活を営む権利を有する。」と，謳っているのは，以下のどれか。

　　日本国憲法前文
　　日本国憲法第1条
　　日本国憲法第25条
　　生活保護法第1条
　　生活保護法第25条

2．わが国における社会保障制度を挙げなさい。

6 | グローバル化する世界の公衆衛生・国際協力

白山　芳久・岡本美代子

《目標＆ポイント》　新興・再興感染症の世界的流行や気候変動による健康影響，大規模災害などの諸問題には一国の対応だけでは限界があるため，国境を越えて地球規模で対処する必要がある。また，今日の世界を席巻する経済のグローバル化に適応できず貧困に陥ってしまった人たちや社会的に排除されている人々の健康問題や健康格差に対応する必要もある。本章では，こうした健康問題の解決に向けた公衆衛生の取り組みとしての国際保健医療・グローバルヘルスについて学ぶ。また，国際機関や二国間援助，NGO や民間企業による国際協力などについての理解も深める。

《キーワード》　国際保健医療，グローバルヘルス，健康格差，持続可能な開発目標（SDGs），国際協力，政府開発援助（ODA），世界保健機関（WHO），国連児童基金（UNICEF），国際協力機構（JICA）

1. 国際保健医療とグローバルヘルス

　本章のタイトルにある「グローバル化する世界の公衆衛生」のことを「国際保健医療」もしくは「グローバルヘルス（Global Health）」と言う。国際保健医療はインターナショナル・ヘルス（International Health）の訳であるが，グローバルヘルスには適切な日本語がないので，英語をそのまま片仮名読みするのが一般的である。国際保健医療とグローバルヘルスはオーバーラップしている内容も多くあるが，また違いも存在する。その違いは，時代の要請に応じておのおのが成立してきた歴史を学

ぶことで理解できる。ここでは，公衆衛生を基盤とする Population
Health（集団の健康）の歴史を簡単に鳥瞰しておきたい。

　最初のグローバル化 globalization が世界で生じたのは15世紀半ばか
ら始まる大航海時代である。この時代，ポルトガルやスペイン，やや遅
れてオランダやイギリスなどの西欧諸国が世界各地に植民地を建設し，
貿易を通じて巨額な富が西洋諸国に集まる世界規模の経済体制を確立し
た。植民地経営のため現地に居住する西洋人は現地の風土病にさらされ
ることになるため，彼らを感染症から守るために「熱帯医学（Tropical
Medicine）」が発達した。逆に熱帯地方からさまざまな感染症が欧州本
国に持ち込まれる危険性があったことから「検疫制度」が成立した。検
疫を表す quarantine という英語は「40日間」という意味に由来するが，
それは植民地から帰港した船を，感染症の潜伏期間に相当する40日間港
に碇泊させたことによる。一方，植民地からの富で潤い活況を呈した欧
州諸国の都市には，多くの人々が集まるようになり，生活環境が悪化し
たことから「公衆衛生（Public Health）」が発達した。

　時を経て第2のグローバル化が生じたのは，第一次および第二次世界
大戦を経た冷戦時代における経済活動の興隆期である。世界は東西両陣
営に分かれ，西欧や米国，わが国など資本主義を標榜する「西側諸国」
は，ソ連を中心として社会共産主義を旗印にする「東側諸国」と対峙し
合った。多くの開発途上国（本来，東西陣営どちらにも属さないため第
三世界と呼ばれた）を自分たちの陣営の経済圏に取り込んで市場を拡大
したいという思惑から，東西諸国は競い合って途上国支援を行った。そ
の一環として先進諸国の保健医療技術を途上国の健康改善のために移転
する保健医療協力が盛んになり，国と国の間（International）で成り立
つ「国際保健医療（International Health）」が発達した。

　やがて2000年代に入ると第3のグローバル化が興った。これは旧ソ連

の崩壊で東西冷戦が終結し政治的垣根がなくなった上に，交通手段のみならず著しい通信手段（IT）と金融工学が発達したこと，さらに世界人口の急増で市場が広がったことなどの理由により，経済圏が地球の隅々にまで拡大した結果，グローバル化は新たな様相を呈した。地球規模に経済活動が膨れ上がったことで，人々の営みは自然・気象まで影響を与えるようになった（地球温暖化，気候変動）。

　こうした第3のグローバル化が進んだ世界では，第1に国境を越えて対処しなければならない健康問題が深刻化した。地球温暖化による健康影響（たとえば，熱中症の増加），新興・再興感染症の流行（たとえば，新型インフルエンザの流行），食品安全の確保（たとえば，輸入食品の残留農薬やファストフードの普及），バイオテロへの対応，大規模災害時の救援や復興などは，一国の取り組みだけでは限界があるため，地球規模で対処すべき問題である。第2に，経済のグローバル化に適応できず貧困に陥った人，あるいは社会的・政治的理由から排除されてしまった人たちの健康問題がある。確かに，経済成長の恩恵を享受して絶対的貧困から抜け出せた人たちは世界で数多くいて，いわゆる中間層を形成した。その一方で，途上国のみならず先進国でもその恩恵に浴せず相対的貧困に陥ってしまった人たちも増えつつある。また，少数者というだけで社会から排除されている人たちも大勢いる。こういう人たちは貧困という経済的負担を負っているばかりでなく，病気や多大な精神的ストレス，暴力や差別などにさらされている人たちである。要するに，2000年代以降，国境を越える健康問題と貧困や社会的排除にある人たちの健康問題には，従来の国際保健医療という枠組みでは十分に対処できないことから，新たな手法や考え方で取り組む「グローバルヘルス（Global Health）」が求められるようになったのである。

　今日では国際保健医療とグローバルヘルスという呼び名は並存してい

るが，旧来の国際保健医療の枠組みではとらえきれない問題をも包摂するものとしてグローバルヘルスが強調されるようになってきたのである。

2.　地球規模の健康問題に取り組む視座

　世界や人類がたどり着くべき目標とは何であろうか。

　世界的な開発経済学者のマイケル・トダロ（Michael Todaro）は，①基本的ニーズを満たすこと（すべての人が生活必需品を入手できるようになること），②自尊心を守ること（すべての人がひとりの人間として自身の価値を尊重できるようになること），そして③隷属から自由であること（物質的困窮や政治・社会的拘束から自由となり，すべての人が自分の人生の選択を可能とすること）の3点を開発のための目標に挙げている。また，参加型開発の第一人者であるロバート・チェンバース（Robert Chambers）は，人類の目標を「責任ある豊かさの追求」であるとしている。豊かさとは物質的なものだけでなく，社会的，心理的，精神的なものも含むという。さらに，国連児童基金（United Nations Children's Fund：UNICEF）は1995年の『世界子供白書』のなかで「20世紀の未完の仕事を成し遂げること」が当面の目標であるという。人類は過去1万年以上にわたってごく少数者の手で少数者の利益のために種々の活動を営んできた。しかし，21世紀に入り，人類史の大部分を支配してきた倫理が失われ，進歩の基本的恩恵をすべての人が享受できるようにすることが未完の仕事であるというのである。

　これまで開発の目標として，経済成長や貧困削減，持続可能な開発とか平和構築といったテーマが挙げられてきた。いずれのテーマにせよ，あらゆる目標の根底には，すべての人が人種，皮膚の色，性別，宗教，政治思想，門地による差別を受けることなく基本的人権を有していると

いう原理を置いている。すなわち，人類が達成すべき世界共通の目標は
人権の擁護であり，その人権が守られる社会を創造することであるとし
ている（世界人権宣言，1948年）。

　ここを基軸として地球規模の諸問題に応ずる場合，人権が奪われてい
る状況にある人々の問題が最大の関心となり，人権が保障されたあるべ
き姿とのギャップ，すなわち「格差」を解消することが諸活動の視座に
すえられている。グローバルヘルスの文脈で言えば「健康格差」の解消
こそが重要視されるべきであるということになる。そこでは先進国とか
途上国とかいう枠組みはもはや問われない。今や先進国にも途上国にも
貧困者は存在し，社会的排除を受けている人は存在するからである。格
差はいつの世にも存在する。しかし，容認しがたい健康格差をいかに解
決するのかという点が，地球規模の健康問題に向き合うグローバルヘル
スの視座であるといえるであろう。

3. 地球規模の健康目標

　人権擁護に基づく健康格差解消が究極の目標であるとすれば，より具
体的な目標には何があるのだろうか。

　2000年，ニューヨークの国連本部で開催された国連ミレニアムサミッ
トに参加した147の国家元首を含む189の国連加盟国代表は，人類初の世
界目標「ミレニアム開発目標（Millennium Development Goals:
MDGs）」を採択した。2015年までに達成すべき8つの目標と21のター
ゲット（達成基準）が定められた。そのうち3つの目標と6つのター
ゲットは保健領域に関するものであり，MDGs は保健を優先する目標と
言うことができた。その目標とは，5歳未満児と乳幼児の死亡と妊産婦
死亡の削減，HIV／エイズやマラリアなどの感染症蔓延の防止である。
最終的に2015年時点で，乳児死亡は1990年に比べ53％減少，妊産婦死亡

は1990年に比べ45％減少，HIV／エイズの新規感染は2000年に比べ40％減少，マラリア感染による死亡は2000年以降620万人を阻止できた。しかし，どのターゲットも期待された目標値には及ばなかった。

続く2015年9月に国連総会で「我々の世界を変革する：持続可能な開発のための2030アジェンダ」と題する行動指針と「持続可能な開発目標（Sustainable Development Goals：SDGs）」が全会一致で採択された。この目標の標語は「誰一人として取り残さない（No one left behind）」であり，17の分野別目標と169のターゲットが盛り込まれた。保健は目標3「あらゆる年齢のすべての人々の健康的な生活を確保し，福祉を促進する」として挙げられ，13のターゲットが明記された。このなかでも特に，すべての人が適切な予防，治療，リハビリテーション等の保健医療サービスを必要な時に支払い可能な費用で受けられることを意味する「ユニバーサルヘルスカバレッジ（Universal Health Coverage：UHC）」に焦点を当てた活動が，世界中で推進されている（図6-1）。

MDGs は開発途上国向けの目標であったが，SDGs は先進国も途上国も含む共通した問題に取り組むとしている上では真の意味で人類初の世界目標ということができる。日本政府は MDGs ではその達成の支援者の立場であったが，SDGs では自国も参加する姿勢を明示しており，内閣総理大臣を本部長とした SDGs 推進本部を省庁横断的に設立し，わが国における持続可能な開発目標の達成に努めている。

4.　地球規模の健康格差

世界の健康格差を概観してみよう。

世界保健機関（World Health Organization：WHO）の世界保健統計によれば2018年の国別平均寿命において，わが国は男女合わせて84.3歳と世界一長寿な国となった。男女別では男性が6位の81.5歳（1位はス

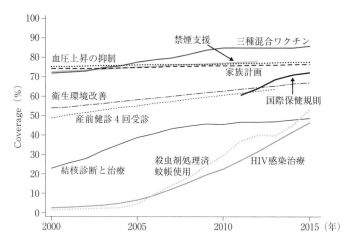

出典：WHO. World Health Statistics 2017: Monitoring Health for
the SDGs. P10, Fig 1.5

図6-1　2000～2015年の基本的保健医療サービス提供の推
　　　移—UHC の指標として SDGs ではこれらのサービ
　　　ス提供100％を目指す

イスで81.8歳），女性が1位の86.9歳であった。その一方で，アフリカの
レソトは男性が47.7歳，女性が54.2歳と男女ともに世界最下位である。
途上国の平均寿命は近年急速に延伸してきているとはいえ，アフリカの
多くの国は60歳前後で，わが国と20歳の開きがある。

　UNICEF の『世界子供白書』によると，2019年の5歳未満児死亡率
が最も低い国はフィンランドで出生千人当たり2であるのに対して，ソ
マリアは117と，フィンランドの約59倍と高率である。その大部分は予
防接種や抗生物質などにより予防可能な，肺炎，下痢，マラリア，麻疹
で亡くなっている。5歳未満児死亡は先進国と途上国でもある程度豊か
な国では低下してきているが，その一方で最貧国が多いサハラ以南のア
フリカと南アジアに死亡が集中するようになってきている。2016年，世

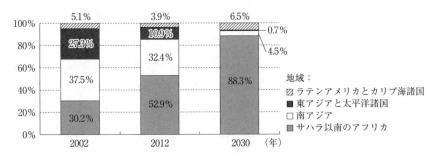

出典：ユニセフ『ユニセフ世界子供白書2016』p.74.　図3.2

図6-2　地域別極度の貧困層（１日1.90米ドル以下）の子どもの推定割合（%）

界全体で564万人の子どもたちが５歳未満に死亡したが，その８割を占める457万人がこの両地域で起きている。死亡率格差の背後には子どもたちの貧困格差が関係している（図6-2）。2030年には極度の貧困層の子どもたちの10人に９人までがサハラ以南のアフリカ諸国に暮らすと推定されている。

　国連合同エイズ計画（UNAIDS）の報告によれば，2016年の世界のHIV（後天性免疫不全ウイルス）感染者数は3,670万人で，うち新たに感染した人は180万人，エイズで死亡した人は100万人であった。世界的には，新規感染数は1990年代半ば，死亡数は2000年代初頭にピークを迎え，以後両者とも減少している。しかし感染，死亡ともその７割がサハラ以南アフリカに集中している。南アフリカにあるスワジランドでは世界で最も高いHIV成人感染率を示し，27.2%と４人に１人以上が感染している（日本は0.1%未満）。

　また，途上国では人口急増と同時に高齢化も進行しており，さらにライフスタイルの変化や身体運動の不足も加わり生活習慣病が急速に増加している。WHOによれば，がん，２型糖尿病，慢性閉塞性肺疾患

(COPD)，そして脳血管疾患の4大疾患で死亡した人は世界で4,000万人に上り，その85％は途上国で生じ，貧困層に集中しているという（WHO非感染性疾患レポート，2015年）。途上国の多くは感染症が克服されないまま生活習慣病が増加していることから「二重の疾病負荷（double burden of diseases）」を負っていると表現される。膨大な人口を抱え，厳しい財政事情と脆弱な社会保障制度のなかで，途上国の健康問題は多様化し，ますます格差は大きくなり，その解決に厳しい対応が迫られている。

5. 貧困層や社会的排除者に対する健康の基本戦略

　グローバリゼーションによる経済開発によって貧困削減が進み，それに連動して世界で健康改善に大きな進展が見られた。しかしその一方で，開発から取り残され，社会から排除された人々（貧困者，女性，子ども，高齢者，障害者，少数民族，性的マイノリティなど）の健康問題への取り組みが，今日では重視されてきていることはすでに述べた通りである。こうした人々の健康改善のアプローチとして，どのような戦略があるのであろうか。1977年にWHOは「すべての人々へ健康を（Health for All：HFA）」という目標を掲げ，翌年この目標達成のための具体的戦略として「プライマリ・ヘルスケア（Primary Health Care：PHC）」を採択した。成立後すでに40年の歳月が経っているとはいえ，PHCは，実用的で，科学的に有効でかつ社会的に受容できる方法や技術に基づいた必要不可欠な保健医療ケア*であり，現代においても保健システムの基盤構築の基本戦略に変わりはない。特に，貧困者や社会的排除者らへのアプローチにおいて重視され続けている。本節ではPHC成立の経緯と意義を概説したい。

　第二次世界大戦後，アジアやアフリカの多くの途上国が独立を達成し

＊　アルマ・アタ宣言　公益社団法人日本WHO協会HP

た。新国家として歩み始めた途上国は，植民地支配をしてきた旧宗主国が残していった欧州型の病院を再利用して国家の保健システムを構築しようとした。しかし，欧州型システムを維持するには多額の資金が必要なため，その裨益は裕福な政治家や軍人などに限られた。また東西陣営間の冷戦が激しくなると，先進国は競い合って高度なレベルの病院を途上国に建設する援助を行った。その一方で，多くの貧困にある国民は医療サービスを利用することも国際援助の恩恵を受けることもできなかった。その結果，少数の富裕層と大多数の貧困層との健康格差は拡大する一方であった。公正と社会正義の観点からすべての人が健康に生きる権利を保障するシステムを確立しなければならないと考えたWHOは，貧困者や社会的排除者の誰もが利用することのできる保健政策の構築を模索した。中国文化大革命時の裸足の医者制度や非政府組織（NGO）による農村での住民参加型保健活動などの事例を検討するなかで，WHOは住民参加，適正技術（途上国の実情に適した技術を開発すること），現地調達可能な資源の利用，分野間連携といった原則のもとに，限りある資源を最大限に生かすPHCの戦略を形成していった（表6-1）。そして，1978年にWHOはUNICEFと共同で旧ソ連（現在のカザフスタン共和国）のアルマ・アタ（現在のアルマティ）において国際会議を招集し，HFAを実現するための戦略としてPHCを公表した。結局，PHCの意義とは「保健医療の技術やサービスを適正技術化することで患者や住民の誰もが利用できるようにする（a strategy to make healthcare people-centered and universal）」ことである。すなわち，保健医療の技術や制度は病院や医療従事者のもとでしか利用できないようにすることではなく，すべての患者や住民が主体的に利用し運用できるように仕組みを改革することであり，さらに言えば保健医療の主導権を医療従事者の手から患者や住民の手へ渡すことである。

表6-1　アルマ・アタ宣言におけるプライマリ・ヘルスケアの概念枠組み

分　野
1．健康教育
2．流行疾患のコントロール
3．環境衛生と安全な水の供給
4．母子保健と家族計画
5．予防接種拡大計画
6．栄養改善
7．ありふれた疾患の治療
8．地域における基本的薬剤の供給

活　動
1．村落保健ボランティアのトレーニング
2．地域保健センターの確立と運営
3．村落保健共同体の確立と運営

原　則
1．住民参加
2．適正技術の導入
3．地域で入手可能な資源の優先利用
4．関連領域の協力・連携
5．既存組織・施設の協調

出典：湯浅資之・菅波茂・中原俊隆「プライマリヘルスケアとヘルスプロモーションの共通点・相違点の考察」『日本公衛誌7』513-520，2001

　PHCを理解するためにわかりやすい例を挙げて説明しよう。たとえば，下痢症の子どもの多くは脱水で死亡する。先進国では脱水治療には輸液療法が一般的だが，その治療には，輸液の確保が必要であり，医療従事者や高価な費用を要する。PHCで対応する場合，輸液療法を普及させる替わりに少量の塩を添加した粥（ブドウ糖）を水に溶かした溶液を飲ませる経口補水塩療法（Oral Rehydration Therapy：ORT）のやり方を母親へ教授する方法を優先させる。こうした粥や塩は貧困家庭であっても入手できる資源であり，輸液と同じ効果が期待できる。事実，ORTの導入により5歳未満児の下痢症による年間死亡数を460万人

（1980年）から180万人（2000年）へと60％も減少させることができた。この例は，誰もが関与できる適正技術を普及し，住民参加による予防を重視したPHCの事例としてよく紹介されるものである。

　PHCは途上国へのみ適用する戦略と考える人もいるが，それは正しくはない。たとえばインフォームド・コンセントの普及や住民参加による地域保健活動はPHCの理念に沿ったものであり，先進国にも当てはまるからである。また，SDGsで強調されるUHCはPHCを言い換えた政策ともとらえることができ，PHCの理念は普遍性を有しているのである。

6. 国際協力とその歴史

　国際協力とは，前述したグローバルヘルスの2つの目的達成のために実施される国際間協働のことである。第1の目的では，国際間に渡る新型コロナウイルス感染症やトリ／ブタインフルエンザのような感染症対策，地球温暖化や多国籍企業（たばこ会社等）による健康影響，食の安全，地震や津波等の大規模災害など国際的に共通する問題に各国が国境を超えて情報を共有し，原因の特定や治療法の開発，世界的流行の予防体制，被災国への救援・復興体制づくりなどに協力して取り組む国際協力がある。第2の目的では，経済発展から取り残されたり，社会的・政治的理由から排除されたりしている人たちの保健医療における「人間の基本的ニーズ（Basic Human Needs：BHNs）」を確保できるように支援する国際協力もある。

　第二次世界大戦直後の国際協力は戦災からの復興に焦点が当てられてきたが，1960年代に入ると「南北問題（途上国と先進国との経済発展や貧富格差に基づく問題）」が生じ，冷戦下には東西陣営による積極的な国際協力が展開された。しかし，1970年代の二度の石油危機により南北

間の経済格差はいっそう拡大した。そのため「経済開発」とBHNsの充実を優先する「社会開発」のバランスを配慮した援助政策が採られるようになった。1991年に旧ソ連が崩壊して冷戦が終結すると，援助の大義名分を失った先進国はその効果が目に見えて現れていないこともあって「援助疲れ」を起こし，援助額は削減されていった。資本主義か社会主義かという政治的イデオロギーに替わる援助する根拠が求められ，1990年代には相次いでさまざまな援助指針が提唱された。代表例に，国連開発計画（United Nations Development Programme：UNDP）が提唱した「人間開発（Human Delvelopment）」や国連人口基金（United Nations Population Fund：UNFPA）が中心に提唱した「リプロダクティブヘルス・ライツ（Reproductive Health/Rights）」，わが国も概念形成に貢献した「人間の安全保障（Human Security）」などがそれである（囲み記事1）。2000年に入ると，こうした新たな開発指針に則る活動が展開され，またMDGsの提案もあって，民間からの支援が活発化し，保健医療領域の援助額は大幅に増加した（逆にわが国の政府開発援助額は減少した）。

7．グローバルヘルスを担う機関や組織

（1）わが国の国際協力
　わが国の国際協力は以下の4つの柱から構成される（図6-3）。
　第1の柱は，日本政府が途上国の経済開発や福祉向上を目的に行う「政府開発援助（Official Development Assistance：ODA）」である。その拠出純額は1993年から2000年までの8年間連続世界一であったが，2001年以降は，米国に次いで世界第2位となり，2020年現在は16億260万米ドルで世界4位である（図6-4）。しかし，国民1人当たりでは他の先進主要国と比べて高い負担額ではない（図6-5）。政府はODAを

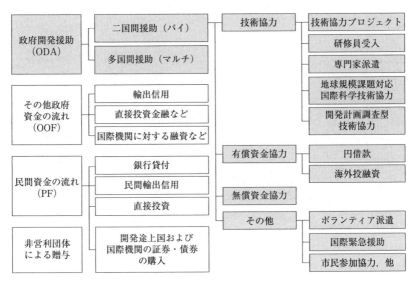

（注）網掛け箇所は ODA を表す

出典：厚生労働統計協会『国民衛生の動向　2017/2018』p.41，図7

図6-3　日本の経済協力と政府開発援助

行う意義として，経済大国であるわが国の国際的責務，わが国への信頼
向上，さらにエネルギー・食糧等の海外依存度が高いわが国の国益増進
を挙げている。

　ODA は大きく「二国間援助（通称「バイ」）」と「多国間援助（通称「マ
ルチ」）」とに分類され，前者はさらに技術協力，有償資金協力，無償資
金協力，その他に分けられる（図6-3）。技術協力には途上国からの研
修生の本邦受入，日本人専門家の派遣，必要な機材供与，そしてこれら
をセットにした技術協力プロジェクトがある。有償資金協力とは政府の
貸付（円借款という）のことで，無償資金協力とは病院などの建物建
設や食糧・ワクチン・医薬品などを無償で贈与することをいう。その他

118

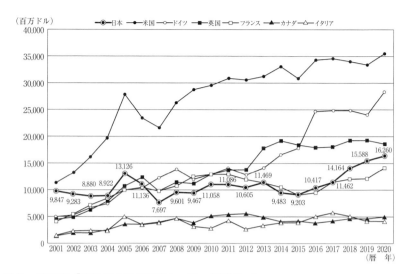

出典：外務省『開発協力白書2021』p.16，図表Ⅰ-3

図6-4　主要国の政府開発援助実績の推移（支出純額ベース（2017年まで）／贈与相当額ベース（2018年から））

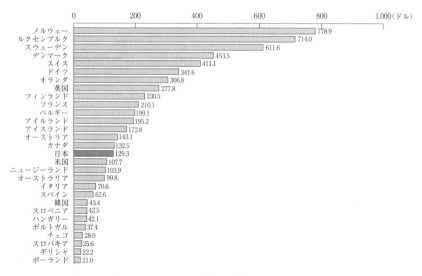

出典：外務省『開発協力白書2021』p.18，図表Ⅰ-4

図6-5　主要国の政府開発援助実績の国民１人当たり負担額（2020年）

として青年海外協力隊等のボランティアの派遣や大規模災害により被災した国や地域を支援する国際緊急援助（国際緊急援助隊：JDR Medical Team）などがある。以上の二国間援助は，2008年以降，後述する「国際協力機構（JICA）」が実施機関となっている。ODAの多国間援助は，さまざまな省庁がそれぞれ関係する国際機関への出資等を通して実施されている。たとえば，保健医療領域でいえば厚生労働省国際課が窓口となりWHOへ資金拠出や専門家派遣等を行っている。

　国際協力機構（Japan International Cooperation Agency：JICA）は，わが国のODAの技術協力（技術協力プロジェクト・研修員受入・専門家派遣・機材供与など），有償資金協力，無償資金協力，青年海外協力隊派遣，国際緊急援助などを管轄する独立行政法人である。1974（昭和49）年に海外技術協力事業団と海外移住事業団が統合され国際協力事業団となり，2003（平成15）年から独立法人として国際協力機構（英語名称とJICAの略称はそのまま使用）に改組した。2008（平成20）年には国際協力銀行（JBIC）の一部である海外経済協力部門を吸収して，技術協力，有償資金協力，無償資金協力を一元的に扱う新生JICAに生まれ変わった。JICAは二国間援助協力を通して，保健医療領域では母子保健，地域保健，結核やエイズなど感染症対策などのプロジェクトを展開しているほか，有償資金協力あるいは無償資金協力を利用した病院建設などを実施して，途上国の保健医療の向上に貢献している。

　第2の柱は，国際協力銀行（Japan Bank for International Cooperation：JBIC）や石油公団等が関与する「ODA以外の政府の資金協力（Other Official Flows：OOF）」である。保健医療領域ではOOFによる協力はほとんどない。

　第3の柱は，民間企業から途上国へ投資される「民間資金（Private Flows：PF）」である。さまざまな企業を介したこの民間資金の総額は

実質的に ODA をしのぎ，途上国へ流れている。保健医療領域でいえば，たとえば製薬会社が途上国に工場を設置する際の資金・技術・人材を投入することなどがこれに当たる。

第4の柱は，「非政府組織（NGO）や非営利団体（NPO）」が行う国際協力である。市民レベルで草の根活動を営む団体もあれば，国際会議場で政治的ロビー活動を行う団体もあるなど，規模や使命とも多様化している。わが国では現在400〜500の団体が国際協力活動に取り組んでいるといわれている。

（2）主な国連機関

① 世界保健機関（World Health Organization：WHO）

国連の保健医療に関する専門機関として1948年4月に設立された。WHO の組織は世界保健総会，執行理事会，本部事務局，6つの地域事務局及び専門家諮問部会／専門家委員会から構成される。

世界保健総会は WHO の最高意思決定機関であり，全加盟国の政府代表が参加して毎年5月にジュネーブで開催され，年次計画と予算が審議される。執行理事会は総会の決定事項の執行責任を有する組織で，総会により選出された任期3年の34ヵ国の理事国代表が運営に当たる。スイスのジュネーブにある本部事務局は，5年任期の事務局長（現在は2017年5月に選出されたエチオピア人の Tedros Ghebreyesus 氏）を筆頭に組織されている。地域事務局は，アフリカ（コンゴ国ブラザヴィル），南北アメリカ（ワシントン D.C.），東地中海（カイロ），ヨーロッパ（コペンハーゲン），東南アジア（ニューデリー），そしてわが国が属する西太平洋（マニラ）の6か所が設置され，本部より独立した裁量を与えられて地域ごとの実情にあった事業を展開している。また，WHO には進歩の早い専門領域の知見を政策に反映させるために専門家諮問部会／専

門家委員会が設置され，登録された専門家が助言を与えている。

　WHO の主な役割として次の 6 分野が挙げられている。①倫理観および科学的根拠に基づく保健医療政策を提言すること，②保健医療に関する情報管理を行うこと，③技術支援を行うこと，④各国や地球規模でのパートナーシップを促進すること，⑤規範や基準の適切な運営を促し監視すること，⑥疾病コントロール・リスク軽減・ヘルスケア管理・サービス提供のための新技術を開発し導入すること，である。

②　国連児童基金（United Nations Children's Fund：UNICEF）

　1946年に第二次世界大戦の犠牲となった児童の救済を目的に国連児童緊急基金として発足し，1953年に現在の名称に改変した（UNICEF の略称はそのまま使用）。現在，160ヵ国や地域におけるプログラムと各国ユニセフ協会の広報や資金調達を通じて，世界190ヵ国以上で活動を展開している。わが国も1949年から1962年に UNICEF の被援助国として，脱脂粉乳や毛布，医療器具等の供与を受けてきた経験がある。現在ではわが国は UNICEF に対する主要な拠出国となっている。たとえば，2016年には政府として世界 7 位の 1 億9,400万米ドルを拠出しているほか，民間組織である公益財団法人日本ユニセフ協会からは 1 億3,700万米ドルを拠出しており，34か所の世界のユニセフ協会中では米国に次いで世界 2 位である。本部事務局はニューヨークにあり，事務局長を筆頭に36ヵ国から成る執行理事会および 7 つの地域事務所，34の国別ユニセフ協会が設置されている。わが国には東京に事務所と日本ユニセフ協会本部があるほか，全国に24か所の道府県ユニセフ協会がある。

　UNICEF の主な活動は，子どもたちの生存，発達，保護の権利を擁護するために，物資援助から児童や年少者の包括的な福祉向上に向けた活動を展開している。1989年に採択された「子どもの権利条約」（囲み記事 2 ）の締結や「子どものための世界サミット」の開催を通して子ど

もの人権保護に力を入れている。保健医療領域では，栄養プログラム
（母乳保育の推進，微量栄養素欠乏症対策）の実施，ワクチンや必須医
薬品の供与を行っている。さらに，WHO が作成した「統合小児疾病管
理（Integrated Management of Childhood Illness：IMCI）」は5歳未
満児の主要5疾患（急性呼吸器感染症・下痢症・麻疹・マラリア・栄養
不良）に対応したケアパッケージで，UNICEF が保健医療従事者の研
修を支援するなどその普及に努めている。

囲み記事1

　「人間開発」は，道路，発電所，鉄道などのインフラ整備など経済活動
の基盤を強化する「経済開発」と，住居，保健医療，教育など個人生活
に直結する BHNs を強化する「社会開発」に並ぶ第3番目の開発の柱で
ある。人間開発とは人的能力の育成を重視し，人々が自分の潜在能力を
開花させ，生産的かつ創造的な人生を選択できることを目指す。3つの
開発は相互補完的なものなのである。国連開発計画（UNDP）は毎年「人
間開発報告書」で世界各国の「人間開発指数」のランキングを公表して
いる。

　「リプロダクティブヘルス・ライツ」は「性と生殖に関する健康および
権利」のことで，カップルおよび個人が自分の子どもの数や出産時期を
選択でき，そのための妊娠・不妊・避妊に関する情報を入手し活用でき
るようにすることである。1994年にカイロで開催された国際人口開発会
議で採択された。従来世界人口増加への歯止めとして国家による産児制
限（マクロ政策）が実施されていたが，本会議でリプロダクティブヘル
ス・ライツが提唱されてからは，人口政策は個人レベルの健康と権利に
従うこと（ミクロ政策）を優先させる方針に転換された。

　「人間の安全保障」とは，すべての個人は恐怖からの自由，欠乏からの

自由，すべての人権を享受して人間としての潜在能力を十分に発揮させるための平等な機会をもち，包括的に安全を保障されなければならないとする考え方である。考え方が公式に提唱されたのは1994年のUNDPによる「人間開発報告」であった。それまでの安全保障は国家を中心として議論されることが多く，国家の安全保障だけでは安全が守られない社会的・経済的・政治的に脆弱な人たちがいることが課題であった。人間の安全保障は，そうした人間個人としての生存を擁護することを強調した概念である。

囲み記事2

「児童の権利に関する条約（子どもの権利条約）」は1989年の第44回国連総会において採択され，1990年に発効した。わが国は1994年に批准した。次の4つの柱から構成されている。

①生きる権利（子どもたちは健康に生まれ，安全な水や十分な栄養を得て，健やかに成長する権利をもっている）

②守られる権利（子どもたちはあらゆる種類の差別や虐待，搾取から守られなければならない）

③育つ権利（子どもたちは教育を受ける権利をもっている。また，休んだり遊んだりすること，さまざまな情報を得て，自分の考えや信じることも守られる）

④参加する権利（子どもたちは自分に関係のある事柄について自由に意見を表したり，集まってグループを作ったり，活動することができる）

参考文献

日本国際保健医療学会編『国際保健医療学第3版』杏林書院　2013
丸井英二・森口育子・李節子『国際看護・国際保健』弘文堂　2012
木原正博・木原雅子（監訳）『グローバルヘルス：世界の健康と対処戦略の最新動
　向 Global Health 101』メディカル・サイエンス・インターナショナル　2017
岡本美代子（編著）『海外で国際協力をしたい人のための活動ハンドブック』遠見
　書房　2021

学習課題

1．持続可能な開発目標に掲げられた UHC とはどんな政策か，簡潔に
　述べよ。
2．わが国の政府開発援助による国際協力について述べよ。
3．世界保健機関と国連児童基金の役割について述べよ。

7 | 地域保健・健康づくりと地域

田城　孝雄

《**目標＆ポイント**》　地域住民全体を視野に入れた組織的な活動である地域保健について解説する。地域保健の対象者は，地域住民のすべてであり，そのすべてのライフステージが対象となる。地域保健法は，都道府県と市区町村の役割分担を見直すものである。地域保健法を解説し，保健所と市町村保健センターの役割について講義する。
《**キーワード**》　地域保健法，保健所，市町村保健センター

1．地域保健

（1）地域保健

　「地域保健」とは，社会生活の単位として一定のまとまりを有する地域において，その地域の住民の健康の保持および増進を図ることであり，「地域保健対策」とは地域住民の健康の保持および増進を図るために国および地方公共団体が講ずる施策であり，関係法律に基づく施策の集合体として定義される。(『衛生行政大要　改訂23版』)

　第二次世界大戦後，憲法第25条により，国民の生存権の確立と，生活の向上が，国の義務とされた。1947（昭和22）年に新しい保健所法が制定され，保健所が健康相談や保健指導のほかに，医事，薬事，食品衛生，環境衛生などに関する行政機能を併せ持ち，公衆衛生の第一線機関として，再設定された。

　保健所は結核対策などの感染症対策や栄養改善に取り組んでいたが，生活習慣病を中心とする疾病構造の変化や少子高齢化，地域住民のニーズの多様化など，社会環境の変化，地域住民・生活者個人の視点を重視するようにその役割は変遷した。

　1994（平成6）年に保健所法が改正され，地域保健法と名称も変わった。

地域保健法（平成9年施行）

　地域保健法は，都道府県と市町村（東京都特別区23区を含む）の役割を見直し，住民に身近で頻度の高い母子保健サービスなどの主たる実施主体を市町村に変更し，住民に身近な保健サービスを一元的に提供し，生涯を通じた健康づくり体制を整備するとともに，地方分権を推進する趣旨により制定された法律である。

[参考資料：地域保健法第1条]

　「この法律は，地域保健対策の推進に関する基本指針，保健所の設置その他地域保健対策の推進に関し基本となる事項を定めることにより，母子保健法（昭和40年法律第141号）その他の地域保健対策に関する法律による対策が地域において総合的に推進されることを確保し，もつて地域住民の健康の保持及び増進に寄与することを目的とする。」

[参考資料：地域保健法第2条]

　「地域住民の健康の保持及び増進を目的として国及び地方公共団体が講ずる施策は，我が国における急速な高齢化の進展，保健医療を取り巻く環境の変化等に即応し，地域における公衆衛生の向上及び増進を図るとともに，地域住民の多様化し，かつ，高度化する保健，衛生，生活環境等に関する需要に適確に対応することができるように，地域の特性及

び社会福祉等の関連施策との有機的な連携に配慮しつつ，総合的に推進されることを基本理念とする。」

（2）国，都道府県，基礎自治体（市町村・特別区）のそれぞれの役割

① 国の役割

「国は，地域保健に関する情報の収集，整理及び活用並びに調査及び研究並びに地域保健対策に係る人材の養成及び資質の向上に努めるとともに，市町村及び都道府県に対し，前2項の責務が十分に果たされるように必要な技術的及び財政的援助を与えることに努めなければならない。」（地域保健法第3条3項）

② 都道府県の役割

「都道府県は，当該都道府県が行う地域保健対策が円滑に実施できるように，必要な施設の整備，人材の確保及び資質の向上，調査及び研究等に努めるとともに，市町村に対し，前項の責務が十分に果たされるように，その求めに応じ，必要な技術的援助を与えることに努めなければならない。」（地域保健法第3条2項）

③ 市町村（特別区を含む）の役割

「市町村（特別区を含む。以下同じ。）は，当該市町村が行う地域保健対策が円滑に実施できるように，必要な施設の整備，人材の確保及び資質の向上等に努めなければならない。」（地域保健法第3条）

（3）地域保健の特性

地域保健は，地域住民全体を視野に置いた組織的な健康づくりであり，地域保健活動の対象者は，地域住民のすべてであり，全年齢層である。この点は，年齢・ライフステージ別，あるいは分野別の他の保健制度と異なる。（表7-1）

128

表7-1　年齢・ライフステージ別保健制度

①新生児・乳児・幼児　　母子保健・小児保健
②児童・生徒・学生　　　学校保健
③青年・成年・壮年　　　産業（職域）保健・成人保健
④高齢者　　　　　　　　老人保健

◎地域保健
　地域保健活動の対象者　地域住民のすべて
　地域住民全体を視野においた組織的な健康づくり

　2015（平成27）年7月，基本指針の一部改正がなされた。
1）ソーシャルキャピタルを活用した自助及び共助の支援の推進
　地域保健対策の推進に当たっては，地域のソーシャルキャピタルを活用し，住民による共助への支援を推進すること。
2）地域の特性をいかした保健と福祉の健康なまちづくりの推進
　市町村は，学校や企業などの地域の幅広い主体との連携を進め，住民との協働による健康なまちづくりを推進すること。
3）医療，介護及び福祉等の関連施策との連携強化
　市町村は，保健と介護及び福祉を一体的に提供できる体制整備に努め，都道府県及び保健所は，管内の現状を踏まえ，医療，介護等のサービスの連携体制の強化に努めること。
4）地域における健康危機管理体制の確保
　都道府県及び市町村は，大規模災害時を想定し，被災地以外の自治体や国とも連携した情報収集体制や保健活動の全体調整機能，応援等の体制を構築すること。また，国は，広域的な災害保健活動に資する人材の育成の支援や保健師等について迅速に派遣の斡旋・調整を行う仕組みの

構築を行うこと。

5）学校保健との連携

　保健所及び市町村保健センターは，学校保健委員会やより広域的な協議の場に可能な限り参画し，連携体制の強化に努めること。

6）科学的根拠に基づいた地域保健の推進

　国，都道府県及び市町村は，地域保健に関する情報の評価等を行い，その結果を地域保健に関する計画に反映させるとともに，関係者や地域住民に広く公表することを通じて，地域の健康課題と目標の共有化を図り，取組を一体的に推進することが重要であること。

7）保健所の運営及び人材確保に関する事項

　保健所は，専門的な立場から企画，調整，指導及びこれらに必要な事業等を行い，市町村への積極的な支援に努めること。

8）地方衛生研究所の機能強化

　都道府県及び政令指定都市は，サーベイランス機能の強化や迅速な検査体制の確立等が求められていることを踏まえ，技術的中核機関としての地方衛生研究所の一層の機能強化を図ること。

9）快適で安心できる生活環境の確保

　都道府県，国等は，食中毒等に係る情報共有体制の強化や監視員等の資質向上等食品安全対策の強化及び生活衛生関係営業について監視指導の目標を設定するなど，住民が安心できる体制の確保を図ること。

10）国民の健康増進及びがん対策等の推進

　健康増進計画の策定・実施等の取組を行う場合，ソーシャルキャピタルを活用した地域の健康づくりに関係するNPO等との連携及び協力も強化すること。また，地域のがん対策，肝炎対策，歯科口腔保健の推進に関し，それぞれ必要な施策を講じること。

2. 地域とは，移り変わる地域

（1）近年における地域概念の変化①

わが国は，地域少子・高齢化が急速に進み，2008（平成20）年以降は人口減少社会に突入している。現状の社会生活が維持できない地域もみられ，地方自治体（以下，自治体）のなかには，従来の行財政運営が困難になる市町村もある。

・例）北海道夕張市

（2）近年における地域概念の変化②　平成の大合併

市町村合併は2003（平成15）年から2005（平成17）年にかけてピークを迎えた。その結果，1999（平成11）年3月末に3,232あった市町村数は，

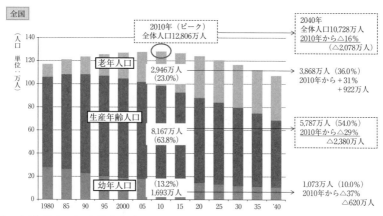

・総人口並びに生産年齢人口及び幼年人口が今後長期減少傾向となる一方で，老年人口は全体の人口がピークとなる2010年と比べて増加することが見込まれる。

出典：国勢調査，国立社会保障・人口問題研究所（平成25年3月推計）
※国土交通省都市再構築戦略検討委員会第1回資料から引用
図7-1　全国における人口の推移予想

・10万人クラスの都市の人口減少率が，生産年齢人口及び幼年人口の下げ幅が大きく県庁所在
都市の人口減少率よりも高くなっており，地域の活力の低下が懸念される。

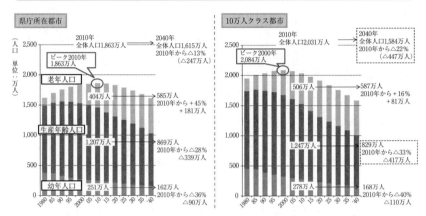

出典：国勢調査，国立社会保障・人口問題研究所（平成25年 3 月推計）
（注）福島県は県全体での推計しか行われていないため，集計の対象外とした。
※国土交通省都市再構築戦略検討委員会第 1 回資料から引用
図 7 - 2　地方圏における人口の推移予想

2006（平成18）年 4 月には1,820にまで減少した。その後もいくつかの
市町村合併が行われ，2023（令和5）年には1724である。

　合併に伴い，自治体の保健施策やサービスは大きく変更される場合が
少なくない。大規模自治体に吸収合併される小規模自治体の場合，財政
基盤は安定するものの，小規模自治体ならではの住民と保健師など職員
との顔の見えるコミュニケーションやきめ細かな対応は消失せざるをえ
なくなっている。

　例）
　・相模湖町国保診療所⇒相模原市（政令市）
　・瀬棚町国保診療所

> ・いわゆる「平成の大合併」により町村数は大幅に減少し，市に吸収される形となっている。

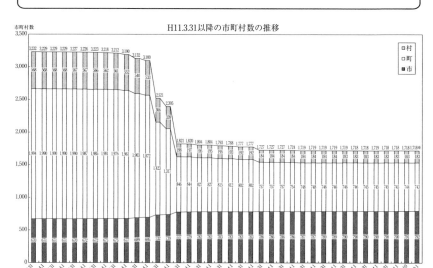

出典：総務省資料より作成（https://www.soumu.go.jp/main_content/000651403.pdf　2023年10月30日閲覧）

図7-3　市町村数の推移

（3）地域住民の意識の変化

　核家族化，プライバシーを尊重する風潮が強まり，町会・自治会や民生委員による地縁の活動が妨げられている。地縁や町内会のような地域の連帯が失われている。また新規流入者というべき新住民と，以前から住んでいる人たちとの連携不足や軋轢，または無関心が地域活動を妨げている。住民の時間の使い方も変化し，都市部であれ郡部であれ，住民は24時間対応型生活が可能となり，生活の多様化が進んでいる。

（4）新たな地域

　住民による NPO やボランティア活動など地縁に縛られないで，同じ目的を共有する活動という新しい動きがある。都市部を中心にした「住民自治」の意識・取り組みのパラダイムシフトである。

3. 健康づくりを支援する戦略とその実践方法

（1）地域保健におけるケア

① 個へのケア・地域のケアまたはハイリスク戦略とポピュレーション戦略

　地域保健は，1）当事者とその家族の健康を支援する『個へのケア』と，2）地域住民の健康を支援する『地域ケア』に分類される。

　これは，代表的な 2 つの健康づくりの支援戦略，ハイリスク戦略とポピュレーション戦略ともいえる。地域ケアの対象は 2 種類あり，ⅰ）健康リスクをもつ者と，ⅱ）集団全体である。

② ハイリスク戦略とポピュレーション戦略

　健康リスクの高い者への戦略をハイリスク戦略（highrisk strategy）と呼び，地域全体の健康問題へのアプローチをポピュレーション戦略（population strategy）と呼ぶ。

・ハイリスク・アプローチ（ハイリスク戦略）

　危険因子をもつ集団に焦点を絞った働きかけ

　cf.　肥満者に対する減量指導

　　　　高血圧患者に対する食生活指導

・ポピュレーション・アプローチ（ポピュレーション戦略）

　集団全体の健康増進（環境的アプローチ）

　cf.　一日一万歩運動，禁煙運動，支援環境の整備

③ ハイリスク・アプローチ（ハイリスク戦略）

　ハイリスク・アプローチは，1）有病者・予備軍への個別対応，2）

健康診査，3）保健指導であり，職域保健と地域保健の連携や，地域住民の生涯における健康生活習慣づくり，個人に対して，医学的方法を用いるものである。

④ポピュレーション・アプローチ（ポピュレーション戦略）

　ポピュレーション・アプローチは，1）社会全体への啓発，2）正しい知識の共有，3）生活習慣改善の環境整備，であり，健康生活の場をつくることであり，「良い生活習慣は，気持ちがいい！」というような快適さを実感することや，達成感を得ることを目標にすることであり，公共に対して，社会科学的方法を用いるものである。

（2）アプローチ方法

　1991年に発表された研究で，Lawらはハイリスク・アプローチ（ハイリスク戦略）として，高血圧者の人すべてを治療し，リスクを半減することにより，脳卒中の罹患率を15％減少させることができると試算した。一方，ポピュレーション・アプローチ（ポピュレーション戦略）として，集団全体の血圧を5％下げる（分布の5％シフト）ことにより，脳卒中罹患率を30％減少させることができると試算した（Law，MR，1991）。

（3）ハイリスク戦略とポピュレーション戦略の例

　ポピュレーション戦略の事例として，①農協や飲食店の協力によってバランス食のキャンペーンを行う，②学校給食との連動によって食育を進める，③たばこの自動販売機を撤去することによって子どもの喫煙を防止する，などがあり，ポピュレーション戦略は，地域住民全体に対策がいきわたる割合が高い。

　ハイリスク戦略は，リスクが高い特定の集団に焦点を当てることから，

ポピュレーション戦略と比べると，より少数の対象者に効果的な治療や
ケアを行う。

　いずれの戦略も結果的には地域全体のリスクを低下させ，健康長寿の
街をつくることにつながるものであり，重要である。

4．歴史と法令

　地域保健活動の多くが，法令に基づいて活動が展開されている。

（1）保健所の歴史

　保健所の歴史は，富国強兵の観点から，国民体位の向上のために，
1937（昭和12）年（旧）保健所法が制定され，翌1938（昭和13）年4月
に，一定の地域を担当し，その全住民を対象として，衛生思想の普及，
結核予防，母子衛生，栄養の改善，急性伝染病，寄生虫症，他公衆衛生
全般にわたり相談指導とその予防対策を実施する機関として開設され
た。

　第二次世界大戦後の1947（昭和22）年9月に（新）保健所法が制定さ
れ，保健所は，保健指導業務，予防対策とその管内地域の保健衛生に関
する行政事務を行う機関として位置づけられた。

　1994（平成6）年に「地域保健対策強化のための関係法律の整備に関
する法律」が成立し，保健所法は，「地域保健法」に改題し，全面的に
改正された。

（2）地域保健法

　1994（平成6）年に，保健所法から改題され，新たに地域保健法と改
まったが，地域保健法の基本指針で定める事項としては，以下の6項目
が挙げられる。

1．地域保健対策の推進の基本的方向
2．保健所および市町村保健センターの整備および運営に関する基本
　的事項
3．地域保健対策にかかわる人材の確保および資質の向上と人材確保
　支援計画の策定に関する基本的事項
4．地域保健対策に関する調査および研究に関する基本的事項
5．社会福祉などの関連施策との連携に関する基本的事項
6．その他，地域保健対策の推進に関する重要事項

（3）地域保健法による国，都道府県，市（区）町村の役割

① 地域保健法に基づく国の役割
・法整備など地域保健に関する基本的かつ総合的な企画・立案
・人材の養成
・情報収集・調査研究
・都道府県および市町村支援など

② 地域保健法に基づく都道府県の役割
・人材確保・養成
・施設整備（保健所・精神保健福祉センター・地方衛生研究所など）
・調査研究
・市町村への技術支援
・関係団体（食品衛生協会・環境衛生同業組合など）への指導・助言

③ 地域保健法に基づく市（区）町村の役割
・身近で利用頻度の高い保健・福祉サービスの一元的な実施
・施設整備（市町村保健センターなど）
・人材の確保・養成
・関係機関との連携体制の整備・コーディネート

（4）健康日本21

　「健康日本21」は，1978（昭和53）年に開始された「第1次国民健康づくり対策」，および1988（昭和63）年に開始された「第2次国民健康づくり対策」を受けて，2000（平成12）年に，次の新しい10ヵ年計画としてヘルスプロモーションの理念を導入した総合的な健康づくり政策として，2010年までの計画として提唱された。

　「健康日本21」を推進するために，2002（平成14）年8月に「健康増進法」が制定され，翌2003（平成15）年5月から施行された。

　「健康日本21」の最大の目標は，日本人の死因の約60％を占める生活習慣病（がん，脳卒中・心臓病など）に罹ることなく，健康でいられる期間（健康寿命）を延ばすことであった。

　その内容は，国民の健康増進，疾病予防および QOL（生活の質）の向上を図るために必要な対象分野を設定し，生活習慣に関わる9分野で実践可能な保健医療水準の指標となる具体的目標を定め，これを達成するための諸施策を体系化していった。

健康日本21の具体的目標（9分野）

1．栄養・食生活：質・量ともにきちんとした食事をしよう
2．身体活動・運動：1日の歩数をもう1,000歩，増やそう
3．休養・心の健康づくり：睡眠不足をなくそう
4．たばこ：たばこの健康への悪影響を知ろう
5．アルコール：1日1合を目安に適量の飲酒を心がけよう
6．歯の健康：80歳で自分の歯を20本以上維持しよう
7．糖尿病：自分の標準体重を知り，その体重を維持しよう
8．循環器病：塩分を控えよう

9．がん：毎日くだものを食べ，年に一度はがん検診を受けよう

（5） 健康増進法

　「健康日本21」を法制化したのが「健康増進法」である。この法律の制定の背景は，急速な高齢社会の進展による医療費の増加と，疾病構造の変化による生活習慣病の増加に対応し健康づくりや疾病予防を積極的に推進するための環境整備が要請されていることである。「すべての国民が健やかで心豊かに生活できる活力ある社会とするため，壮年期死亡の減少，健康寿命の延伸および生活の質の向上を実現すること」を目的としている。

健康増進法の内容

1．国民・国，都道府県・市町村・健康増進事業実施者の責務と関係者が相互に連携を図りながら協力すること
2．厚生労働大臣は基本方針を定めること
3．健康増進計画（「健康日本21」）を都道府県は定めること。市町村においての策定は努力義務であること
4．健康診査の実施と健康手帳の交付に関すること
5．国民健康・栄養調査を行い，生活習慣の状況の把握に努めること
6．市町村・都道府県は，生活習慣の改善と健康増進を図るための保健指導・栄養指導を行うこと
7．特定給食施設（特定かつ多数の者に対して継続的に食事を供給し栄養管理が必要と厚生労働省令で定められている施設）の管理に関すること
8．受動喫煙（室内またはこれに準じる環境で，他人のたばこの煙を吸わされること）の防止に関すること

　9．特別用途食品（乳児用・幼児用・妊産婦用・病者用などの用途に
　　　適していると大臣の許可を得て表示した食品）に関すること

　健康増進法の「国民の健康の増進の総合的な推進を図るための基本的
な方針」のなかで，健康増進法のヘルスプロモーションとしての特性を
明確にしている。ヘルスプロモーションでは，健康づくり支援のための
社会全体による環境整備が重視されている。目的は，心豊かに生活でき
る社会の創造である。

　健康増進法では，学校・体育館・病院・劇場・観覧場・集会場・展示
場・百貨店・事務所・官公庁施設・飲食店，その他多数の人が利用する
施設は受動喫煙の防止に努める義務があることを示した。

　健康増進計画の策定，実施および評価のすべての過程において，住民
が関与するように留意することとし，住民参画を強調している。

5．地域保健の展開

（1）衛生行政の体系
　わが国の衛生行政の体系は，基本的には

国（厚生労働省）－都道府県（衛生主管部局）－保健所－市町村（衛生
主管課係）

となっている。

　後述するが，一般的に保健所は都道府県が設置することになっている。
なお，地域保健法施行令によって指定された政令市87市（2022（令和4）
年4月現在）と東京都23区は，直轄の保健所を設置することになってい
る。これらの市区では，

国（厚生労働省）－政令市・特別区（衛生主管部局）－保健所

という体系になっている。

（2）保健所

　保健所は「地域保健法」により規定された，疾病の予防，健康増進，環境衛生など公衆衛生活動を行う「行政機関」である。

　地域保健法において，地域における公衆衛生の向上と増進を図るために設置されたもので，以下の指導や，必要な業務を行う。

①地域保健に関する思想の普及及び向上に関する事項

②人口動態統計その他地域保健に係る統計に関する事項

③栄養の改善及び食品衛生に関する事項

④住宅，水道，下水道，廃棄物の処理，清掃その他の環境の衛生に関する事項

⑤医事と薬事に関する事項

⑥保健師に関する事項

⑦公共医療事業の向上及び増進に関する事項

⑧母性及び乳幼児並びに老人の保健に関する事項

⑨歯科保健に関する事項

⑩精神保健に関する事項

⑪治療法の確立していない疾病その他の特殊の疾病により長期に療養を必要とする者の保健に関する事項

⑫エイズ，結核，性病，伝染病その他の疾病の予防に関する事項

⑬衛生上の試験及び検査に関する事項

⑭その他地域住民の健康の保持および増進に関する事項

　保健所の設置は，一般的に都道府県が行うが，地域保健法施行令によって指定された政令市87市と東京都23特別区は直轄の保健所を設置することになっている。2022（令和4）年4月現在で，都道府県立352，政

令市（87市）立93，特別区（23区）立23，計468か所設置されている。

　保健所政令市とは，わが国の地方公共団体のうち，地域保健法第5条第1項の規定により，保健所を設置できる政令指定都市，中核市，および政令で定める市をいう。地域保健法施行令第1条で，政令指定都市（第一号），中核市（第二号）および第三号で個別に小樽市，町田市，藤沢市，茅ヶ崎市および四日市市が指定されている。なお大牟田市は過去に指定されていたが2020年に指定解除された。

（3）地域保健法に基づく保健所の基本的事項

① **保健所の事業・運営**：保健所は，地域保健の広域的・専門的・技術的拠点として次の機能を強化する。
1．専門的・技術的業務の推進
2．情報の収集，整理，活用の推進
3．調査研究の推進
4．市町村への支援および市町村相互間の連絡調整の推進
5．地域における健康危機管理の拠点としての機能の強化
6．企画・調整の機能の強化

② **保健所の整備**：地域の特性を踏まえつつ，保健所の規模拡大，施設・整備の充実を図る。
1．都道府県保健所：保健医療施策と社会福祉施策の連携を図るため，所管区域は二次医療圏または「介護保険法」に規定する区域とおおむね一致するように定める。
2．政令市および特別区の保健所：政令指定都市・政令市・特別区は，都道府県保健所との均衡などを勘案し，住民へのサービスの公平性が確保されるように保健所を設置する。

③　人材の確保と資質の向上

１．保健所の業務を行うために必要な者のうち，当該保健所を設置する
　地方公共団体の長が必要と認める職員をおく。

２．保健所において，市町村の求めに応じて市町村職員および保健医療
　福祉サービスに従事する者に対する研修を実施する。

④　保健所長

　保健所長の医師資格要件については，構造改革特別区域（構造改革特
区）での議論を経て2004（平成16）年に地域保健法施行令が改正され，
医師の確保が著しく困難である場合，医師と同等以上の公衆衛生行政に
必要な専門知識を有すると認めた技術職員を，２年以内の期間を限り保
健所長とすることができることとなった。（地域保健法施行令４条２項）

（4）市町村保健センター

　市町村保健センターは，「地域保健法」によって規定された健康相談，
保健指導，健康教室および健康診査など，地域住民に対して保健サービ
スを総合的に行うための公的な「施設」であり，行政機関というよりは
むしろ健康づくりを推進するための拠点である。

　近年では，保健師など専門職による直接的な保健指導や健康教室をき
っかけとして，介護予防や運動・栄養啓発のためのボランティアや，子
育てサークルなど住民の自主グループの育成を推進する市町村保健セン
ターも増えている。市町村保健センターの設置数は，全国で2,432か所
となっている（2022年４月末現在）。

　市町村保健センターは母子保健や老人保健などを担う。都道府県は保
健所を設置し，保健所は精神保健，食品衛生，感染症，母子保健・老人
保健の一部を担っている。保健所が行政機関，専門機関という色合いが
強いのに対して市町村保健センターはあくまでも健康づくりの場という

色合いが強い。市町村保健センターの具体的な業務は市町村が住民のニーズに合わせて設定を行うことができる。一方，保健所の業務は行政機関という性質上，地域保健法によって定められている。

　2012（平成24）年に改正された基本指針では，市町村が市町村保健センターを運営するにあたり，基本事項が定められている。

1．地域保健に関し，住民のニーズに応じた計画的な事業の実施を図るとともに，保健所などによる施策評価を参考として業務の改善に努めること。

2．保健，医療，福祉の連携を図るため，社会福祉などとの連携・協力体制の確立や総合相談窓口の設置により，保健と福祉の総合的な機能を備えること。

3．保健所からの専門的・技術的な援助と協力を積極的に求めるとともに，地域のNPOや民間団体に係るソーシャルキャピタルを活用した事業の展開に努めること。また，市町村健康づくり推進協議会の活用や検討協議会の設置により，医師会などの専門職団体，地域の医療機関，学校および企業などとの十分な連携と協力を図ること。

4．精神障害者の社会復帰対策や認知症高齢者対策，歯科保健対策のうち，身近で利用頻度の高い保健サービスは，市町村保健センターなどにおいて，保健所の協力のもとに実施することが望ましい。

（5）保健師の活動

① 都道府県保健所等に所属する保健師

　所属内の多職種と協働し，管内市町村と医療機関等の協力を得て，広域的に健康問題を把握し，その解決に取り組む。

　難病や結核・感染症，エイズ対策において広域的・専門的な保健サービスなどを提供するほか，災害を含めた健康危機への迅速かつ的確な対

応が可能な体制づくりを行い，新たな健康課題に対して，先駆的な保健活動を実施し，その事業化と普及を図る。

　地域の健康情報の収集と分析，提供を行うとともに調査研究を実施して，各種保健医療福祉計画の策定に参画する。広域的に関係機関との調整を図りながら，管内市町村と重層的な連携体制を構築する。保健，医療，福祉，介護などの包括的なシステムの構築に努める。ソーシャルキャピタルを活用した健康づくりの推進を図る。

　市町村に対しては，広域的・専門的な立場から，技術的な助言と支援，連絡調整を積極的に行うように努める。

② **市町村に所属する保健師**

　市町村が，住民の健康を保持増進する基礎的な役割を果たす地方公共団体として，住民に身近な健康問題に取り組むとされているので，健康増進などの保健サービスを関係者と協働して企画立案し提供し，またその評価を行う。

　市町村が保険者として行う特定健康診査や特定保健指導，介護保険事業に取り組む。住民の参画および関係機関等との連携のもとに，地域特性を反映した各種保健医療福祉計画を策定し，その計画に基づいた保険事業などを実施する。

　防災計画や障害者プラン，まちづくり計画の策定に参画し，施策に結び付く活動を行うとともに，保健，医療，福祉，介護などと連携・調整し，地域のケアシステムの構築を図る。

③ **保健所設置市，特別区に所属する保健師**

　上記の都道府県保健所に所属する保健師の行う活動と，市町村に所属する保健師の行う活動をあわせて行う。

④ **都道府県，保健所設置市，特別区，市町村の本庁に所属する保健師**

　都道府県，保健所設置市，特別区，市町村の本庁の保健衛生部門など

に配置された保健師は，保健所や市町村の保健活動に対して，技術的・専門的側面からの指導と支援を行う。また所属する地方公共団体の地域保健関連施策の企画と調整，評価を行う。

（6）まとめ

表7-2　保健所と市町村保健センターの比較

保健所	市町村保健センター
1．地域保健法第5条	1．地域保健法第18条
2．都道府県，政令市（指定都市・中核市・その他政令で定める市，特別区）	2．市町村（ただし，設置義務はなし）
3．地域保健に関する幅広い所掌事務と許認可権限などを有する「行政機関」	3．全国で2,432か所（2022年4月末現在）
4．原則として医師（公衆衛生医として，一定の条件あり）	4．地域住民に総合的な保健サービス等を提供するための公的な「施設」
5．医師・歯科医師・獣医師・薬剤師・保健師・（管理）栄養士・臨床検査技師など非常に多彩	5．資格要件なし（医師でなくてもよい）
6．技術的・専門的な所掌業務（地域保健法第6条）地域保健に関する調査研究や情報管理（同法第7条）市町村への技術支援や職員研修等（同法第8条）	6．常勤の専門職は，保健師と（管理）栄養士のみの施設が多い
	7．住民に身近で頻度の高い保健サービス（母子保健法や健康増進法などに基づく各種の健康相談，健康教育，健康診査などの事業）

出典：『系統看護学講座　専門基礎分野　健康支援と社会保障制度［2］　公衆衛生（第12版）』p.146，表6-9　医学書院　2012　による。筆者により一部改変。

6. 実例

（1）子育て家族を支援する母子保健サービスと看護活動における保健所と市町村保健センターの違い

　母子保健における市町村保健センターの役割は，妊娠，出産，乳幼児期，思春期を通じた母子保健サービスの提供拠点であり，市町村の役割は，地域のニーズをとらえて「市町村母子保健計画」を策定し，地域の母子保健サービスを体系的に展開することである。

　一方，保健所は，未熟児訪問，療育相談や養育医療などの母子保健サービスの提供を行う。また，市町村相互の調整，先駆的な事業の実施や調査も行う。

① 妊娠期の支援活動の手順

妊娠届と母子健康手帳

　妊娠した者は，市町村長へ妊娠届を出し（「母子保健法」第15条），その際に市町村から母子健康手帳が交付される（「母子保健法」第16条）。

　母子健康手帳には，妊婦と子どもの医学的記録，子どもの成長記録，保健や保育の情報などが掲載されており，子育ての支援ブックとなっている。妊娠届と母子健康手帳の交付は，妊娠・出産のスタート時点で適切な情報提供や相談支援のきっかけとなる貴重な機会である。

　妊娠届は市町村長へ提出するので，市町村保健センターの対応すべき事項として，妊娠した者が，妊娠中には市町村の指定した医療機関で妊婦健康診査を受け，妊娠経過の診察や相談を受けることが挙げられる（「母子保健法」第13条）。

　市町村保健センター等では，出産や育児の準備を支援するために，妊娠期に母親学級を実施する（「母子保健法」第9条）。近年では，父親も一緒に子どもを迎える準備ができるよう休日などに両親学級を開催する

自治体が増えている。これらの機会は教育的機能のみならず, 孤立して
いる母親たちの仲間づくりを意図して企画されている場合が多い。

② **出生後の支援活動**

　出生後の支援活動として, 生児期や乳幼児期のサービスが挙げられ
る。

　・新生児訪問指導　　　　（「母子保健法」第11条）
　・乳幼児健康診査　　　　（「母子保健法」第13条）
　・1歳6か月児健康診査　（「母子保健法」第12条）
　・3歳児健康診査指導　　（「母子保健法」第12条）

新生児訪問
　・出生届を受け当該乳児が新生児であって, 育児上必要があると認め
　　る時は, 医師, 保健師, 助産師またはその他の職員が訪問を行い,
　　必要な指導を行う。

乳幼児健康診査・1歳6か月児健康診査・3歳児健康診査
　・子どもの成長・発達をみるとともに, 発達課題に応じた育児に関す
　　る健康教育を実施したり, 育児に関する相談を受ける。

（2）コミュニティケア活動

① **母子保健・子育てを支援する地域づくり**

　個別ケースへの支援から, 地域のグループづくりやネットワークづく
りへと展開し, 子育てを支援する地域づくりへとはたらきかけていくこ
とは, 保健師の大きな役割である。

② **グループへの支援から地域づくりへ**

育児グループづくり
　育児グループは, 子育ての体験を分かち合うセルフヘルプグループと
しての機能をもっている。グループでの交流は体験への共感を基盤にし,

互いの知恵や情報を交換しながら参加者のエンパワメントを促進するものである。

　妊娠時期の支援の場である母親学級の参加者の多くは，参加動機として友だちとの出会いをあげている。育児学級参加者の動機も同様である。また，家庭訪問や乳幼児健康診査での相談場面でも，親たちは育児の体験を分かち合える仲間を求めていることを語る。

参考文献

『衛生行政大要（改訂23版）』日本公衆衛生協会　2012
『公衆衛生　健康支援と社会保障制度［2］第12版（系統看護学講座　専門基礎分野）
　医学書院　2012
『国民衛生の動向　2017/2018』厚生の指標　増刊　厚生労働統計協会　2017
『国民衛生の動向　2022/2023』厚生の指標　増刊　厚生労働統計協会　2022
『国民衛生の動向　2023/2024』厚生の指標　増刊　厚生労働統計協会　2023

学習課題

1．保健所と市町村保健センターについて説明しなさい。
2．ハイリスク戦略とポピュレーション戦略について説明しなさい。

8 | 母子保健

岡本美代子

《目標＆ポイント》 母子保健とは文字通り母と子どもの健康の保持及び増進を図ることをいう。これまでの母子保健施策は政治状況や男性中心の社会通念の影響を受けてきたことは否めない。とはいえ，わが国の母子保健制度は体系だった一貫したサービスを提供し，乳児死亡や妊産婦死亡の削減においては世界に誇れる成果を上げてきた。一方，わが国は少子化や子育て不安の増大など新たな課題に直面している。本章では，わが国の母子保健の現状と対策を学び，少子化対策や子育て支援における取り組みとその課題についての理解を深める。

《キーワード》 合計特殊出生率，乳児死亡率，妊産婦死亡率，母子保健法，健やか親子21（第2次），少子化対策，子育て支援

1. 母子保健の今日的考え方

　母子保健とは，文字通り母と子の健康の保持及び増進を図ることをいう。しかし，これまでの母子保健は「子」が中心で「母」が置き去りにされた偏った保健政策が実施されてきたといっても過言ではない。従来の母子保健では，子どもの安全な出産のための妊娠，分娩であり，子どもの健全なる発育，発達のための母親の産褥（さんじょく）というような，ともすれば母親，あるいは女性は子どもに従属しているような扱いでとらえられる傾向にあった。その背後に男性中心の社会通念あるいは優生学的考え方が存在していたとみることは否めない。

戦前のわが国では早くから母子保健政策の充実が図られてきたが，それは健康な兵隊と国民を増産させる健兵健民（強い兵士，健やかな国民）のためであった。わが国で世界最初の妊婦登録制度が成立したのは1942（昭和17）年のことであったが，妊婦は立派な兵隊を生むために手厚い保護が与えられてきたのである。戦後はそうした政策に替わって個人の健康を尊重する民主的政策が取られるようにはなったが，「母性ならびに乳児および幼児の健康の保持及び増進を図る」ことを目的とした「母子保健法」が成立するのは戦後20年目の1965（昭和40）年のことであり，他の保健医療関連基本法の成立と比べればずっと後のことである。現在の母子保健法が成立した後も女性に対する保健医療システムは妊娠出産への対応が中心であり，母子保健に母性はあっても父性が関与することが議論されることすらほとんどなかった。そもそも医学は婦人科を除いては男性を基準にして成立してきたという経緯も否定できず，今日では男女差があることを積極的に診断や治療に活かそうとする性差医学あるいは性差医療に関心が向けられるようになったことも，逆説的ながらその査証のひとつといえる。

しかし，今や働く女性は増加し女性の社会的地位が高くなり，女性の病気や健康課題が妊娠出産に関わることのみではないという理解が進むにつれ，母子保健もようやく母親が個人として，子や父親と同じ立場で議論できる状況に近づいてきている。母子保健ではなく父も含めた「親子保健」という言葉が生まれるなど，母子保健に対する基本的考え方が，近年変わりつつあるといえよう。

2. 母子保健の現状

母子保健の現状を把握するために，最初に出生と死亡の指標を見てみよう。出生の動向を知るには「出生率」と「合計特殊出生率」とがある。

「出生率（live birth rate）」とは人口1,000に対するある年の出生数をいう。以下は「出生率」の算出方法である。

　　出生率＝（年間出生数）／（その年の年央人口）×1,000

　ここで，年央人口とはわが国では10月１日の人口を用いることになっている。

　戦後のわが国の出生率は1949（昭和24）年頃までは30前後で推移し，合計特殊出生率も４を超えていた。終戦直後，470万人もの復員や引き揚げに伴う繰り延べられた結婚が増加したことから1947（昭和22）年から1949（昭和24）年にかけて第１次ベビーブームが起こった。このときには出生数は年間270万人に上った。その後急速に減少して，1966（昭和41）年の丙午（ひのえうま）の年（囲み記事１）を除き160万人程度の出生数となった。また，第１次ベビーブームに生まれた子ども達が出産適齢期に入った1971（昭和46）年から1974（昭和49）年には第２次ベビーブームが生じた。この時期の1973（昭和48）年には出生数は209万人に達した。その後は減少を続け，2021（令和３）年は81万１千人と過去最低を更新した。なお，男性では2005（平成17）年に，女性では2008（平成20）年に出生率が死亡率を下回っており，わが国における人口の自然減少が続いている（図8-1）。

　一方，合計特殊出生率（crude reproduction rate）とは15〜49歳の女子の年齢階級別出生率の合計であり，仮にその年の子どもの生み方が続いたとした場合の女性が生涯に産む平均子ども数（コホート合計特殊出生率ともいう）のことでもある。実際に生まれた子がすべて生殖可能年齢に達するまで生存するとは限らないので，理論的には２より大きい値（人口置換水準と呼ぶ）でないと人口は減少することになる。また，合計特殊出生率は，1973（昭和48）年の2.14から2005（平成17）年には最

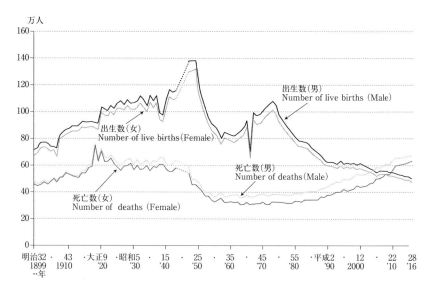

出典：厚生労働省政策統括官（統計・情報政策担当）『平成30年我が国の人口動態』
　　p.27)

図8−1　わが国の性別にみた出生数と死亡数の推移（明治32から平成28年）

低の1.26まで減少した。その後の2020（令和２）年には1.33であるが，
欧米諸国と比べると依然低い水準にある（図8−2）。2020（令和２）年
における都道府県別では沖縄県が最も高く1.95で，最低は東京都の1.23
であった。

　次に，母子保健に関する死亡統計を見てみよう。主な死亡指標の時期
を図8−3に示してある。

　「周産期死亡」とは，妊娠満22週以後の死産数と生後１週未満の早期
新生児死亡数をたしたものである。以下は「周産期死亡（perinatal
mortality rate）の算出方法である。

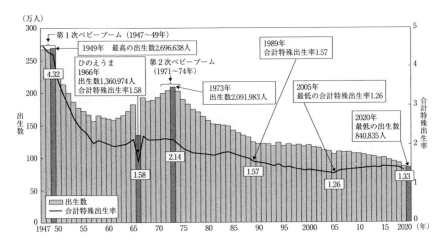

出典：令和 4 年少子化社会対策白書

図 8-2　出生数，合計特殊出生率の年次推移

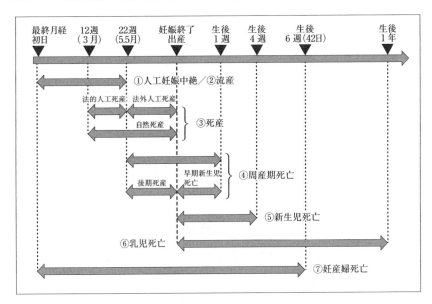

図 8-3　主な母子保健の死亡統計指標

周産期死亡率＝（周産期死亡数）／（出産数）×1,000＝（妊娠満22週以後死産数＋早期新生児死亡数）／（出生数＋妊娠満22週以後死産数）×1,000

「乳児」とは1歳未満の子ども，「新生児」とは生後28日未満の乳児，「早期新生児」とは生後1週未満の乳児をいう。以下は「乳児あるいは新生児死亡率（infant/neonatal mortality rate）の算出方法である。

乳児・新生児死亡率＝（乳児あるいは新生児死亡数）／（出生数）×1,000

一方，母親の死亡を表す指標に，妊娠中または妊娠終了後満42日未満に発生した妊娠に関連した母体の死亡を表す「妊産婦死亡」がある。あくまで妊娠に関連した理由での死亡を意味し，たとえば妊婦が交通事故死や自殺した件数は含めない。以下は妊産婦死亡率（maternal mortality ratio）の算出方法である。

妊産婦死亡率＝（妊産婦死亡数）／（出生数＋死産数）×100,000

なお，国際比較の場合は，途上国では死産数を把握することは困難なことから，出生数のみを分母に用いた指標を使用する。また，子どもの死亡率は出生1,000対で表すのに対して，妊産婦の死亡率は出生100,000対で表すことに注意する必要がある。わが国の乳児死亡数は2021（令和3）年には1,400人を下回り，乳児死亡率も1.7と世界で最も低率を誇っている。妊産婦死亡率は以前，先進諸国で中位であったが，ここ数年で大きく改善されており，2020（令和2）年には2.7（死亡数は全国23人）まで減少し，世界で最低レベルに達している。

出生と死亡の他に，母子保健上重要な指標に「出生体重」と「人工妊

娠中絶数」がある。わが国の出生時の平均体重は，男児では1973（昭和
48）年に3.25kg，女児では1974（昭和49）年に3.16kg に達するまで増加
傾向にあったが，以後減少に転じ，2020（令和 2 ）年には男児で
3.05kg，女児で2.96kg まで低下している。逆に2.5kg 未満の低出生体重
の割合が国際的に比較して日本では一時顕著な増加ぶりを見せて話題に
なった。その理由として，多胎児の増加や年齢適齢期女性のやせ願望と
喫煙率の上昇が関与しているといわれている。しかし，低出生体重の割
合は，ここ10年ほどは増加傾向に歯止めがかかり，2020（令和 2 ）年に
男児で8.2％，女児で10.3％と横ばいである。

　他方，人工妊娠中絶数は終戦直後の人口急増と経済の困窮期に急増し
たが，1952（昭和27）年から受胎調整の目的から避妊具の普及による家
族計画事業が展開されたため，1955（昭和30）年の117万件（届出数）
をピークに，以後減少している。2020（令和 2 ）年で14万件であり，そ
のうち20歳未満の人工妊娠中絶数は約 1 万件である。20歳未満の人工妊
娠中絶の要因として，初交年齢の低年齢化や10代に対する性教育が不十
分であることが指摘されている。

3. わが国の母子保健対策

　わが国の母子保健対策は妊娠出産期から学童期前まで切れ目のない一
貫した政策が体系づけられている。1994（平成 6 ）年から住民に身近な
サービス提供を行う市町村が母子保健サービスも提供することになっ
た。その主な母子保健施策の体系を図 8 - 4 に示す。主な法的基盤は
1965（昭和40）年制定の「母子保健法」である。

　妊娠，出産，産褥に至る時間経過にそって同法の施策を順に見てみる
ことにする。まず，妊娠した者は速やかに市町村長（役所）に妊娠の届
出をしなければならない（母子保健法第15条）。この際，医療機関の証

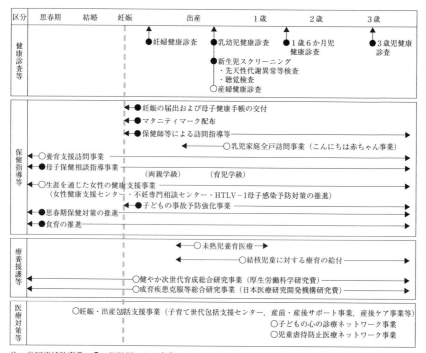

注　○国庫補助事業　●一般財源による事業

出典：厚生労働統計協会『国民衛生の動向　2022/2023』p.100，図1

図8-4　母子保健施策の体系

明書を添付する必要はない。市町村は届け出た者に対して「母子健康手帳」を交付する（同法第16条）。この手帳は無料で1回交付され，住居市町村が変わっても，全国どこででも使うことができる。手帳には妊娠出産や育児に関する情報が掲載されているほか，予防接種状況など自由に記入できる欄が設けてある。この母子健康手帳はさまざまな母子関連サービスを有機的につなげるツールとして世界的にも注目されており，日本発の母子健康手帳は，現在世界約30カ国近くに導入され普及されて

いる。

　次に，市町村は妊産婦に対して，妊産婦保健指導（同法第10条），新生児訪問指導（同法第11条），健康診査（同法第12条，13条）や栄養摂取援助（同法第14条）を行う。ほかに，妊娠高血圧症候群（妊娠中毒症）や糖尿病，貧血，心疾患などの疾患をもつハイリスクな妊産婦には訪問指導（同法第17条）を行ったり，B型肝炎ウイルスのキャリア（HBe抗体陽性）の妊婦には母子感染を予防する目的からその児を対象に1回の抗HBV免疫グロブリンと3回のB型肝炎ワクチンの投与を公費で提供したりしている。

　子どもが出生すると，妊婦と同様に，市町村は1歳6か月児と3歳児に乳幼児健康診査（同法第12条）や栄養摂取援助（同法第14条），乳幼児保健指導（同法第10条），新生児訪問指導（同法第11条）を行う。2021（令和3）年からは，出産後1年未満の母子への支援として産後ケア事業（同法17条）が加えられた。

　このほかにも，フェニルケトン尿症など先天性代謝異常症や先天性甲状腺機能低下症（クレチン症）などは早期に発見し治療することで重篤な障害を防げることから，都道府県や指定都市において「新生児マススクリーニング検査」が提供されている。これは生後5〜7日の新生児の足蹠<ruby>足蹠<rt>あしうら</rt></ruby>から少量の血液をろ紙に採り，これを乾燥させて検査機関に送付することで実施している。2005（平成17）年から聴覚障害児の早期診断を目的に，全国で自動聴性脳幹反応検査装置を用いて新生児の聴覚障害を簡便に測定できる聴覚検査が始まっている。

　子どもの身体の発育が未熟のまま出生した未熟児の場合には，市町村は未熟児訪問指導（同法第19条）のほか，養育のため必要な医療の給付（養育医療という）（同法第20条）を行うことも定めている。そのほかにも障がいや疾患をもつ乳幼児を対象にさまざまな公費負担医療事業が用

表8-1　母子保健関係法規と制度の関連

母子保健法	母子保健全般
児童福祉法	児童福祉施設　助産施設 療育の給付 療育指導 児童福祉施設への入所措置
次世代育成支援対策推進法	行動計画策定指針並びに地方公共団体及び事業主の行動計画の策定
少子化社会対策基本法	母子保健医療体制の充実等
児童虐待の防止等に関する法律	児童に対する虐待の禁止，国及び地方公共団体の責務
障害者基本法	障害者の自立と社会参加の促進
生活保護法	出産扶助
健康保険法，国民健康保険法等	出産育児一時金の支給
児童手当法	児童手当の支給
地域保健法	母子保健についての保健所の業務
戸　籍　法	婚姻届，出生届
死産の届出に関する規程	死　産
母体保護法	不妊手術 人工妊娠中絶 受胎調節実地指導員
刑　　　法	堕胎ノ罪
労働基準法	妊産婦に係る危険有害業務の就業制限 産前産後の休業 育児時間
育児・介護休業法	育児休業の取得 就業しつつ子を養育することを容易にする措置
男女雇用機会均等法	妊娠中及び出産後の健康管理に関する措置
医　療　法	病院，診療所，助産所
予防接種法	乳幼児の予防接種
健康増進法	健康指導等，特定給食施設等，特別用途表示及び栄養表示基準
感染症の予防及び感染症の患者に対する医療に関する法律	結核健康診断，結核罹患児の医療
精神保健及び精神障害者福祉に関する法律	精神障害児（者）の医療，社会復帰
学校保健安全法	就学時及び定期健康診断

出典：母子衛生研究会編『わが国の母子保健平成30年』p.82

意されている。

　以上述べてきたように，母子保健対策は母子保健法を中心に実施されているが，そのほかにも多くの関連法規があり多様なサービスが提供されている。それらの制度と関連法規を表8-1にまとめた。ただ，こうした支援には，医療機関，幼稚園（文部科学省管轄の教育施設），保育園（厚生労働省管轄の保護者に代わって乳幼児を預かる施設），認定こども園（幼稚園と保育園を合わせた幼児教育と保育を一体的に行う施設）や市町村保健センター，保健所など多数の施設が関わっている。このため，妊産婦等が自ら必要とする支援を選択することが難しく，各機関もそれぞれが行う支援に関する情報しか把握できておらず，妊産婦や乳幼児等の状況を継続的に把握できる機関がなかった。そこで，妊産婦・乳幼児等の状況を継続的かつ包括的に把握し，妊産婦や保護者の相談に専門家が対応するとともに，必要な支援の調整や関係機関と連絡調整するなどして，妊産婦や乳幼児等に対して切れ目のない支援を提供する必要性が指摘されてきた。そうした機関として，国は2016（平成28）年に母子保健法を改正し「子育て世代包括支援センター（法律上の名称は母子健康包括支援センター）」を規定し，全国的設置を進めることになった。

　国は，21世紀の母子保健の充実を総合的に推進するため，関係機関や団体が一丸となって取り組む国民運動計画「健やか親子21」（平成13〜26年）を策定し，2013（平成25）年に最終評価を実施した。69の指標毎に評価し，10代の性感染症罹患率の減少や産後うつ病疑いの割合の減少など概ね8割で改善が認められた。これらの成果とやり残した課題を踏まえ2015（平成27）年には「健やか親子21（第2次）」が立案された。

　この後継計画は3つの基盤課題と2つの重点課題に取り組むとし（図8-5），10年後の目指すべき姿として「すべての子どもが健やかに育つ社会」の構築を掲げている。

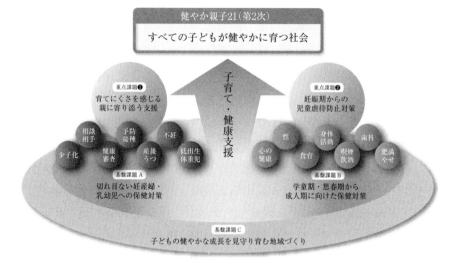

出典：厚生労働省・健やか親子21推進協議会編『健やか親子21（第2次）』p.2

図8−5　健やか親子21（第2次）

4．少子化対策と子育て支援対策

　わが国の総人口は2008（平成20）年に1億2,808万人のピークを迎え，以後減少が続き，2065年には約3分の2の8,808万人にまで減少すると

予測されている。また，2025年には「団塊の世代（第 1 次ベビーブーム期に生まれた世代）」が75歳以上の後期高齢者となり，4 人に 1 人が75歳以上という超高齢社会が到来する。こうした人口減少と高齢化は消費の内需減少や社会活力の低下を意味するだけでなく，高齢者を支える15〜64歳の生産年齢層への負担増など社会経済に大きな影響を与えるのではないかと危惧されている。人口減少とりわけ生産年齢層の減少の大きな要因となっている少子化への対応は，女性の社会進出による子育て支援とともにわが国の重要な施策の対象となっている。以下に，わが国におけるこれまでの少子化社会に対する取り組みについて見てみよう（図 8 - 6 ）。

　1989（平成元）年の合計特殊出生率が，囲み記事 1 に記載した 丙午^{ひのえうま}の年を下回る1.57にまで低下したことから，翌年，政府は「1.57ショック」という言葉を用いて少子化への危機感をアピールし，以後少子化は大きな社会問題となった。1994（平成 6 ）年12月，当時の文部省，厚生省，労働省，建設省の 4 大臣合意により今後の子育て支援のための施策の基本的方向性を示した「エンゼルプラン」が策定された。ここでは子育てを夫婦や家庭だけの問題ととらえるのではなく，国や地方公共団体をはじめ，企業や職場，地域社会も含めた社会全体で子育てを支援していかなければならないとした。1999（平成11）年には「少子化対策推進基本方針」が関係閣僚会議で決定され，少子化の原因として晩婚化の進行等による未婚率の上昇と，その背景として仕事と子育てを両立させることの負担感の増大などがあると指摘した。そのため，こうした負担感を緩和，軽減するためにさまざまな環境整備を進めることが提案された。この方針を実現化するために，当時の大蔵省，文部省，厚生省，労働省，建設省，自治省の 6 大臣合意による「新エンゼルプラン」が策定された。これは，保育サービスの拡大だけでなく，仕事と子育ての両立のための

162

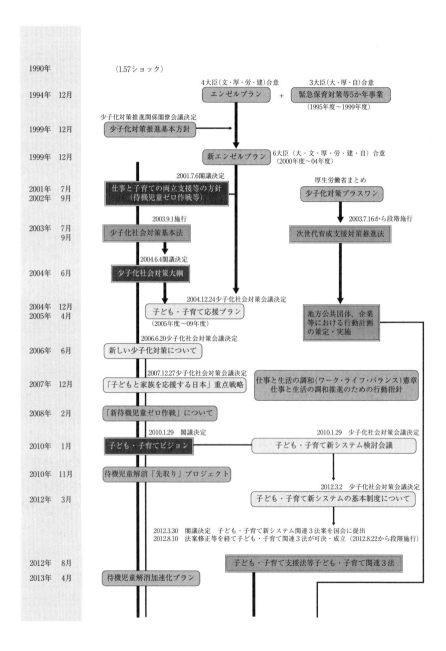

1990年		〈1.57ショック〉
1994年	12月	
1999年	12月	
1999年	12月	
2001年	7月	
2002年	9月	
2003年	7月 9月	
2004年	6月	
2004年	12月	
2005年	4月	
2006年	6月	
2007年	12月	
2008年	2月	
2010年	1月	
2010年	11月	
2012年	3月	
2012年	8月	
2013年	4月	

4大臣（文・厚・労・建）合意　エンゼルプラン　＋　3大臣（大・厚・自）合意　緊急保育対策等5か年事業（1995年度〜1999年度）

少子化対策推進関係閣僚会議決定　少子化対策推進基本方針

新エンゼルプラン　6大臣（大・文・厚・労・建・自）合意（2000年度〜04年度）

2001.7.6閣議決定　仕事と子育ての両立支援等の方針（待機児童ゼロ作戦等）

厚生労働省まとめ　少子化対策プラスワン

2003.9.1施行　少子化社会対策基本法

2003.7.16から段階施行　次世代育成支援対策推進法

2004.6.4閣議決定　少子化社会対策大綱

2004.12.24少子化社会対策会議決定　子ども・子育て応援プラン（2005年度〜09年度）

地方公共団体、企業等における行動計画の策定・実施

2006.6.20少子化社会対策会議決定　新しい少子化対策について

2007.12.27少子化社会対策会議決定　「子どもと家族を応援する日本」重点戦略

仕事と生活の調和（ワーク・ライフ・バランス）憲章　仕事と生活の調和推進のための行動指針

「新待機児童ゼロ作戦」について

2010.1.29　閣議決定　子ども・子育てビジョン

2010.1.29　少子化社会対策会議決定　子ども・子育て新システム検討会議

待機児童解消「先取り」プロジェクト

2012.3.2　少子化社会対策会議決定　子ども・子育て新システムの基本制度について

2012.3.30　閣議決定　子ども・子育て新システム関連3法案を国会に提出
2012.8.10　法案修正等を経て子ども・子育て関連3法が可決・成立（2012.8.22から段階施行）

子ども・子育て支援法等子ども・子育て関連3法

待機児童解消加速化プラン

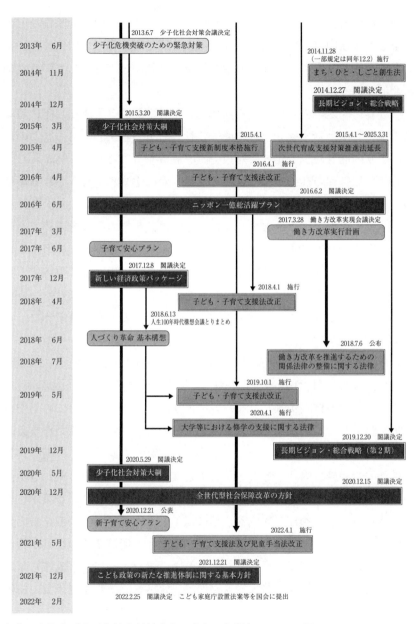

2013年	6月	2013.6.7　少子化社会対策会議決定 少子化危機突破のための緊急対策
2014年	11月	2014.11.28 （一部規定は同年12.2）施行 まち・ひと・しごと創生法
2014年	12月	2014.12.27　閣議決定 長期ビジョン・総合戦略
2015年	3月	2015.3.20　閣議決定 少子化社会対策大綱
2015年	4月	2015.4.1　子ども・子育て支援新制度本格施行　　2015.4.1〜2025.3.31 次世代育成支援対策推進法延長
2016年	4月	2016.4.1　施行 子ども・子育て支援法改正
2016年	6月	2016.6.2　閣議決定 ニッポン一億総活躍プラン
2017年	3月	2017.3.28　働き方改革実現会議決定 働き方改革実行計画
2017年	6月	子育て安心プラン
2017年	12月	2017.12.8　閣議決定 新しい経済政策パッケージ
2018年	4月	2018.4.1　施行 子ども・子育て支援法改正
2018年	6月	2018.6.13 人生100年時代構想会議とりまとめ 人づくり革命 基本構想
2018年	7月	2018.7.6　公布 働き方改革を推進するための 関係法律の整備に関する法律
2019年	5月	2019.10.1　施行 子ども・子育て支援法改正 2020.4.1　施行 大学等における修学の支援に関する法律
2019年	12月	2019.12.20　閣議決定 長期ビジョン・総合戦略（第2期）
2020年	5月	2020.5.29　閣議決定 少子化社会対策大綱
2020年	12月	2020.12.15　閣議決定 全世代型社会保障改革の方針
2021年	5月	2020.12.21　公表 新子育て安心プラン 2022.4.1　施行 子ども・子育て支援法及び児童手当法改正
2021年	12月	2021.12.21　閣議決定 こども政策の新たな推進体制に関する基本方針
2022年	2月	2022.2.25　閣議決定　こども家庭庁設置法案等を国会に提出

出典：内閣府『少子化社会対策白書　令和4年版』p.48-49, 図1-2-5

図8-6　少子化社会対策に対する政府のこれまでの取り組み

雇用環境の整備，母子保健相談や地域における子ども教育の整備などの事業も加えた内容となった。特に，男女共同での子育てを阻害する固定的な性別役割分業や職場優先の企業風土の是正にまで言及している点は画期的であった。

　こうした一連の少子化施策を法律化したのが2003（平成15）年に超党派の議員立法として成立した「少子化社会対策基本法」である。この法案により内閣府に少子化社会対策会議を設置することが盛り込まれた。同時に，次世代の社会を担う子どもが健やかに生まれ，育成される環境の整備を目的とした「次世代育成支援対策推進法」も成立した。この法律は子育て支援が国や地方公共団体のほかに，企業の関与を求めていることも大きな特徴である。すなわち，301人以上の労働者を雇用する事業主は，労働と家庭生活の両立が図られるための雇用環境を整備する行動計画を策定しなければならない義務を負うことが定められた（平成23年以降は企業規模が引き下げられ101人以上の企業が義務対象となっている）（囲み記事２）。

　さらに，少子化社会対策基本法に基づいて，2004（平成16）年には「少子化社会対策大綱」が閣議決定され，少子化の流れを変えるための視点，すなわち若者の自立が難しくなっている状況を変える，子育ての不安や負担を軽減し，職場優先の風土を変える，子育てのための新たな支え合いと連帯をつくりだしていくことが盛り込まれた。同時に，大綱の具体的推進のための計画「子ども・子育て応援プラン」が，その概ね５年後の見直しで2010（平成22）年に「子ども・子育てビジョン」が策定されている。さらに，2012（平成24）年には子ども・子育ての制度を一元化することを目的に「子ども・子育て支援法」等の関連３法の制定が行われ，認定こども園制度の見直しが図られた。また，2015（平成27）年には新たな「少子化社会対策大綱」が閣議決定され，これまで以上に結婚

や子育てしやすい環境を整備すること，結婚，妊娠・出産・子育てに切れ目のない，きめの細かな対応をする施策が盛り込まれた。

　こうした政府による一連の努力にもかかわらず，少子化の進行は一向に止まるところを知らず，2005（平成17）年には男性で初めて出生数が死亡数を下回り，合計特殊出生率も1.26と過去最低を記録した。政府はさまざまな少子化・子育て対策を推進してきたが，その効果に疑問視する意見も少なくない。役所中心の計画であり，各省庁所管事業の寄せ集め的な対策になりがちであること，仕事と子育ての両立やワークライフバランス（仕事と生活の調和）の推進など理念的施策が多く，新たに子育て家庭や女性のニーズに十分応えた政策になってこなかった点などが指摘されている。そこで，2021（令和 3）年の「こども政策の新たな推進体制に関する基本方針」により，子どもや子育て当事者に寄り添う仕組みを備えて強化を進める方針が提示された。そして2022（令和 4）年に「こども基本法」が成立，翌年には「こども家庭庁」が発足した。

5. 母子保健における最近の諸問題

　ヒトを取り巻く環境の変化が健康に影響を与えることが指摘されている。とりわけ，感受性の高い子どもは成長，発達過程で環境要因からの影響は大きい。妊婦がアルコールを多飲すると，「胎児性アルコール障害（中枢神経障害，小頭症，小眼球症など）」を引き起こすことが知られている。喫煙も胎児発育不全を惹起し，低出生体重の大きな要因となっている。母体がサイトメガロウイルス，風疹，梅毒，トキソプラズマなどに感染していると，心奇形などの先天異常を引き起こす可能性が高い。妊婦の薬物服用も同様に胎児障害を引き起こす可能性がある。1960年代，妊娠初期に服用した催眠鎮静薬のサリドマイドが胎児の手足の短縮あるいは欠損を生じさせた「サリドマイド禍」は社会に衝撃を与えた。

他にも環境汚染物質であるメチル水銀による「胎児性水俣病」やポリ塩化ビフェニール（PCB）による胎児の催奇形性も報告されている。

　不妊治療は1回あたり約30〜40万円と高額であるため，利用者の経済的負担が大きい。このため，国は2004（平成16）年から不妊治療にかかる費用の一部を助成する「特定不妊治療費助成事業」を開始した。2022（令和4）年からは，特定不妊治療が保険適用となり，経済的負担の軽減が図られている。

　近年，育児に伴う心理的問題が増加しているといわれている。子どもの世話や教育・躾を負担と感じ，子どもの成長に対する不安や焦りが高まることで生じる精神の不安定な状況が継続する「育児ストレス」や，突然悲しい気持ちになったり，訳もなく涙が出たり，不安で眠れなくなったり，情緒不安定になる「産後うつ」や「育児不安」などがある。核家族化やパートナーの不在など育児をする母親を支援する者が身近に少なくなっていることなどの環境要因も，こうした心理的問題を助長していると考えられる。

　さらに「児童虐待」の報告件数も急増している。殴る，蹴るなどの身体的虐待，子どもへの性的虐待，家に閉じ込める，食事を与えないなどのネグレクト（養育の放棄または怠慢），罵声を浴びせる，無視するなどの心理的虐待の4形態がある。加害者の半数が実母で最も多く，次いで実父である。2000（平成12）年に「児童虐待防止法」が施行し，「虐待を受けた児童」を発見した者は速やかに児童相談所や福祉事務所に通告することが定められた。これが2004（平成16）年の改正で「虐待を受けたと思われる児童」に改まり，可能性も含めた虐待の早期発見を図ることとなった。児童相談所への相談対応件数は上昇の一途を辿っており，2020（令和2）年には約20万件に上り，毎年虐待死は50人を超えている。

囲み記事 1

　1966（昭和41）年の出生数はその前後に比べ著しく減少している。図8-1，図8-2を見ると1966年に男女ともに出生数が大きく減少しているのがわかる。この年の合計特殊出生率は1.58であった。

　これはわが国にのみ見られる社会現象で，江戸時代のお七伝説に由来する。天和2（1681）年の大火にお七の家は焼けて，円乗寺に避難していた折，お七は寺の小姓の佐兵衛と恋仲になった。やがて家は再建され自宅に戻ったお七は佐兵衛会いたさに，「再び会いたければ，また火事になればよい」とそそのかされて付け火した。放火の大罪で捕えられたお七は火あぶりの刑に処せられた。このときお七は16歳で，1666年生まれの丙午（ひのえうま）の年だったことから，丙午の女性は気性が激しいとの迷信が生まれ，その年の出生を控える風潮が広がった。次回の丙午は2026年。出生を控える現象は再び起こるのだろうか？

囲み記事 2

　101人以上の従業員を雇用する企業は，次世代育成支援対策推進法に基づく行動計画を策定することになっている。その目標を達成した企業は，申請により「子育てサポート企業」として厚生労働大臣の認定を受けることができる。規定を満たした企業は「くるみん認定」を受け，くるみんマークを商品，広告，名刺等につけ，子育てサポート企業であることをアピールすることができる。さらに，より高い水準の取り組みを行っている企業には「プラチナくるみん認定」が付与される。なお，「くるみん」とは赤ちゃんを優しく包むことを表している。

　2017（平成29）年3月末までに「くるみん認定」を2,695社が，「プラチナくるみん認定」を118社が受けている。

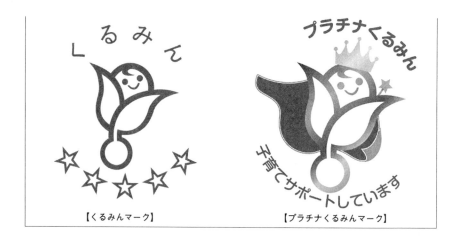

【くるみんマーク】　　　　【プラチナくるみんマーク】

参考文献

厚生労働統計協会編『国民衛生の動向　2022/2023』厚生労働統計協会　2022
母子衛生研究会（編）『わが国の母子保健　平成29年』母子保健事業団　2017
内閣府『少子化社会対策白書　令和4年版』日経印刷　2022
こども家庭庁ホームページ　https：//www.cfa.go.jp/top/

学習課題

1．わが国の母子保健の状況について，簡潔にまとめなさい。
2．母子保健法に基づくわが国の母子保健体系について，簡潔にまとめ
　なさい。
3．近年の少子化に対処するために行っている国が進める少子化対策と
　子育て支援策について，要点をまとめなさい。

9 | 成人保健・老人保健

田城　孝雄

《目標＆ポイント》　生活習慣病，認知症など，わが国の大きな課題に対する
保健活動に関して解説する。社会の高齢化により，ライフスタイルの変化，
疾病構造の変化により，がん・心臓病・脳卒中などの生活習慣病が死因の上
位を占めるようになった。また，寝たきりや認知症高齢者など介護を必要と
する人々が増加している。このような健康課題に対応する成人保健，老人保
健制度について解説する。
《キーワード》　生活習慣病，ライフスタイルの変化，介護保険，認知症

1. 成人病から生活習慣病へ

（1）成人病の定義

　1957（昭和32）年の成人病対策協議連絡会では，成人病を，「主として，
脳卒中，がん，心臓病など40歳前後から死亡率が高くなり，しかも全死
因の中で上位を占め，40歳から60歳の働き盛りに多い疾病」と定義した。
これは，糖尿病や腎臓病，肝臓病を含む疾病で，加齢に伴って死亡率・
罹患率が高くなる疾患群として，成人病を定義したことになる。

（2）生活習慣病の定義の導入（成人病から生活習慣病へ）

　1996（平成8）年12月18日の公衆衛生審議会では，生活習慣に着目し
た疾病対策の基本的方向性について話し合われ，成人病という概念から，

主として, 脳卒中, がん, 心臓病など40歳前後から死
亡率が高くなり, しかも全死因の中で上位を占め, 40歳
から60歳の働き盛りに多い疾病

↓

加齢に伴って罹患率が高くなる疾患群として, 糖尿病
や腎臓病, 肝臓病を含む概念に

図 9 - 1　成人病の定義（昭和32年　成人病対策協議連絡会）

生活習慣に着目した疾病概念を導入することとなった。「食習慣, 運動
習慣, 休養, 喫煙, 飲酒等の生活習慣が, その発症・進行に関与する疾
患群」を, 生活習慣病（life-style related disease）と定義することとな
り, あらたに, 生活習慣病という呼称が生まれた。

　生活習慣病とは, それまで成人病対策として早期発見・早期治療（二
次予防）に重点を置いていた対策に加え, 生活習慣の改善による発症予
防（一次予防）を推進していく方針を導入した疾病概念である。（『国民
衛生の動向　2022/2023』p.82）

（3）生活習慣病の見直し

　2005（平成17）年 9 月には, 「今後の生活習慣病対策の推進について」
糖尿病・循環器病対策が検討され, 治療からではなく, 予防を重点的な
目標とし, メタボリックシンドロームの概念を導入した健診・保健指導
を行うことが提言された。「1 に運動, 2 に食事, しっかり禁煙, 最後
にクスリ」を合言葉に, 運動指導と栄養指導を一体化し, 生活習慣病の
対策に, さらに積極的に取り組むこととなった。

　2005（平成17）年12月には, 「医療制度改革大綱」に, 糖尿病・高血

表 9 - 1　　生活習慣病の見直し

「医療制度改革大綱（平成17）年12月」
　糖尿病・高血圧症・高脂血症といった生活習慣病の予防を国民運動として展開し，運動習慣やバランスのとれた食生活の定着

「今後の生活習慣病対策の推進について（平成17）年 9 月」
　糖尿病・循環器病対策
　予防を重点的な目標とし，メタボリックシンドロームの概念を導入した健診・保健指導等
　→運動指導と栄養指導の一体化
　1 に運動，2 に食事，しっかり禁煙，最後にクスリ
　がん対策
　禁煙支援等の発症予防や早期発見のためのがん検診の充実，治療・緩和ケアまで含めた総合的対策

（筆者作成）

圧症・高脂血症といった生活習慣病の予防を国民運動として展開し，運動習慣やバランスのとれた食生活を定着させることが盛り込まれた。

2.　特定健診・特定保健指導（老人保健法から高齢者の健康確保法案へ）

（1）高齢化の急速な進展による生活習慣病の増加

　現在，高齢化の急速な進展に伴い，疾病全体に占めるがん，虚血性心疾患，脳血管疾患，糖尿病等の生活習慣病の割合が増加している。また，死亡原因でも生活習慣病が約 5 割を占めている。また，生活習慣病の発症前の段階であるメタボリックシンドローム（内臓脂肪症候群）が強く疑われる者と予備群と考えられる者を合わせた割合は，男女とも40歳以

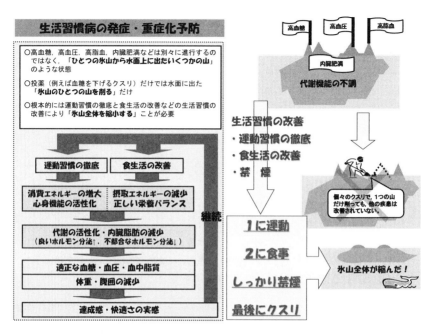

出典：厚生労働省資料より作成（https://www.mhlw.go.jp/shingi/2006/02/s0215-4k.html　2023年10月30日閲覧）

図9－2　生活習慣病の発症・重症化予防

1　適正な
　　睡眠時間

2　喫煙を
　　しない

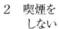

3　適正体重を
　　維持する

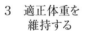

4　過度の飲酒を
　　しない

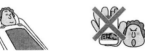

5　定期的に
　　運動をする

6　朝食を毎日
　　食べる

7　間食を
　　しない

図9－3　ブレスローの7つの健康習慣（Belloc, N, B. &Breslow, L. 1972）

上では高く，男性では2人に1人，女性では5人に1人の割合に達している。

　このようななかで，国民の生涯にわたって生活の質の維持・向上のために，糖尿病，高血圧症，脂質異常症等の発症，あるいは重症化や合併症への進行の予防に重点を置いた取組が重要である。（厚生労働省ホームページ　特定健康診査〈いわゆるメタボ健診〉・特定保健指導 http://www.mhlw.go.jp/seisaku/2009/09/02.html　より，著者が改変）

　生活習慣病の予防は国民の健康の確保に重要であるだけでなく，治療に要する医療費減少にも資すると考えられ，医療制度改革においても，生活習慣病対策の推進が重要な要素になっている。このため，老人保健法が改正され，「高齢者の医療の確保に関する法律」と名称が変更され，特定健診・特定保健指導制度が，2006（平成18）年から導入された。医療保険者に，40歳から74歳の被保険者・被扶養者に対する生活習慣病の予防に着目した特定健康診査・特定保健指導の実施が義務づけられた。（『国民衛生の動向　2022/2023』p.85）

（2）特定健診・特定保健指導
①　特定健康診査

　医療費適正化のために，「高齢者の医療の確保に関する法律」の第18条第1項で，糖尿病その他の政令で定める生活習慣病に関する健康診査の実施を，保険者に義務づけることとなった。保険者は，40歳以上74歳までの加入者（被保険者・被扶養者）に対し，生活習慣病の予防に着目した特定健康診査を行う。（高齢者の医療の確保に関する法律第18条第1項）

　糖尿病その他の政令で定める生活習慣病に関する健康診査の「特定健康診査等実施計画」において，保険者は，「特定健康診査等の実施及び

その成果に関する具体的な目標」を定めることになっている。（高齢者の医療の確保に関する法律第19条第2項第2号）

　具体的には，開始時の時点で，メタボリックシンドローム（内臓脂肪症候群）の該当者・予備群を2015年度までに25％減少することが目標とされた。

　一定の基準に該当する者に対して，医療保険者に特定保健指導の実施を義務付け，生活習慣病のリスク要因の減少を図った。

　特定健診の項目には，表9-2のとおり，①服薬歴・喫煙歴などの問診，②身長・体重・腹囲の身体測定（身長・体重よりBMIを計算する），また腹囲の代わりに，腹部CT検査の画像より，内臓脂肪面積を計算することもある，③身体診察・血圧測定などの理学的検査，④血液生化学（脂質：中性脂肪，HDL-Ch，LDL-Ch，血糖：空腹時血糖またはHbA1c，肝機能：GOT，GPT，γ-GTP，⑤検尿（尿糖，尿蛋白）がある。

②　特定保健指導

　特定健診の結果より，該当する者に対して，特定保健指導を行う。該

表9-2　特定健診の項目

1．質問票　服薬歴・喫煙歴など
2．身体測定　身長・体重（BMI）・腹囲（内臓脂肪面積）
3．理学的検査（身体診察）・血圧測定
4．血液生化学
　・脂質　中性脂肪，HDL-Ch，LDL-Ch
　・血糖　空腹時血糖またはHbA1c
　・肝機能　GOT，GPT，γ-GTP
5．検尿　尿糖，尿蛋白

当者の判断は，表 9 - 3 または，表 9 - 4 に従い行う。

　腹囲85cm 以上（女性の場合は，90cm 以上）あり，内臓肥満のある場合は，1）血糖，2）脂質の値，3）血圧の値の 3 項目中，1 項目該

表 9 - 3　特定健診・特定保健指導の進め方　A

１．内臓肥満の有無　腹囲85cm 以上（女性90cm 以上）

２．メタボリックシンドロームのリスク
　①血糖　FBS　100mg/dl 以上　または　HbA1c(NGSP 値) 5.6％以上
　②脂質　中性脂肪　150mg/dl 以上　または　HDL-C40mg/dl 未満
　③血圧　収縮期　130mmHg 以上　または　拡張期　85mmHg 以上
　④喫煙歴　あり　（①～③が 1 項目以上の場合カウント）

３．グループ分け
　1 項目　動機づけ支援
　2 項目以上　積極的支援

表 9 - 4　特定健診・特定保健指導の進め方　B

１．内臓肥満の有無　腹囲85cm 未満（女性90cm 未満）　かつ　BMI 25 以上

２．メタボリックシンドロームのリスク
　①血糖　FBS　100mg/dl 以上　または　HbA1c(NGSP 値) 5.6％以上
　②脂質　中性脂肪　150mg/dl 以上　または　HDL-C40mg/dl 未満
　③血圧　収縮期　130mmHg 以上　または　拡張期　85mmHg 以上
　④喫煙歴　あり　（①～③が 1 項目以上の場合カウント）

３．グループ分け
　1 ～ 2 項目　動機づけ支援
　3 項目以上　積極的支援

当する者に対して動機づけ支援，2項目以上該当する者が，積極的支援の対象者となる。

　さらに，4）喫煙歴のある者は，これを1項目とみなし，他の項目に加える。

　次に，腹囲85cm 未満（女性の場合は，90cm 未満）の場合でも，BMI が25以上の場合は，1）血糖，2）脂質の値，3）血圧の値の3項目中，1項目〜2項目該当する者に対して動機づけ支援，3項目以上該当する者が，積極的支援の対象者となる。

　さらに，4）喫煙歴のある者は，これを1項目とみなし，他の項目に加える。

　特定健康診査の結果により健康の保持に努める必要がある者として厚生労働省令で定めるものに対し，特定保健指導を行う。

　保健指導に関する専門的知識及び技術を有する者として厚生労働省令で定める者（医師・保健師・管理栄養士）が行う保健指導（高齢者の医療の確保に関する法律第18条第1項）である。

　具体的には，メタボリックシンドローム（内臓脂肪症候群）の該当者・予備群を対象とする。なお，非肥満の高血圧等の者については，当面は，努力義務として保健指導を実施する。

　特定保健指導は，1）検診受診者全員を対象とする「情報提供」，2）リスクが出現し始めた段階の者に対する「動機づけ支援」，3）リスクの重なり出した段階の者に対する「積極的支援」の3段階に分けられる。

　さらに，服薬を既に行っている場合や，医療・治療が必要な場合は，「要医療群」として，特定指導の対象ではなく，医療が必要な者として，然るべき医療機関に紹介され，治療が開始される。

ⅰ）検診受診者全員に対する情報提供

　検診結果から身体状況を理解し，生活習慣との関連が認識できるための内容として，検診データ，生活習慣病に照らし合わせた将来展望を含む健康や生活習慣病に対する理解を深めるための内容である。①生活習慣の改善に関する基本的な内容，方法，②既存のサービスや社会資源，③その他対象者のニーズにあったものである。主に，特定健診受診時に，パンフレットなどを配布する。

ⅱ）リスクが出現し始めた段階の者に対する動機づけ支援

　リスクの出始めた者に対する動機づけ支援は，原則１回の支援であり，個別指導または８名を上限とするグループ面談で行われる。伝えられる情報は下記のとおりである。

- ・検診結果から身体状況を理解し，生活習慣との関連が認識できるための内容
- ・健康的な生活習慣へ行動変容の必要性を理解するための内容
- ・具体的かつ実現可能な行動が選択できるための支援
- ・行動目標の設定

である。また評価の時期の設定が行われ，通常６ヵ月後に，特定保健指導担当者から，電話またはＥメールにて，身体状況や生活習慣に変化が見られたかについて確認される。

　１名の場合は，20分以上の個別指導，８名までのグループ支援は，80分以上行われる。

　支援内容は，より具体的には，

- ・生活習慣改善の必要性の説明
- ・生活習慣を改善するメリット・しないデメリットの説明
- ・生活習慣改善のための実践的な指導
- ・行動目標，評価時期の設定と必要な社会資源の紹介

・体重・腹囲の計測方法の説明

・行動目標・行動計画の設定

が行われる。

iii) リスクの重なり出した段階の者に対する積極的支援

　リスクの重なり出した段階の者に対する積極的支援は，通常，3〜6ヵ月程度の支援期間である。a積極的関与タイプと，b励ましタイプの2種類ある。

積極的支援の内容

a　積極的関与タイプ

　生活習慣の振り返りを行い，行動計画の実施状況の確認と必要に応じた支援を行う。

・栄養・運動等の生活習慣改善のための実践的な指導

b　励ましタイプ

　行動計画の実施状況の確認と確立された行動を維持するための賞賛や励ましを行う。

・検診結果から身体状況を理解し，生活習慣との関連が認識できるための内容

・対象者が行動変容を自ら選択し，継続実践ができるようにするための内容

・行動変容の効果を確認し，継続しうる目標設定

・評価の時期の設定

・個別指導・グループ面談（8名以内），電話，Eメール

3ヵ月後の評価

・身体状況や生活習慣に変化が見られたか（行動変容）について確認して，終了する。

（3）生活習慣病対策の推進体制の構築
① 国（厚生労働省）の役割
　健康増進法と高齢者の医療の確保に関する法律の2つの法律により，生活習慣病対策の推進を行っている。
- ・科学的根拠に基づく効果的なプログラムの提示・標準的な健診・保健指導プログラムの策定
- ・総合的な生活習慣病対策の基本的方向性・具体的な枠組みの提示
- ・都道府県の取組支援・都道府県健康増進計画改定ガイドラインの策定・都道府県健康・栄養調査マニュアルの策定
② 都道府県の役割
- ・健康づくり施策の総合的な企画と関係者間の協議調整
- ・健康増進計画の内容充実（新しい健康増進計画）
- ・目標値の設定・関係者の具体的な取組・評価

都道府県健康増進計画の内容充実
　都道府県が総合調整機能を発揮し，明確な目標の下，医療保険者，事業者，市町村等の役割分担を明確にし，これらの関係者の連携を一層促進していくことが必要である。

　このため，都道府県健康増進計画について，地域の実情を踏まえ，糖尿病等の有病者・予備群の減少率や糖尿病等の予防に着目した健診・保健指導の実施率等の具体的な数値目標を設定し，関係者の具体的な役割分担と連携方策を明記するなど，その内容を充実させ，総合的な生活習慣病対策の推進を図る。
③ 医療保険者の役割
　特定検診・特定保健指導を実施することが義務づけられている。これはハイリスク・アプローチである。健診・保健指導を徹底し，実施結果

に基づくデータ管理を行う。特定検診・特定保健指導の実施に当たっては民間事業所を積極的に活用する。

④　市町村の役割

　ポピュレーション・アプローチとして，健康づくりの普及啓発を行う。普及啓発を行うに当たっては，民間事業者を積極的に活用する。また，国民健康保険の保険者として，特定検診・特定保健指導を行う。

　健康増進法に基づく授業として，歯周疾患検診，骨粗鬆症検診，肝炎ウイルス検診，がん検診を行う。

⑤　民間事業者

　保険者から，特定検診・特定保健指導を委託されて実施する。また市町村からは，健康づくりの普及啓発の事業を受託して実施する。

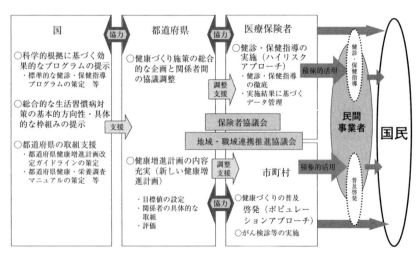

出典：厚生労働省「生活習慣病対策の本格的な取組に向けた都道府県健康増進計画の内容充実について」
　　　（https://www.mhlw.go.jp/bunya/shakaihosho/iryouseido01/pdf/tdfk12.pdf）

図9-4　生活習慣病対策の推進体制の構築

⑥　生活習慣改善の効果的なプログラムの開発と普及

ポピュレーション・アプローチとハイリスク・アプローチの相乗効果

・生活習慣病の「予備群」の発症予防を徹底するためには，ポピュレーション・アプローチとハイリスク・アプローチを適切に組み合せて対策を推進していくことが必要であり，これにより相乗効果が発揮できる。

・ハイリスク・アプローチでは，保健指導を中心に据えた一体的なサービスとして捉え直すことが必要である。また，生活習慣の改善については「バランスの良い楽しい食事や日常生活の中での適度な運動」といった良い生活習慣は気持ちがいいという快適さや達成感をいかに実感してもらうかが重要である。

・ハイリスク・アプローチは，有病者・予備軍への個別対応である。生活習慣を改善し，行動変容を促す。

・ポピュレーション・アプローチは，社会全体への啓発を行い，正しい知識を共有し，生活習慣改善の環境整備を行う。健康生活の場づくりを行う。

3．老人保健

老人保健医療対策として，1963（昭和38）年に制定された「老人福祉法」による事業である老人健康診査が開始された。

1982（昭和57）年に老人保健法が成立し，翌1983年から保健医療対策が総合的・体系的に整備された。

老人保健法は，国民の壮年期以降の老後における健康の保持と適切な医療の確保を図るため，疾病の予防，治療，機能訓練などの保健事業を総合的に実施し，また老人医療と連携させることで，総合的な保健医療サービスを提供し，国民保健の向上および老人福祉の増進を図ることを

182

目的とした。

　老人保健法に基づく保健事業には，①健康手帳の交付，②健康教育，③健康相談，④健康診査，⑤医療など，⑥機能訓練，⑦訪問指導があり，市町村が実施主体となって実施された。

　2006（平成18）年に老人保健法が，「高齢者の医療の確保に関する法律」に改正したことにより，生活習慣病予防の観点からの取り組みである65歳以上の者に対する健康教育，健康相談，機能訓練，訪問指導は，平成20年度から，介護保険制度の地域支援事業に移行した。（『国民衛生の動向　2022/2023』p.106-107）

　老人保健事業における健康診査は，年齢により分けられる。

1．40歳から74歳までの者については，医療保険者に義務づけられた「高齢者の医療の確保に関する法律」に基づく特定健康診査・特定保健指導を実施する。

2．75歳以上の者については，後期高齢者医療広域連合に努力義務が課せられている保健事業の一環として健康診査を実施する。

　老人保健事業として実施された歯周疾患検診，骨粗鬆症検診などは，「健康増進法」に基づく事業として，市町村（23区含む）が引き続き実施することとされた。

　がん検診は，健康増進法に基づく事業と位置づけられ，市町村（23区を含む）が実施する事業とされた。

4．がん保健・がん対策

（1）がん対策

①　10か年総合戦略

　1981（昭和56）年から悪性新生物が死亡原因の１位となり，2022（令和４）年には，年間38万人が悪性新生物で亡くなっている。2040年には

死亡者数160万人のうち2人に1人が悪性新生物で死亡すると推定されている。このため，禁煙支援等の発症予防や早期発見のためのがん検診の充実，治療・緩和ケアまで含めた総合的対策が必要となっている。

1984（昭和59）年度から「対がん10か年総合戦略」，1994（平成6）年度から「がん克服新10か年戦略」を策定し，がん対策に取り組んできた。がん対策の進展により，胃がん，子宮頸がんなどの年齢調整死亡率は減少した。しかし，高齢者人口の増加により，多くの部位のがん死亡数・罹患数は増加傾向にある。その中でも乳がんは人口の高齢化による影響を取り除いた年齢調整死亡率でみても増加傾向にある。

2003（平成15）年に，第3次対がん10か年総合戦略が策定された。がんの罹患率と死亡率の激減を目指し，革新的な予防・診断・治療法の開発，がん患者の生活の質の向上，がんの実態把握とがん情報の発信に関する研究などの①「がん研究の推進」，がん予防に関する知識の普及・啓発などの②「がん予防の推進」，地域がん拠点病院の整備促進などの③「がん医療の向上とそれを支える社会環境の整備」を柱として推進している。がん医療の均てん化（誰もが等しく利益を受けられるようにすること）を進めて，地域格差を是正して，全国どこでも標準的ながん医療が受けられるようにすることにより，がんの罹患率と死亡率の激減を目指した。

②がん対策基本法

2006（平成18）年8月に，がん対策基本法が成立し，2007（平成19）年4月から施行された。

国が，がん対策推進協議会の意見を聴いた上で，がん対策推進基本計画を策定し，それを基に，都道府県が都道府県がん対策推進計画を策定する。2016（平成28）年には，一部改正された。

③がん対策推進基本計画

　がん対策基本法に基づき，2007（平成19）年に，がん対策推進基本計画（５か年計画）が策定された。2012（平成24）年には，平成24年～平成28年度を対象とするがん対策推進基本計画（第二期）が策定された。

[がん対策推進の分野別施策と個別目標]（一部抜粋）
　○がんと診断された時からの緩和ケアの推進
　○がんに関する相談支援と情報提供
　○がんの予防
　　成人喫煙率：12%，未成年の喫煙率：０%（平成34年度まで）
　○受動喫煙防止
　　行政機関・医療機関：０%，家庭：３%，飲食店：15%（平成34年度まで）
　　職場：受動喫煙のない職場の実現（平成32年まで）
　○がんの早期発見
　　がん検診受診率：50%（５年以内）達成（胃，肺，大腸：当面40%）
　○がんの教育・普及啓発
　　子どもに対するがん教育
　　健康教育の中でがん教育を推進
　○がん患者の就労を含めた社会的な問題
　　がんになっても安心して働き暮らせる社会の構築

（2）発がんのメカニズムからみる予防
①　発がんのメカニズム

　がん細胞は，無制限に細胞増殖を続け，正常組織へ悪影響を及ぼし，最終的に，死に至らしめる。がんの悪影響は，がん細胞の浸潤，がん腫

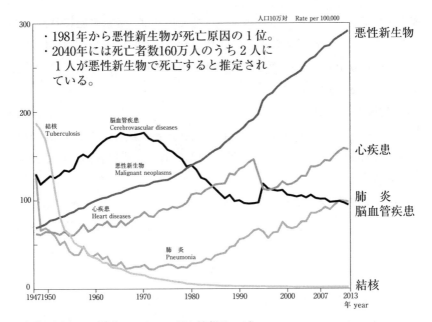

出典：国立がん研究センター　がん情報サービス

図9-5　死亡率（粗死亡率）の年次推移

瘤による圧迫，遠隔転移の３点である。

　がん細胞は，遺伝子の突然変異（遺伝子の傷）により生じる。正常な細胞の中で，細胞の増殖（促進と抑制）に関わる遺伝子が突然変異すると，細胞増殖の制御に異常が生じて，その細胞はがん化する。正常細胞が，がん化するには複数回の遺伝子変異が起きると考えられている。（多段階発がん説，図9-6）がん化のきっかけを作る因子（もの・物質）と，その後の作用で，発がんを促進する因子（もの・物質）がある。

②　がんの自然史

ⅰ）遺伝子の突然変異（遺伝子の傷）

　がん細胞は，遺伝子の突然変異（遺伝子の傷）により生じる。１個の

186

細胞から始まり，がん化した細胞が1個であれば，免疫細胞に直ちに排除される。このため，免疫系が活性化されていれば，免疫細胞に排除される可能性が高い。この時期に，免疫細胞に排除されなければ，そのまま，細胞分裂を繰り返す。

ii）30回の細胞分裂

がん細胞が，免疫細胞に排除されず細胞分裂を繰り返すと，30回の細胞分裂で10億個に達する。10億個のがん細胞は，直径1cm，重量1g程度である。

iii）さらに10回の細胞分裂（計40回の細胞分裂）

さらに，10回の細胞分裂が繰り返される（計40回の細胞分裂）と，がん細胞は1兆個になる。がん細胞の塊は，直径10cm，重量1kgである。

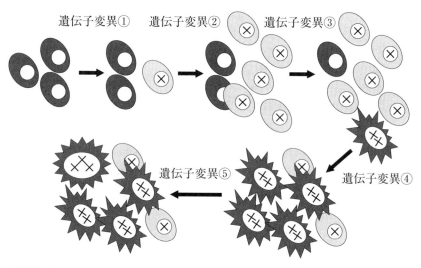

公益財団法人長寿科学振興財団健康長寿ネット「Aging&Health No.93」より作成。
(https://www.tyojyu.or.jp/kankoubutsu/pdf/Aging%26HealthNo.93_light.pdf)
図9-6　多段階発がんモデル

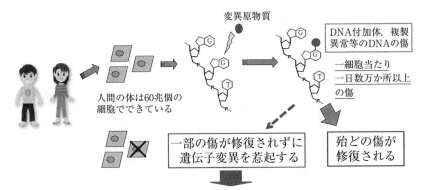

変異原物質

DNA付加体，複製
異常等のDNAの傷

一細胞当たり
一日数万か所以上
の傷

人間の体は60兆個の
細胞でできている

一部の傷が修復されずに
遺伝子変異を惹起する

殆どの傷が
修復される

傷害を受けた一部の細胞が最終的に"がん化"する
（但し，DNAの傷の量とは必ずしも比例しない）

図9−7　発がん

　この場合は，外科的な根治治療の対象外となる治療困難なレベルである。

③　がんの自然史からみるがんの予防

ⅰ）がんは1個の細胞から始まる

　免疫系が活性化されていれば，免疫細胞に排除される可能性が高い。したがって，免疫系を活性化することは，1次予防と考えられる。

ⅱ）30回の細胞分裂

　そのまま，細胞分裂を繰り返すと，がん細胞は10億個に達する。直径1cm，重量1gの大きさとなる。この大きさは，検査で早期発見可能なレベルであり，治療可能なレベルである。この段階で見つければ，治癒可能である。早期診断・早期治療を行う二次予防の段階である。

ⅲ）さらに10回の細胞分裂（計40回の細胞分裂）

　がん細胞は，1兆個になり，がん細胞の塊は，直径10cm，重量1kgとなっており治療困難のレベルとなる。この段階は進行がんであり，こ

の段階で見つけても，治療可能であるが，多くの場合，再発や転移など，根治が難しい。ここまで，通常で，発がんから，数年から十数年を要している。定期的な健診，毎年の検診が重要な理由である。

④　予防医学

　健康を損ねる要因の発生を防ぎ，除去する事により，疾病の発生を予防する。

ⅰ）一次予防

生体の組織に，病変がないときに行われる予防。

①健康増進

　・食生活の改善，規則的な運動，健康教育

②特異的予防

　・環境整備（上下水道の整備等）

　・病原物質・発癌物質・環境汚染物質の除去

　・感染症の予防（予防接種・消毒・検疫）

表9-5　がんの自然史

【がんは1個の細胞から始まる】
　　⇒そのまま，細胞分裂を繰り返す。
【30回の細胞分裂】
・がん細胞は10億個に達する。直径1cm，重量1g
　⇒検査で早期発見可能なレベル
　⇒治療可能なレベル
【さらに10回の細胞分裂（計40回の細胞分裂）】
・がん細胞は，1兆個になる。
・直径10cm，重量1kg 治療困難のレベル
ここまで，数年から十数年要する

疾病の発生の減少を目指す。

（疾病の発生率＝罹患率）

　　・環境改善

　　・健康教育

　　・食生活改善

　　・体力づくり

ii）二次予防

　自覚症状の発現より前に，早期に疾病を発見し治療する事により死亡率の減少・生存期間の延長を目指す。

　　・疾病の早期発見・早期治療

　　・集団検診

iii）三次予防

　既に疾病が発症した後に悪化を防ぎ，また進行した後にリハビリテーションなどを行い社会復帰を目指す事。

　　・リハビリテーション

　　・QOL の向上

　　・社会復帰・復職

5．介護保険制度

（1）介護保険法

　介護保険制度は，給付と負担の関係が明確な社会保険方式により，社会全体で介護を支える仕組みであり，利用者の選択により保健・医療・福祉にわたる介護サービスが総合的に利用できるようにするものである。わが国では，1997（平成 9）年12月に成立した「介護保険法」に基づき，2000（平成12）年 4 月に介護保険制度が施行された。介護保険の保険者は区市町村であり，原則として 1 割の利用者本人の自己負担があ

る。

2000（平成12）年から実施されている介護保険制度は，増大する高齢者の介護費用を社会保険方式により社会全体で支え合うシステムである。介護保険の目的は，介護や社会的支援が必要な人に対して，その人の能力に応じて自立した日常生活を営むことができるように，さらに人間としての尊厳が尊重され，地域で家族や地域の人々とともに暮らしつづけることを保健・医療・福祉の連携によって支援していくことである。

（2） 保険者と被保険者

介護保険の運営主体である保険者は市町村である。被保険者とは保険事故が発生したときに保険（介護サービス）の給付を受ける人のことである。対象者は，65歳以上の第1号被保険者と，40歳以上65歳未満の第2号被保険者に分けられる。給付財源の5割は保険料で，残り5割は公費で負担される。

（3） 要介護認定

介護給付の利用は，市町村担当窓口への要介護認定を申請することから始まる。市町村の担当者が申請者の心身の状況（基本調査74項目，特記事項）を訪問調査し，その基本調査結果から要介護認定基準時間が算出され，1次判定が行われる。

介護認定審査会では1次判定を原案に，特記事項，主治医の意見書および要介護度ごとの状態像を勘案して最終判定（2次判定）を行い，該当（要介護区分は要支援1〜2と要介護1〜5）・非該当が決定される。判定に不服があれば，申請者は都道府県の介護保険審査会に審査を請求できる。

（4）要介護認定の実際

　要介護認定は，5分野（直接生活介助，間接生活介助，BPSD関連行為，機能訓練関連行為，医療関連行為）について，要介護認定等基準時間を算出し，その時間と認知症加算の合計を基に要支援1〜要介護5に判定される。

　要介護認定の1次判定は，要介護認定等基準時間に基づいて行うが，これは1分間タイムスタディという特別な方法による時間であり，実際に家庭で行われる介護時間とは異なる。この要介護認定等基準時間は，あくまでも介護の必要性を量る「ものさし」であり，直接，訪問介護・訪問看護等の在宅で受けられる介護サービスの合計時間と連動するわけではない。

要支援1
　要介護認定等基準時間が25分以上32分未満又はこれに相当すると認められる状態
要支援2　　**要介護1**
　要介護認定等基準時間が32分以上50分未満又はこれに相当すると認められる状態
要介護2
　要介護認定等基準時間が50分以上70分未満又はこれに相当すると認められる状態
要介護3
　要介護認定等基準時間が70分以上90分未満又はこれに相当すると認められる状態
要介護4
　要介護認定等基準時間が90分以上110分未満又はこれに相当すると認

められる状態

要介護5

要介護認定等基準時間が110分以上又はこれに相当すると認められる状態

厚生労働省HP「要介護認定はどのように行われるか」より作成。
(https://www.mhlw.go.jp/stf/seisakunitsuite/bunya/hukushi_kaigo/kaigo_koureisha/nintei/gaiyo2.html)

要介護度の状態像（参考）

要支援1　基本的な日常生活は，ほぼ自分で行うことができるが，要介護状態にならないようになんらかの支援が必要。

要支援2　要支援1の状態より基本的な日常生活を行う能力が低下し，なんらかの支援が必要。

要介護1　立ち上がりや歩行が不安定。着がえ・掃除・入浴など，一部介助が必要。

要介護2　起き上がりも自力では困難。食事・排泄・入浴などの日常生活の一部または全体に介助が必要。

要介護3　起き上がり，寝返りが自分でできない。掃除・着がえ・排泄・入浴などの日常生活の全体に介助が必要。

要介護4　日常生活の能力はかなり低下。掃除・着がえ・排泄・入浴などの日常生活に全面的に介助が必要。

要介護5　日常生活能力は著しく低下。生活全般にわたり全面的に介助が必要。

　介護給付サービスは，通常1割の自己負担で受けることができるが，要介護度により，受けられる介護給付サービスの上限が設定されてい

る。

6. 認知症対策

（1）認知症

　認知症は，脳の病気や障害などさまざまな原因により，認知機能が低下し，日常生活全般に支障が出てくる状態をいう。認知症の症状は，記憶障害や見当識障害，理解力・判断力の低下などの中核症状と，行動・心理症状に大別される。

　脳神経が変性して脳の一部が萎縮していく過程で起きるアルツハイマー型認知症が最も多く，次いで脳梗塞や脳出血などの脳血管障害によって起きる血管性認知症が多い。(『国民衛生の動向　2022/2023』p.107)

　日本における65歳以上の認知症の人の数は，2025年には約700万人（高齢者の約5人に1人）が認知症になると予測されており，高齢社会の日本では認知症に向けた取組が今後ますます重要となる。また，若くても，脳血管障害やアルツハイマー型認知症のために認知症を発症することがある。65歳未満で発症した認知症を若年性認知症という。若年性認知症者数は，3.57万人と推計されている。

（2）オレンジプラン

　厚生労働省は，2012（平成24）年に認知症施策推進5か年計画（オレンジプラン）を策定した。オレンジプランは厚労省の主な7つの認知症に関する政策課題を示したものである。今後の認知症施策の方向性として2012（平成24）年6月18日に厚労省が発表した認知症の施策に基づいて，平成25年度から5ヵ年計画で，オレンジプランが実施されることとなった。

　この計画は，認知症になっても本人の意思が尊重され，できる限り住

み慣れた地域のよい環境で暮らし続けることができる社会の実現をめざし，早期支援機能と危機回避支援機能の整備により「危機」の発生を防ぐ，早期・事前的な対応を基本とした5ヵ年計画である。（『国民衛生の動向　2022/2023』p.108）

　認知症の地域包括ケアを実現するために，地域での資源を整理し，時間軸によって，利用できるサービスを明確化することと，医療と介護の連携を図るため，地域における認知症連携パスである地域ケアパスが作成される。

　オレンジプランの実践には地域行政の力が必要である。行政と，医師会と福祉職，住民が協力して支援体制を構築できるかがキーポイントである。また住民の参加型の社会の構築が重要である。

（3）新オレンジプラン

　2015（平成27）年1月に，「認知症施策推進総合戦略～認知症高齢者等にやさしい地域づくりに向けて～」（新オレンジプラン）が策定された。
- ○　認知症への理解を深めるための普及・啓発の推進
- ○　認知症の容態に応じた適時・適切な医療・介護等の提供
- ○　若年性認知症施策の強化
- ○　認知症の人の介護者への支援
- ○　認知症の人を含む高齢者にやさしい地域づくりの推進
- ○　認知症の予防法，診断法，治療法，リハビリテーションモデル，介護モデル等の研究開発及びその成果の普及の推進
- ○　認知症の人やその家族の視点の重視

を，7つの柱として，厚生労働省を含めた関係12省庁が共同し，政府一丸となって取り組んでいる。

（4）認知症施策推進大綱

　2018（平成30）年に「認知症施策推進関係閣僚会議」が設置され，2019（令和元）年に認知症施策推進大綱が取りまとめられた。

　認知症施策推進大綱は，「共生」と「予防」を車の両輪として施策を進めることを掲げ，新オレンジプランの7つの柱を再編し，5つの柱に沿って施策を推進することとした。

1. 普及啓発・本人発信支援
2. 予防
3. 医療・ケア・介護サービス・介護者への支援
4. 認知症バリアフリーの推進。若年性認知症の人の支援・社会参加支援

表9-6　オレンジプランの7つの柱

1. 標準的な認知症ケアパスの作成・普及
2. 地域での生活を支える医療サービスの構築
 ・認知症の薬物治療に関するガイドラインの策定
 ・一般病院での認知症の人の手術，処置等の実施の確保
 ・一般病院・介護保険施設等での認知症対応力の向上
 ・精神科病院に入院が必要な状態像の明確化
 ・精神科病院からの円滑な退院・在宅復帰の支援
3. 早期診断・早期対応
 ・認知症初期集中支援チームの設置
 ・身近型認知症疾患医療センターの整備
4. 地域での生活を支える介護サービスの構築
5. 地域での日常生活・家族の支援の強化
6. 若年性認知症の支援
7. 認知症ライフサポートモデルの策定と人材育成

5．研究開発・産業促進・国際展開

参考文献

『国民衛生の動向　2022/2023』厚生労働統計協会　2022

『国民衛生の動向　2023/2024』厚生労働統計協会　2023

学習課題

「成人病」から「生活習慣病」へ変化は何を意味するか。

10 | 精神保健

浦川加代子

《**目標＆ポイント**》　本邦では，2020（令和2）年3月世界保健機構（WHO）により宣言された新型コロナウイルス感染症（COVID-19）による世界的大流行（パンデミック：pandemic）を契機に，デジタル改革が推進され教育，医療・介護，職場等における社会全体のシステムの変化が著しい。

　また，世界各地の紛争や地球温暖化による異常気象・災害の増加などに伴う人々の心理社会的ストレスは，増大傾向にある。このような状況のなかで，人々の精神的健康の維持・増進を図り，さまざまなストレス反応や不適応状態に対応する精神保健の重要性は高まっている。本章では，精神保健医療の歴史と現代の状況を知り，個人，家庭，学校，職場，地域などの生活の場でどのような精神保健上の問題が生じているのかを明らかにする。また，精神医学的知識に基づく医療現場における身体疾患患者への危機介入，医療者のメンタルヘルス，災害時の対応について実践的な内容を学習する。

《**キーワード**》　ストレス，精神的健康，パンデミック（COVID-19），メンタルヘルスケア，インターネット依存

1. 精神保健の概要

（1）精神保健の定義

　精神保健（mental health）とは，「精神的健康の保持・増進をはかる実践活動の分野で，狭義の精神保健は精神障害の予防，治療，社会復帰促進などを目的とするが，広義の精神保健は一般健康人を含めた精神健

康の保持・増進を目標にする」と定義されている[1]。

　健康とは，世界保健機関（WHO）の憲章によって「身体的にも，精神的にも，社会的にも完全に調和のとれた良い状態（well-being）である」と定義されている。身体疾患によって治療が必要な場合は，血液や心電図などの客観的データが正常値に回復すれば，健康を回復できたと考える。しかし，精神的健康の場合は測定できる客観的データが限定されるため，治療者の観察や患者の主観的データに基づいて判断されることが多く，精神の健康と不健康の境界が曖昧である。よって，精神の健康とは，WHOと厚生労働省では，①精神障害がなく，②不安や苦悩が強くなく，③社会に適応して，④自己の役割を果たす努力をして，⑤自己実現を目指している状態であると定義している[2]。つまり，精神が健康であるということは，個人の感情や気分が良好でほぼ一定しており，社会で遭遇するさまざまなストレスに柔軟に対応でき，また，生き甲斐や尊厳を保って生活できている状態であり，幸福感も高いといえる。

（2）精神保健の機能

　一般健康人を含めた精神の健康の保持・増進を，カプラン（Caplan,G.）の提唱する予防の段階に分けて考えると，第一次予防では，精神疾患の発生原因を防止し健康な状態を維持できるよう働きかける，第二次予防では，精神疾患の早期発見と早期治療につとめる，第三次予防では，精神障害者に対するリハビリテーションおよび再発防止への援助が挙げられる[3]。

　人々が生活する場所に応じて精神保健の問題を考えると，家庭，学校，職場における問題の違いがみられる。また，ライフサイクルに応じて，乳幼児期，児童期，青年期，壮年期，初老期，老年期では，それぞれの時期に特徴的な精神保健の問題が挙げられる。このように精神保健活動

の領域には違いがあるが，それぞれの場所や時期に特徴的な問題に対して，医師，看護師，臨床心理士（2018年度公認心理師制度の開始），教師，精神保健福祉士，保健師，養護教諭などの専門家による効果的な介入が必要とされている。特に，医療の現場や災害の発生緊急時においては，こころのケアに関する十分な訓練を受けた専門家の援助によって，人々の精神的問題の予防と早期回復が重要である。

2．精神保健医療の歴史と現代

（1）海外における精神保健医療

　海外では，19世紀末から20世紀にかけて，フランス，イギリスを中心として精神を病む人々に対する処遇の改善が行われた。1793年，フィリップ・ピネル（Philippe Pinel：1745～1826）は，精神を病む人々は罪人ではなく病者であると主張し，精神病者を拘束していた「鎖からの解放」を行った。これをきっかけに，精神病者の人権を守り社会的に救済するという精神医療の改革が始まったのである。

　しかし，精神病院の建設や病院改革といった精神疾患患者への処遇改善に向けての社会的な取り組みは，皮肉なことに精神疾患患者の施設への収容体制を強化することになった。1945年，第二次世界大戦後，イギリスでは国民健康サービス法によって地域の医療地区ができ，精神疾患患者を入院施設から地域へと移行させる「脱施設化運動」が起こった。この考え方は広く世界に影響を与え，アメリカでは「ケネディ白書」として，精神病および精神薄弱の治療だけでなく予防に重点を置くことの重要性が指摘された。1970年代イタリアの精神科病院の閉鎖を皮切りに欧米では，精神医療の地域移行化が進んだ。その後，アメリカ各地の州立病院に収容されていた精神疾患患者は，長期の入院治療から脱却し，地域での医療サービスへと移行したが，受け入れ施設の不足や支援体制

の整備が追いつかない状況に陥り混乱や批判が生じた。

　21世紀に入り，障害者を排除するのではなく健常者と均等に区別なく生活できる社会を目指すノーマライゼーション（normalization）の理念が浸透していった。障害者を社会の中に受け入れ共存しようとする運動が進行する一方，社会全体の精神保健の現状をみると，必ずしも良好な状態とはいえない。世界の広範囲で2020（令和2）年のコロナ感染症（COVID-19）の蔓延や世界各地の紛争，災害の発生などが人々の生活を脅かしている状況にあり，パンデミック収束の後にもこれまでに経験したことのないメンタルヘルスに関連した課題に，医療従事者だけでなく多くの一般の人々が直面すると想定されている。

（2）わが国における精神保健医療

　わが国では，法律の制定と共に精神保健の歴史が進展してきた。1900年「精神病者監護法」によって精神病者に対しての保護責任が義務づけられた。それまで，行き場もなく放浪・放置されていた，あるいは座敷牢などで私宅監置されていた精神病者を保護するため，保護義務者が警察に届出の上で私宅監置するよう義務づけられた。私宅監置とは，住居としての衛生や快適さよりも，逃げ出さないよう堅牢であることを詳細に規定したものである。

　当時の東京帝国大学（現東京大学）精神科教室教授であった呉秀三らが，6年の調査期間をかけて1府14県約100例の私宅監置の状況を調査した結果，加持祈祷・温泉治療などの民間療法の実態も含めて，全国で約14万人もの精神病患者が人間的な対応をされていない悲惨な状況にあることが明らかになった。この調査を基に，呉教授らは精神医療行政の改革を広く世論に訴えた。呉秀三による「我が国十何万の精神病者は，実にこの病を受けた不幸の他に，この国に生まれた不幸をも二重に背負

わされていると言うべきである」という言葉は有名である[4]。

　これによって，1919年「精神病院法」が公布され，精神病患者は治療を受ける権利を有する患者として，専門病院に入院できるようになった。しかし，「精神病者監護法」は廃止されたのではなく，1950年「精神衛生法」が制定されるまで併存した。

　第二次世界大戦の敗戦を契機に社会全体が大きく変化したことに伴い，1950年「精神衛生法」が制定され，私宅監置の禁止と治療に加えて予防の重要性が指摘された。1964年，駐日米国大使が精神障害者の少年に刺傷される事件があり（ライシャワー事件），翌年，在宅の精神障害者に対する地域支援を充実させるため精神衛生法が一部改正された。この改正で，保健師が健康指導を実施することになり各地域に隠されていた私宅監置の精神病患者が発見されることとなった。

　1984年，栃木県にあった宇都宮病院で精神医療現場における患者への人権侵害が発覚し，病院長および複数の看護師が逮捕され，社会に大きな衝撃を与えた。そして，精神医療の充実のため1987年「精神保健法」が制定された。主な内容は，国民の精神保健の向上，精神障害者の人権擁護および精神医療の確保，社会復帰の促進の三本柱であった。さらに，1993年の一部改正を経て，1995年「精神保健及び精神障害者福祉に関する法律」（精神保健福祉法）が制定されたことにより，精神障害者の自立と社会参加が推進されることになった。

　2001年，大阪の池田小学校児童殺傷事件の発生を契機に，殺人など重大な他害事件を起こした触法精神障害者への適切な医療を提供するため，2003年「心神喪失者等医療観察法」（医療観察法）が制定された。また，2005年，精神分裂病から統合失調症へ名称変更され，同年「障害者自立支援法」が制定された。

　精神保健医療福祉の改革ビジョン（2004年）で示された国民意識の変

革は,「精神疾患を正しく理解し,精神疾患を自分の問題として考える者の増加を促し,精神疾患は生活習慣病と同じく誰もがかかり得る病気であることについて認知度を90％以上とする」という目標値を10年間で達成することを目指した。また,受け入れ条件が整えば退院可能な約7万人の精神科入院患者の解消に向けて,できる限り3ヵ月以内で退院できるよう効率的な医療を提供する態勢の整備を促し,すでに1年以上入院している患者については,段階的・計画的に地域生活へ移行を促すという基本方策が推進された。

このようななかで,2016（平成28）年,神奈川県相模原市障害者施設殺傷事件（19名死亡,26名重軽傷）が発生し社会に大きな衝撃を与えた。犯人は,事件を起こす前に精神科病院に措置入院をしていたが,退院後の通院が中断していた。事件の翌年,厚生労働省は事件の発生には措置入院患者の退院後の支援が不十分であった点を重視し,犯罪防止目的ではないとしながらも,すべての措置入院患者に対して退院支援計画を策定するなどの支援強化を柱とした「精神保健福祉法改正案」を国会に提出した。

現在,精神疾患を有する総患者数は約419.3万人,うち入院患者数は過去15年間で減少傾向（約34.5万人→30.2万人）にあり,一方,外来患者数は増加傾向（約223.9万人→389.1万人）にある[5]。（2022（令和4）年6月9日,「第13回　地域で安心して暮らせる精神保健医療福祉体制の実現に向けた検討会資料」より抜粋）

このような現状に対し,日常生活圏域を基本として,市町村などの基礎自治体を基盤として,「地域共生社会」を実現するための「システム」「仕組み」である精神障害にも対応した地域包括ケアシステムの構築が促進されている[6]。（2021（令和3）年3月18日,精神障害にも対応した地域包括ケアシステムの構築に係る検討会報告書（概要）より抜粋）

　わが国では以前から，諸外国と比較して医療保護入院（本人の同意を得ない入院形態）が精神医療現場での人権侵害にあたると指摘されてきたが，医療保護入院の廃止論だけでは「地域共生社会」の実現には程遠い現状がある。いかに社会のなかで，精神障害をもつ人々を受け入れ，必要時の治療やケアを提供し，当事者と周囲の人々が安寧に暮らせる地域社会をつくっていくかが課題である。

3. こころの健康状態の概況

　2019（令和元）年，12回目の大規模調査である「国民生活基礎調査」が全国の世帯及び世帯員を対象とし，すべての世帯（約30万世帯）および世帯員（約72万人）を対象として実施された[7]。

　こころの健康状態に関して，12歳以上の者（入院者を除く）を対象として，日常生活での悩みやストレスの有無をみると「ある」が47.9%，「ない」が50.6%となっている。悩みやストレスがある者の割合を性別でみると，男43.0%，女52.4%で女が高くなっており，年齢階級別にみると，男女ともに30代から50代が高く，男では約5割，女では約6割となっている[8]。この結果は3年前の健康状況とほぼ同様の結果であり，入院はしていないが日常生活のなかで悩みやストレスを感じている人が，国民の約半数を占めている。

　また，気分障害・不安障害に相当する心理的苦痛を感じている者（20歳以上で，10点以上）の割合は，10.3%となっており，「健康日本21（第2次）」の目標値を上回る結果を示している。（参考：気分障害・不安障害に相当する心理的苦痛を感じている者の割合の減少　目標値：9.4%〈2022（令和4）年度〉）

　10代で増加するのは，パニック症などの不安症やうつ病，双極性障害，統合失調症といった大人にみられるものと同じ精神疾患であることが指

摘されていることからも[9]，若年層のこころの健康状態は精神保健の課題として，後述する自殺の問題にも大きく関わっているといえる。

　若年層においては，統合失調症をはじめ精神疾患の増加傾向と同時に，近年，発達障害がわが国やアメリカを含む先進国で急増している。これは，先進国でのライフスタイル，生活環境，教育制度などの影響が指摘されている。わが国では，2005（平成17）年発達障害者支援法が制定された。自閉症，アスペルガー症候群その他の広汎性発達障害（アメリカ精神医学会の診断基準の最新版「DSM-5」において，これらは自閉スペクトラム症（ASD）として統一された），学習障害（LD），注意欠如多動性障害（ADHD）などの発達障害をもつ者に対する援助等について定めた法律で，発達障害の早期発見，発達支援を行うことに関する国および地方公共団体の責務，発達障害者の自立および社会参加に資する支援を定めた。各都道府県や政令指定都市が発達障害者（児）の相談支援機関として，発達障害者支援センターを設置し，ほかにも障害者就業・生活支援センター（2023年4月現在で全国に300か所以上）や相談支援事業所でも相談を受けている。

4. 自殺対策

　自殺の動向をみると，年間自殺死亡者数は1998年より14年間連続で3万人を超えて増加していたことから，2006年「自殺対策基本法」が制定され，各都道府県において自殺予防のための対策が強化された。その結果，2011年30,651人，2012年には初めて3万人を下回り27,858人（警察庁統計）と減少傾向を示し，2016年21,897人で前年より2,182人減少し22年ぶりに2万2千人を下回った（男性15,121人，女性6,776人）。近年では，2022年の自殺者数は速報値で21,584人となり，前年より577人（2.7%）増えた。2020年に始まったコロナ禍で11年ぶりに増加に転じ，特に40代

〜60代の中高年男性の割合が増加している[10]。

　また，10〜20代の若年者自殺数も高止まりの状態が続いている。自殺の背景には，経済危機による借金や生活苦が要因として考えられているが，自殺者の90％以上が自殺直前に何らかの精神疾患に罹患していたにもかかわらず，専門的治療を受けていなかったことが報告されている[11]。

　この結果から，うつ病等の精神疾患に対する適切な医療を提供する必要があることがわかる。これまでの自殺予防に関する主な施策をみると，2000年2月「21世紀における国民健康づくり運動（健康日本21）」が始まりである。これは，すべての国民が健やかで心豊かに生活できる活力ある社会を目指し，このなかで自殺予防のために，①自殺が生じる前に対策を講じ予防につなげること（予防），②生じつつある自殺の危険に対して介入し予防すること（介入），③不幸にして自殺が生じてしまった場合に遺された人々に対する影響を少なくすること（自殺後の対応）が定められた。

　その後，職場における自殺予防のため「労働者の自殺予防マニュアル」（2001年12月）が作成され，自殺防止対策有識者懇談会（2002年12月）によって，①自殺の実態把握，②心の健康問題に関する正しい理解の普及・啓発，③うつ病の早期対応と24時間相談電話の重要性，④事後対策などの自殺予防に向けての提言がなされた。そして，自殺対策に関して基本理念を定め，国と地方公共団体等の責務を明らかにする目的で，2006年6月「自殺対策基本法」が成立した。これを受けて，自殺予防総合対策センターが国立精神・神経センター精神保健研究所に設置され，2007年6月には政府が推進すべき自殺対策の指針が「自殺総合対策大綱」としてまとめられた。

　2012年の大綱見直しでは，精神科医療体制の充実，若者対策，自殺未遂者支援が重視された。2016年の改正自殺対策基本法では，これまで都

道府県が策定していた基本計画を市町村にも義務づけるなど自殺に関してきめ細かな対策を継続している。さらに，2022年10月の大綱見直しでは「誰も自殺に追い込まれることのない社会の実現」を目指し，2020年以降コロナ禍の影響などにより女性の自殺者が増加したことから，女性に対する支援の強化が初めて重点施策に含まれ，引き続き子ども・若者への自殺対策として SNS を活用した相談体制の拡充などが示されている[12]。

5. ライフサイクルと精神保健

　誕生から死までの人間の一生は，身体的成長にともない，エリクソン（E.H.Erikson）[13] が提唱したように心理・社会的な成長発達の段階に応じた課題がある（表10-1）。乳児期には，母親（的）人物から十分な

表10-1　エリクソン（Erikson, E. H.）の心理社会的発達のプロセス

	区分	心理・社会的発達課題と危機	重要な対人関係の範囲
I	乳児期	基本的信頼感覚　対　不信感覚	母親（的）人物
II	幼児期	自律の感覚　対　恥・疑惑の感覚	両親（的）人物
III	遊戯期	自発性の感覚　対　罪の感覚	基本的家族
IV	学童期	勤勉性の感覚　対　劣等感	近隣・家族
V	青年期	同一性の感覚　対　同一性拡散の感覚	友人・仲間集団
VI	成人初期	親密性の感覚　対　孤独の感覚	友愛・性愛・競争・協同などの相手，社会集団
VII	成人期	生産性の感覚　対　停滞の感覚	家族・地域・社会集団
VIII	円熟期	自己完成の感覚　対　絶望・自己嫌悪の感覚	民族・人類全体

出典：長谷川浩（編）『系統看護学講座基礎分野人間関係論』p.8　医学書院　2011年

愛情と世話を受けて「基本的信頼感覚」を獲得するが，反対に虐待等によって心身ともに必要な世話が受けられない条件下であれば，外界への「不信感覚」を獲得することになる。これを自我発達の危機という。ライフサイクルにおける重要な他者との関係性を通して，心理・社会的な発達をとげていくプロセスのなかで自我発達の危機に陥ることは，精神的な健康を損なうと考えられている。

　たとえば，青年期の発達課題である「同一性の感覚（アイデンティティ）」は，自己概念と他者からの評価が一致することによって安定するが，「自分は何者であるか」の定義が曖昧な状態に加え，他者評価が不十分あるいは一貫性がない状態であれば，自分は誰なのか，自分は何をしたらよいのかわからないという不安が耐えきれないほど大きくなる（同一性拡散の感覚）。その結果，自暴自棄，非行，犯罪，自傷・他害，薬物中毒などといった社会的な問題行動を招くおそれがある。

6. 家庭における精神保健の問題

（1）家族の変化

　家族は社会を構成する基本的単位であり，家族のつながりは固定化したものではなく，家族構成員の成長に応じて発展していく。家族は，衣食住を共有し安全に生活できるよう助け合い，学校や社会での活動を支え能力を育成する基盤となるシステムである。

　ヘイリー（Haley,J.）の家族発達6段階モデルによれば，①婚約前，②新婚期，③子の誕生・育児期，④中年夫婦期，⑤親子分離期，⑥老年夫婦期に分けられる。家族の一員が病気やけがによって世話が必要になると，他の家族員が協力し合って役割を補い危機を乗り越えようとする。家族の発達に伴って，構成員が増えたり減ったりする時期に関係性の再調整が必要となり，家族内のストレスが高まる[14]。

　現代は，女性の高学歴化が進み，男女間の給与所得の格差が小さくなったことにより女性が職場を離れることが，生活水準の低下につながるようになったため，結婚・出産よりも就業継続を優先させる傾向が強まっている。2020（令和2）年の平均初婚年齢は，夫が31.0歳，妻が29.4歳，30〜34歳では，男性はおよそ2人に1人（47.4％），女性はおよそ3人に1人（35.2％）が未婚であり，35〜39歳では，男性はおよそ3人に1人（34.5％），女性はおよそ4人に1人（23.6％）が未婚となっている。長期的にみると未婚率は上昇傾向が続いており，2020（令和2）年の婚姻率（人口千人当たりの婚姻件数）は4.3で過去最低となり，1970年代前半と比べると半分程度の水準となっている。厚生労働省「人口動態統計速報」（2021年12月分）によれば，2021（令和3）年1月から12月までの婚姻件数の累計（日本における外国人の婚姻等を含む速報値）は51万4,242組（対前年比4.3％減）となっている[15]。

　初産年齢がそれに伴い上昇し，少子化が進んでいる。「合計特殊出生率（1人の女性が生涯に生む平均的な子供数）」は，第二次世界大戦後のピーク時の4.54（1947）から1.39（2010），1.46（2015）と低下傾向を示しているが40歳以上での出産が増える晩産化の進行が特徴である。働く夫と専業主婦の妻，それに子どもが1〜2人というのが今までの日本の「標準家族」だったが，経済不況の煽りを受けてリストラによる失業者や非正規雇用者が増えた影響もあり，晩婚化・未婚化と少子高齢化傾向によって家族が減少し単身世帯が増加している。国立社会保障・人口問題研究所「日本の世帯数の将来推計（全国推計）」では，2035年に単身世帯は2010年の498万世帯から762万世帯と1.5倍に増えると予測している。

　わが国の人口は，2023（令和5）年1月1日現在1億2,477万人であり，前年同月に比べ53万人（0.43％）減少している[16]。2022（令和4）年65

歳以上人口は3,621万人となり，総人口に占める割合（高齢化率）は28.9
％となった。65歳以上人口は増加傾向が続き，2042年に3,935万人でピー
クを迎え，その後は減少に転じると推計されている。2060年予測では，
高齢化率が39.9％で2.5人に1人が65歳以上になり，さらに75歳以上人口
は総人口の26.9％で4人に1人が75歳以上となる。このように高齢化が
進むと将来的には，家族をもたない「社会的に孤立する単身高齢者」の
急増が予測される[17]。

（2）子どもの虐待（Child Abuse）

　戦後の核家族化によって，母子密着度が高まり，父親は社会活動に忙
しく家族との時間が少ない家庭では，母親の孤立感が強まり不安や苛立
ち（育児不安）から子どもへの叱責や暴力といった虐待につながりやす
いことが報告されている。また，アメリカでは片親家庭の子どもは，両
親がいる家庭の子どもと比較して虐待を受ける率が2倍高いと指摘され
ている。

　虐待の背景には，子どもに心身の障害や問題行動がある場合や，親が
自分も虐待を受けていた経験があり（世代連鎖），ほかにも精神障害が
ある，夫婦関係が悪い，夫婦間の暴力がある，経済的問題があるなどの
要因が考えられる。虐待の種類は，身体的・心理的・性的虐待と育児放
棄（ネグレクト）がある。どのような虐待であっても，子どもの心身に
外傷を与え，健康な心身の成長発達や人格形成を損なうことが指摘され
ている[18]。

　児童虐待相談件数は，統計開始の1990年1,101件であったのが，2011
年59,862件，2015（平成27）年度は，全国208か所の児童相談所が児童
虐待相談として対応した件数は103,260件で，これまでで最多の件数と
なっている（2016年8月厚生労働省発表）。その内容で心理的虐待が増加

している要因には，同居する家庭内で配偶者に対する夫婦間の暴力を子どもが目撃する事案（面前 DV）を警察が通告する件数の増加が挙げられている。

　つまり，虐待相談件数が急増したというより，発見と通告が増えたことも影響していると指摘されている。2000年，「児童虐待の防止等に関する法律（児童虐待防止法）」が制定され，さらに2004年の改正によって児童虐待の防止等のために必要な体制の整備を強化している。2021（令和３）年度に，全国225か所の児童相談所が児童虐待相談として対応した件数は207,659件（速報値）で過去最多を示し，その主な増加要因として（2020（令和２）年度と比して児童虐待相談対応件数が増加した自治体からの聞き取り），心理的虐待に係る相談対応件数の増加，虐待相談窓口の普及などにより家族親戚，近隣知人，児童本人等からの通告の増加が挙げられる。

7．学校における精神保健の問題

（1）いじめ

　文部科学省によれば，「いじめとは，当該児童生徒が，一定の人間関係のある者から，心理的，物理的な攻撃を受けたことにより，精神的な苦痛を感じているもの」であり，起こった場所は学校の内外を問わないとしている。これは，2006年福岡県筑前町でおきた中学２年生いじめ自殺事件で，元担任教師が生徒たちに不適切な言動をしたことがいじめのきっかけになったことを受けて，それまでのいじめの定義であった「自分より弱い者に対して一方的に，身体的・心理的攻撃を継続的に加え，相手が深刻な苦痛を感じているもの」という概念を広げたという経緯がある。

　2016（平成27）年10月文部科学省は，平成27年度「児童生徒の問題行

動等生徒指導上の諸問題に関する調査（問題行動調査）」結果を公表し，小中学校，高校および特別支援学校におけるいじめの認知件数は22万4,540件（前年度より３万6,468件増加）と急増しており，20万件を超えたのは昭和60年度以来初めてとなった。その後，2022年11月文部科学省初等中等教育局が発表した2021（令和３）年度小・中・高等学校及び特別支援学校におけるいじめの認知件数は61万5,351件（前年度517,163件）であり，前年度に比べ98,188件（19.0％）増加している。さらに，「いじめ」の重大事態の件数は705件（前年度514件）で，前年度に比べ191件（37.2％）増加している。

　2012（平成23）年にいじめによる自殺が報道され，大きな社会問題となった。2011年10月11日滋賀県大津市内の市立中学２年男子生徒がいじめを苦に自殺した後，同校生徒に対し２回のアンケート調査が実施されたが，加害者側への聞き取り調査がなされず，いじめと自殺の関連について証言があったにもかかわらず十分な調査をしなかったため，学校および教育委員会の隠蔽が明らかになり非難が集中した。翌年，12月27日加害者少年３人のうち２人が書類送検，残りの１人が児童相談所に送致された。

　これまでのいじめ問題は学校のなかだけで解決されていたが，この事件では警察と市当局が介入することになったことで注目され，いじめ問題に関する世論を引き起こし，全国でいじめによる被害届けが警察に殺到した。その結果，2012年の警察により摘発・補導された児童生徒の数が例年の２〜３倍を示した。2012年11月文部科学省は，犯罪的ないじめについては一刻も早く警察に被害届を出すように通達し，教育委員会には警察への早期連絡と連携を求めた。2013（平成25）年「いじめ防止対策推進法（いじめ法）」（平成25年法律第71号）第４条にて，いじめは禁じられており，同法第25条にて加害児童等に対する懲戒処分・出席停止

についても言及されている。教育委員会はいじめの事実を隠蔽してはならず都道府県知事に報告する義務があるにもかかわらず，いじめに関する報道をみると教育現場には「いじめはなかった」ことにしようとする風潮があることは否めない。また，いじめを背景とする自殺などの深刻な状況は継続している。

　現代のいじめの特徴として，いじめの対象は誰でもなりうるという「ロシアンルーレット型いじめ」であり，インターネットが普及した社会では，学校裏サイトといわれるネット上で誹謗中傷される「ネットいじめ」の増加がイギリス，アメリカ，カナダなどの海外でも問題になっている。1980年代までは，いじめは子供同志の喧嘩であり，学校内で解決できると考える風潮にあった。しかし，現代はいじめのやり方がより過酷になっており，その影響も昔と比べものにならないくらい深刻で，殺人・傷害，自殺，不登校，トラウマとなってその後の人生に大きく影響することを，個人の問題を超えて社会全体の問題としてとらえ，解決策を具体的に検討していく必要があるといえる[19]。

（2）不登校

　2015（平成27）年度「児童生徒の問題行動等生徒指導上の諸問題に関する調査（問題行動調査）」結果では，全国の国公私立の小・中学校に占める不登校の割合は1.26%（12万6,009人）と過去最高になった。小学生の不登校の割合は0.42%（237人に1人），中学生は2.83%（35人に1人）で増加傾向にある。2022年10月27日公表された「令和3年度児童生徒の問題行動・不登校等生徒指導上の諸課題に関する調査結果」（文科省）では，小・中学校における長期欠席者のうち，不登校児童生徒数は24万4,940人（前年度19万6,127人）で，児童生徒1,000人当たりの不登校児童生徒数は25.7人（前年度20.5人），不登校児童生徒数は9年連続で増

加し，過去最多となった。

　文部科学省では，2010（平成22）年度から「生徒指導・進路指導総合推進事業」において，教育委員会が設置・運営し，不登校児童生徒の指導・支援を行う教育支援センター（適応指導教室）を活用した取組などについて調査研究を実施している。また，NPO等の学校外の機関などに対して，不登校児童生徒の実態に応じた効果的な活動プログラムの開発などを委託し，2011（平成23）年度から不登校生徒に関する追跡調査も実施している。

　不登校のきっかけは，小学校，中学校では「本人に係る要因」として「不安の傾向がある」（30.6％）「無気力の傾向がある」（30.2％）の合計が60.8％を占める。学校でのいじめを契機として不安，無気力傾向から不登校につながり，引きこもり，家庭内暴力，自傷・他害，非行・犯罪，自殺などの深刻な問題へと発展するケースも多くみられる。不登校になった背景にある本人の問題，家庭の問題，学校・社会にある問題を多面的にアセスメントしなければ，根本的な問題解決を図ることは難しい。

　近年，不登校児童の約30～40％程度には，身体疾患である起立性調節障害があると指摘されている。起床時の脳血流量低下，自律神経失調などで血圧低下，動悸，息切れ，立ちくらみ等の不快な身体症状が生じ「朝起きられない」「元気がでない」ことから不登校になるケースがあるので注意が必要である[20]。

（3）インターネット依存

　厚生労働省研究班の調査では（最新2017年度），インターネット依存が疑われる中高生が5年間で倍増し，全国で推計93万人になったと報告している。特に，12～18歳くらいの思春期の男子は，シューティングゲームのような依存性の高い対戦型のオンラインゲームにはまりやすいと

言われている[21]。2020年以降のコロナ禍で，オンライン授業が増え，一斉休校や外出自粛により人とのコミュニケーションが減少し，孤独感や不安感からスマホに頼るようになったことも影響していると思われる。

　インターネット依存とは，SNS（ソーシャルネットワーキングサービス）やGPS（グローバルポジショニングシステム），オンラインゲームや動画視聴などスマートフォンの画面から目が離せない，スマホがないと不安で日常生活に支障が生じている，勉強や仕事といった生活面や体や心の健康面などよりもインターネットの使用を優先してしまい，使う時間や方法を自分でコントロールできない状態をいう。

　2019年5月，インターネット・ゲーム障害（Internet Gaming Disorder, IGD）は世界保健機関（WHO）が疾病として認定し（ICD-11記載），ギャンブルと同じ行動嗜癖の病気と認識された。インターネットのゲームを30時間／週（4-5時間／日）以上使用し，昼夜逆転生活，ゲームによって脳内の快楽を得るため生活のコントロールを失う。（厚生労働省第2回ゲーム依存症対策関係者会議資料より）

　WHOの定義では，以下の4項目が12ヵ月以上続く場合にゲーム障害と診断する。

　1：ゲームをする時間や頻度をコントロールできない

　2：ほかの生活上の関心事や日常の活動よりゲームを選ぶほど，ゲームを優先する

　3：問題が起きているのにゲームを続ける，またはより多くゲームをする

　4：個人，家族，社会，教育，職業やほかの重要な機能分野において著しい障害を引き起こしている

　　（ただし，4症状が存在し，重症である場合には，それより早期の診断が可能）

　このような状況が続くと，学校の成績低下，遅刻・不登校，対人関係の喪失，栄養不良，睡眠不足，体力低下だけでなく，家人とのトラブル，暴力，引きこもり，うつ病などの深刻な問題に発展する可能性が指摘されている[22]。近年は，移動中や対面でもスマホを手放さない人が増えているが，依存症になる前に中高生のころから家族や学校関係者の協力を得て，使用時間の制限，使用場面の制限などの予防を図る必要がある。

　また，若年層を対象としたインターネット依存から派生する問題には，オーバードーズ（市販薬の依存症）がある。咳止め，風邪薬，鎮痛薬，睡眠導入薬などドラックストアや通販で簡単に購入でき，大量服用によって多幸感を得られると紹介されている SNS の書き込みを読んで，興味本位で大量に服用をして体調を崩すケースが増えている。背景には，人との関係性や承認欲求をネットの世界のなかだけに求める未熟さ，薬剤に関する知識不足などが考えられることから，精神保健活動を通じ教育と医療が連携して広く社会全体へ啓蒙していくことが求められている。このような依存症の根底には，自己肯定感の低さが指摘されており，早い時期からストレス対処やレジリエンス教育の普及が重要と思われる。

8. 職場における精神保健の問題

(1) パワーハラスメント・過労自殺

　近年は，職場におけるパワーハラスメント（ひどい嫌がらせ，いじめ，暴行）によって自殺に追い込まれるケースが増えていることも看過できない問題である。

　職場におけるパワーハラスメントは，職場において行われる①優越的な関係を背景とした言動であって，②業務上必要かつ相当な範囲を超えたものにより，③労働者の就業環境が害されるものであり，①から③ま

での要素をすべて満たすものをいう。

　2020（令和2）年に厚生労働省が実施した「職場のハラスメントに関する実態調査」によると，過去3年以内にパワーハラスメントを受けたことがあると回答した者は31.4％であり，2021（令和3）年度の都道府県労働局における「パワーハラスメント」の相談件数は2万3千件であるなど，対策は喫緊の課題となっていることから，2022（令和4）年4月から全企業に防止対策が義務化された[23]。

　数年前から，「ブラック企業」（あるいはブラック会社）といわれる長時間労働，低賃金，過酷なノルマを強制する企業（会社）が問題視されている。新入社員を大量に採用し，教育もしないでいきなり営業やサービスの現場で達成不可能なノルマを課し，達成できないと叱責や嫌がらせといったパワーハラスメントを続け，結果として社員は，過労と心的外傷によるうつ病，パニック症候群，潰瘍性大腸炎，突発性難聴などのストレス性の疾患を患い，自主退職や自殺に追い込まれるというのが特徴である[24]。

　過労自殺とは「労働者が日々の長時間労働や業務上の精神的負荷（ストレス）等の加重労働によって，うつ病などの心因性精神障害を発病し，その後自殺するに至ること」をいう。2017年電通事件では，大学卒の新入社員が長時間に及ぶ時間外労働を恒常的に行っていてうつ病に罹患し入社約1年5ヵ月後に自殺した。また，2017年7月，東京オリンピックのため工期が遅れている新国立競技場建設現場で，長時間残業のため新入社員（23歳）が自殺した。雇用者側は「業務の遂行に伴う疲労や心理的負荷等が過度に蓄積して労働者の心身の健康を損なうことがないよう注意する義務を負う」とされている。厚生労働省による2021（令和3）年度過労死等の労災補償状況をみると（2022年6月），特に精神障害に関する労災の請求件数が増加しており（2,346件で前年度比295件の増

加），支給決定件数は629件で前年度比21件の増加，うち未遂を含む自殺の件数は前年度比2件減の79件であった。

このような労働者の過労・自殺を防止することは喫緊の課題であり，加えて，少子高齢化に伴う労働人口の減少や働き方の多様化を背景に，2019年働き方改革関連法（働き方改革を推進するための関係法律の整備に関する法律）が施行された。これによって，時間外労働の上限規制の導入，有給休暇の消化義務，高度プロフェッショナル制度，同一労働同一賃金の推進などが定められ労働環境の改善が期待されるなか，人手不足が深刻化する傾向にあり2024年には物流業界においてドライバー不足が生じることが懸念されている。

（2）うつ病

2000年8月には，「事業場における労働者の心の健康づくりのための指針」（厚生労働省労働基準局安全衛生部労働衛生課）が出され，労働者の心の健康の保持増進を図るため予防，早期発見，早期対策において事業者が行うことが望ましい基本的な措置（メンタルヘルスケア）の具体的な方向づけと実施方法が示された[25]。また，1999年〜2002年までの精神疾患の労災認定件数は220件のうち56％が気分障害（ICD-10 F3）であり，自殺認定事例の72％の病名はうつ病であったことが黒木によって報告されている[26]。

厚生労働省では，仕事に関して強い不安やストレスを感じている労働者が6割を越えていること，精神障害者に係る労災請求件数と認定件数が急増している現状に対して，メンタルヘルス対策を推進するため，2006年3月，「労働者の心の健康の保持増進のための指針」を策定した[27]。2014（平成26）年労働安全衛生法の改正によって，常時50人以上の労働者を使用する事業者に対し労働者のメンタル不調を未然に予防するため

のストレスチェックの実施が義務化された。

　企業では，短期間のくり返し休業者が多く，他の社員の負担感が増えているが適切な復職の支援策は始まったばかりである。大企業では，職場復帰プログラム（Employee Assistance Program：EAP）によって，休職者が職場復帰できるよう産業医と精神科医が連携を図り，復職リハビリテーションが促進されている。職場リハビリテーションは，①通勤訓練，②職能回復訓練，③再燃予防に向けた指導に分けられる[28]。しかし，中小企業では，経営の維持が第一優先でそこまでの対応に手が回らないだけでなく，最近の物価高騰に伴う賃金アップができないために深刻な従業員不足に陥り倒産が増加傾向にある。

　2020年以降，新型コロナ感染症の蔓延と生活におけるさまざまな行動制限などの環境の変化によって，強い不安や焦りを感じ心身のストレス反応が生じることで，強迫性障害，適応障害，自律神経失調症，コロナうつ，コロナ後遺症などのメンタルヘルス不調の問題が出現した。職場では，このような社会全体の変化に影響を受けやすい労働者に対して，メンタルヘルス不調の予防的介入や早期発見，早期治療などの対応が必要とされている。

9. 医療と精神保健

（1）身体疾患患者への危機介入
　がん等の身体疾患により余命告知を受けた患者や，腎透析患者，ICU/CCU入室患者など過酷な療養環境にある人たちへは，その心理的苦痛を軽減するような心理的な援助が必要である。切迫した危機に直面している個人や集団に対して，医療者が積極的に迅速で効果的な対応を行い，危機から脱出させることを危機介入（crisis intervention）という[29]。

　疾患による身体的な苦痛があり，不安，焦燥，興奮，抑うつなど精神的健康状態が低下している患者に対して，まず，身体的な苦痛を取り除く処置が優先される。次に，訓練を積んだ医療者が患者の側に寄り添い，十分なコミュニケーションをとることで患者と家族に安心感を与えることが必要である。余命告知を受けた患者は，自分自身を喪失するという「死の受容プロセス」を体験している（キューブラ・ロス，1971）。

　そのプロセスとは，最初に治る見込みのない重篤な疾患であることがわかったときに「衝撃」を受け，続いて，そんなはずはないという「否認」（第1段階）があり，なぜ自分がこのような目に遭うのかという「怒り」（第2段階）が生じる。患者自身，そして家族などの周囲の人々，目に見えない世界の存在などに対しても攻撃の感情が生じるなかで，何とか延命の望みをかけて「取り引き」（第3段階）したいと切望する時期がある。しかし，どうしようもない現実に対して，徐々に気分が落ち込み「抑うつ」状態（第4段階）を経て，最終的に「受容」（第5段階）に至るのであるが，個人差も大きく，このプロセスは段階的に進むとは限らないことがわかっている。医療者には，患者および家族がどのような心理状態で過ごしているのかを見極め，その時期にふさわしい柔軟な対応が求められている[30]。

（2）医療従事者のメンタルヘルス

　医師や看護師といった医療従事者は，医療の現場に特有のストレスを受けている。高度な知識や技術をミスなく提供する緊張感のなかで，医療チーム内で円滑なコミュニケーションを図りながら，患者や家族にも対応し，さらに交代勤務という過酷な勤務環境に耐えている。健康な心身をもっている場合でも，勤務による疲労感は強く，十分な睡眠や休息によって日々の回復に努めなければ慢性疲労に陥りやすい。

　医療従事者のメンタルヘルスの問題では，バーンアウトシンドローム（burnout syndrome：燃え尽き症候群）がよく知られている。米国の精神科医フロイデンバーガー（Freudenberger, H.J.）が，それまで人一倍頑張って働いていたソーシャルワーカーが，突然仕事への意欲を失う現象を観察したことによる。定義では，「自らを枯渇させること，体力，精神力の源泉を消耗させることである。自分自身，または社会的な尺度から，実現不可能な期待を自分に課し，それを達成するために頑張りすぎて疲れ果てることである」[31]とされている。

　田尾，久保（1994）は，看護師はヒューマンサービスであり，患者との濃密な人間関係が要求され，多大なストレスが伴うことからバーンアウトに陥りやすいと指摘している[32]。ほかにも，急性期病棟に勤務する看護師を対象に調査したところ，50％以上にバーンアウト状態がみられたという報告がある[33]。

　症状としては，疲労や意欲の減退，自信喪失，興味や関心の喪失，他者への思いやりの気持ちがなくなる，人間関係を避け，感情的に引きこもる，反対に，他者への怒り，敵意，不信感などの攻撃性が高まり，対人関係トラブルが生じることなどが観察される。また，ストレス性の身体症状として，頭痛，胃痛，肩こり，不眠，倦怠感，易疲労性などを呈する。バーンアウトに陥りやすい人の背景には，真面目で頑張り屋，責任感が強く，何でも一生懸命に努力して成果をあげようとする性格傾向が指摘されている。バーンアウトしにくい要因としては，結婚，出産経験，上司との信頼関係，患者ケアの不全感をなくすことが重要であると指摘されている[34]。スイスをはじめヨーロッパの労働者には30％近い確率でバーンアウトが見られるという報道があった。このことからバーンアウトは，医療対人専門職に特有のストレス状態ではなく，経済不安の大きな社会にあって，自分の趣味活動といった楽しみや休息よりも生活

のための仕事を優先させなくてはならない深刻なストレス状況が，労働者の心身を消耗させていると考えられる。

　さらに，2020年以降の新型コロナ感染症によるパンデミックは，医療従事者のメンタルヘルスに大きな影響を与えた。医療従事者は使命感が強く，人々の生命と安全を第一優先に業務を遂行するため，自分自身や家族に対するケアを後回しにせざるを得ない状況で，過労に陥り疲弊した。医療現場では深刻な人手不足が生じ，食事や睡眠・休息時間を削って長時間労働に耐える過酷な環境になったため，医療従事者のなかには離職を余儀なくされた人も多い。

10.　災害と精神保健

　2011年3月11日に発生した東日本大震災以降，災害時の心のケアは，まず，安全・安心・安眠の確保が重要であると指摘されている。以下の図10‐1は，災害時のこころのケアについて多層的な援助を示している。

　災害精神保健医療マニュアルによれば[35]，災害直後の初期対応では，①被災者が安心感を得られるような対応をすること，②共感的な態度で，具体的な支援を被災者に提供すること，が重要とされている。①の対応で，被災者が安心を得られるようにする具体的方法は以下である。

（1）情報の提供：安否確認，衣食住，問い合わせや相談・支援の窓口，短期的な見通しについて情報提供をする。

（2）現実的問題への対応：防災体制，衣食住の保障，生活支援，身体的問題について個別に相談を受けて対応する。

（3）支援者の態度：不安・興奮・混乱している被災者の訴えを傾聴し寄り添う，落ち着いた冷静な態度でゆっくりと話すなど信頼感を与える。

（2）の対応で，支援者が提供する具体的な支援には，衣食住や落ち

222

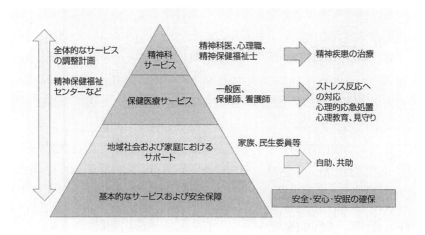

出典：『図説　国民衛生の動向　2012/2013』図 p.65　コラム – 5　一般財団法人厚生労働統計協会，2012年

図10 – 1　災害時の心のケアは安全・安心・安眠の確保から

着けるスペースの確保，被災者のニーズに沿った具体的な支援，医療の確保，安心して過ごせる場所の提供などがある。被災者に対する支援と合わせて，過酷な環境のなかで災害援助活動に従事する支援者に対しても，心身の休養を促し気持ちの表出や仲間同士の支え合いの機会をつくることが必要である。

　災害直後の混乱期には，被災者の多くはストレス反応として急性ストレス障害を起こし精神的健康度が低下するが（外傷的出来事から4週間以内の場合にはPTSDとは別に「急性ストレス障害　Acute Stress Disorder:ASD」の基準が設けられている），災害の種類や規模，家族との死別の有無や個人差によって障害の程度は異なる。感情が麻痺した状態，現実感の消失，強い不安症状や覚醒亢進による不眠，易刺激性，集中困難，過度の警戒心，過剰な驚愕反応などの障害は，4～6週間ほど

で消失するのが一般的である。

　さらに，心的外傷後ストレス障害（PTSD:Post Traumatic Stress Disorder）やうつ病等の精神障害に至る場合もある[36]。心的外傷後ストレス障害（PTSD）とは，米国精神医学会診断統計マニュアル第5版（DSM-5）の基準によれば，実際にまたは危うく死ぬ，深刻な怪我を負う，性的暴力など，精神的衝撃を受けるトラウマ（心的外傷）体験に晒されたことで生じる，特徴的なストレス症状群である。原因は自然災害だけでなく，交通事故，火災，原子力施設事故などの人災や，1995年3月に起きた地下鉄サリン事件に代表されるテロ，戦争，犯罪，虐待なども含まれる。そのような体験を目撃すること，親しい人が巻き込まれことを知ること，救援活動に従事することもトラウマ体験となる。

　主たる症状が，①再体験症状（フラッシュバック，悪夢を侵入的にくり返し出来事や経験を思い出す），②回避・麻痺症状（出来事や経験した場所や人を避ける，あるいは思い出せない，現実的な興味・関心を喪失し感情が麻痺した状態），③覚醒亢進症状（睡眠障害，易刺激性，集中困難，過度の警戒心，過剰な驚愕反応）である。このような症状が1ヵ月以上持続している場合が診断の条件である[37]。

引用文献

1）大熊輝雄『現代臨床精神医学』改訂第9版　p.7，金原出版　2002

2）「精神保健」『系統看護学講座別巻12』p.5，医学書院　1999

3）吉松和哉編『精神看護学Ⅰ精神保健学（第5版)』p.40，ヌーベルヒロカワ2010

4）呉秀三・樫田五郎（著)，金川英雄（訳)『現代語訳精神病者私宅監置の実況』医学書院　2012

5）「第13回　地域で安心して暮らせる精神保健医療福祉体制の実現に向けた検討会

資料」https://www.mhlw.go.jp/content/12200000/000940708.pdf　2023年1月
23日閲覧

6）精神障害にも対応した地域包括ケアシステムの構築に係る検討会報告書（概要）
https://www.mhlw.go.jp/content/12201000/000755200.pdf　2023年6月17日閲覧

7）2019年　国民生活基礎調査の概況　https://www.mhlw.go.jp/toukei/saikin/hw/
k-tyosa/k-tyosa19/index.html　2023年1月24日閲覧

8）2019年　国民生活基礎調査「世帯員の健康状況」https://www.mhlw.go.jp/
toukei/saikin/hw/k-tyosa/k-tyosa19/dl/04.pdf　2023年1月24日閲覧

9）公益財団法人日本学校保健会　https://www.gakkohoken.jp/special/
archives/221　2023年1月24日閲覧

10）「令和5年の月別自殺者数について（4月末の暫定値）」https://www.npa.
go.jp/publications/statistics/safetylife/jisatsu.html　2023年6月17日閲覧

11）廣川聖子・松本俊彦・勝又陽太郎・木谷雅彦ほか「死亡前に精神科治療を受け
ていた自殺既遂者の心理社会的特徴：心理学的剖検による調査」『日本社会精神
医学会雑誌』，Vol.18,No.3，2010

12）「厚生労働省HP自殺総合対策大綱〜誰も自殺に追い込まれることのない社会
の実現を目指して〜の概要」https://www.mhlw.go.jp/stf/taikou_r041014.html
2023年1月24日閲覧

13）Erikson.E.H.（著）小此木啓吾訳『自我同一性』誠信書房　1976

14）塚本伸一・塚本尚子編『心理学−基礎理論と看護事例で学ぶ心の科学−』
p.181，ヌーベルヒロカワ　2003

15）内閣府「少子化対策の現状（第1章　3）」https://www8.cao.go.jp/shoushi/
shoushika/whitepaper/measures/w-2022/r04webhonpen/html/b1_s1-1-3.html
2023年6月17日閲覧

16）総務省統計局「人口推計」https://www.stat.go.jp/data/jinsui/new.html　2023
年1月25日閲覧

17）内閣府「2023年版高齢社会白書」https://www8.cao.go.jp/kourei/whitepaper/
index-w.html　2023年6月28日閲覧

18）吉松和哉編「精神保健医療福祉の沿革・歴史」『精神看護学Ⅰ精神保健学（第
5版）』p.110，ヌーベルヒロカワ　2010

19）増田健太郎「変容するいじめ行動とその予防①」『教育と医学』No.717.　p.71-

81，慶應義塾大学出版会　2013

20）一般社団法人起立性調節障害改善協会　https://odod.or.jp/kiritsusei-kodomo/
od-802/　2023年1月25日閲覧

21）東洋経済 education × ICT オンライン「国立病院機構久里浜医療センター院長
の樋口進氏との対談記事より」https://toyokeizai.net/articles/-/462372　23年1
月25日閲覧

22）厚生労働省「第2回ゲーム依存症対策関係者会議」https://www.mhlw.go.jp/
stf/shingi2/0000202961_00004.html　2023年1月25日閲覧

23）厚生労働省　都道府県労働局雇用環境・均等部（室）https://www.mhlw.
go.jp/content/11900000/001019259.pdf　2023年1月30日閲覧

24）今野晴貴『ブラック企業日本を食いつぶす妖怪』文春新書　2012

25）玉井光「職場復帰の現状と課題，特集職場に戻るためのメンタルヘルス第1章
総論」『精神科臨床サービス』Vol.6，No.1，p.7，星和書店　2006

26）黒木宣夫「精神障害等の労災認定をめぐる状況」日本医師会監修『心の病，治
療の予防の現在』p.100-110，労働調査会　2004

27）倉知延章「特集精神保健・医療・福祉の今がわかるキーワード126　第5章地
域生活支援トピックス，職場におけるメンタルヘルス対策」『精神科臨床サービ
ス』Vol.13，No2，p.250，星和書店　2013

28）菅原誠・大滝京子・坂井俊之・野津眞「精神保健福祉センターにおけるうつ病
支援デイケア，特集職場に戻るためのメンタルヘルス第2章各立場からの復職へ
の工夫」『精神科臨床サービス』Vol.6，No.1，p.55，星和書店　2006

29）大熊輝雄『現代臨床精神医学（改訂第9版）』p.55，金原出版　2002

30）大熊輝雄『現代臨床精神医学（改訂第9版）』p.57-58，金原出版　2002

31）吉松和哉編「看護師のメンタルヘルス」『精神看護学 I 精神保健学（第5版）』
p.196，ヌーベルヒロカワ　2010

32）田尾雅夫・久保真人「看護師におけるバーンアウト，ストレスとバーンアウト
との関係」*The Japanese Journal of Experimental Social Psychology.* Vol.34,No.1.
1994

33）金井 Pak 雅子「看護労働環境の現状」『平成20年版看護白書，日本看護協会編』
p.33-35，247，看護協会出版会　2008

34）李松心「看護師におけるバーンアウトの研究」『佛教大学大学院社会学研究科篇』

p.35-51，第40号　2012
35）「災害精神保健医療マニュアル」発行日　2011年 3 月 1 日（バージョン1.0）　作成　鈴木友理子，深澤舞子，中島聡美，成澤知美，淺野敬子，金吉晴（独）国立精神・神経医療研究センター精神保健研究所　成人精神保健研究部　発行　平成22年度厚生労働科学研究費補助金（障害者対策総合研究事業（精神障害分野））大規模災害や犯罪被害等による精神科疾患の実態把握と介入手法の開発に関する研究（主任研究者：金吉晴）
36）長谷川浩編「被災者が直面する精神的諸問題　第11章災害における精神保健福祉援助」『系統看護学講座別巻12　精神保健福祉』p.218，医学書院　2007
37）長谷川浩編「PTSD とはなにか　第12章 PTSD と精神保健福祉」『系統看護学講座別巻12　精神保健福祉』p.240，医学書院　2007

学習課題

1．精神の健康について説明しなさい。
2．学校における精神保健の問題について説明しなさい。
3．職場におけるパワーハラスメントに含まれる 3 つの要素について説明しなさい。
4．医療従事者が陥るバーンアウトシンドローム（燃え尽き症候群）の定義を述べなさい。
5．災害直後の初期対応で被災者が安心感を得られるような具体的対応を 3 つ挙げて説明しなさい。

11 | 難病保健

黒澤美智子

《目標＆ポイント》 難病という名の疾病は存在しないが，わが国では「難病」を発病の機構が明らかでなく，かつ，治療方法が確立していない希少な疾病であって，当該疾病にかかることにより長期にわたり療養を必要とすることとなるものとして，さまざまな対策がとられている。難病対策の概要と難病の研究について解説する。
《キーワード》 難病対策，難病の患者に対する医療等に関する法律，指定難病，難病研究

1. 難病とは

　「難病」という名前で医学的に定義された疾病は存在しない。わが国では1972年の難病対策要綱で，難病対策として取り上げる範囲を，①原因不明，治療方針未確定であり，かつ，後遺症を残す恐れが少なくない疾病，②経過が慢性にわたり，単に経済的な問題のみならず介護等に著しく人手を要するために家族の負担が重く，また精神的にも負担の大きい疾病，と定義し推進してきた。

　2014年に成立した「難病の患者に対する医療等に関する法律」では，難病を「発病の機構が明らかでなく，かつ，治療方法が確立していない希少な疾病であって，当該疾病にかかることにより長期にわたり療養を必要とすることとなるもの」と定義している。医療費の助成対象となる

指定難病は，さらに患者数がわが国において厚生労働省で定める一定人数（人口の0.1％程度の人数）に達しないこと，かつ客観的な指標による診断基準が確立していること，が要件となっている。指定難病はこれらの要件を満たし，重症度分類があるものについて討議され，厚生科学審議会で承認されたうえで厚生労働大臣が指定する。

2. わが国の難病対策の歴史

わが国の難病対策は「スモン」に対する研究体制の整備が契機となり，始まった。スモンとは亜急性脊髄視神経末梢神経症（Subacute Myelo-Optico Neuropathy：SMON）といい，1955年頃から原因不明の神経病として散発していたが，1967〜68年にかけて全国に発生し，社会問題となった疾患である。1972年に定められた「難病対策要綱」で，スモンやベーチェット病，重症筋無力症，など8つの研究班が組織され，原因究明，治療方針の確立が推進されるようになった。医療費の自己負担が軽減される特定疾患治療研究事業対象疾患は当初4疾患から開始され，2014年に対象は56疾患，医療費の受給者証交付件数は92万件を超えた。

難病対策は1972年より約40年間推進され，難病の実態把握や治療方法の開発，難病医療の水準の向上など，多くの成果をあげてきたが，医療の進歩や，社会の変化に伴い，原因不明の疾患でありながら研究事業や医療費助成の対象になっていないものがあることや，都道府県の医療費助成の超過負担など，さまざまな課題があり，難病対策全般の改革が求められるようになった。2011年より厚生科学審議会疾病対策部会難病対策委員会が審議を重ね，2013年12月「難病対策の改革に向けた取組について」という報告書がまとめられた。報告書には，①効果的な治療方法の開発と医療の質の向上，②公平・安定的な医療費助成の仕組みの構築，③国民の理解の促進と社会参加のための施策の充実，について述べられ

ている。

　そして2014年の通常国会に「難病の患者に対する医療等に関する法律案」が提出され，同年 5 月26日に「難病の患者に対する医療等に関する法律（以下，難病法）」が成立し，2015年 1 月 1 日に施行された。

3. 難病対策

（1）基本方針

　本方針は難病の患者に対する良質かつ適切な医療の確保及び難病の患者の療養生活の質の維持向上などを図ることを目的とする。

第 1　難病の患者に対する医療等の推進の基本的な方向

第 2　難病の患者に対する医療費助成制度に関する事項

第 3　難病の患者に対する医療を提供する体制の確保に関する事項

第 4　難病の患者に対する医療に関する人材の養成に関する事項

第 5　難病に関する調査及び研究に関する事項

第 6　難病の患者に対する医療のための医薬品，医療機器及び再生医療等製品に関する研究開発の推進に関する事項

第 7　難病の患者の療養生活の環境整備に関する事項

第 8　難病の患者に対する医療等と難病の患者に対する福祉サービスに関する施策，就労の支援に関する施策その他の関連する施策との連携に関する事項

第 9　その他難病の患者に対する医療等の推進に関する重要事項

（2）難病に係る医療費助成の制度

①　医療費助成の対象疾患

　2014年まで医療費の助成が行われていた特定疾患治療研究事業対象疾患は56疾患であったが，2015年 1 月難病法施行に伴い医療費の助成が行

われる指定難病は110疾患となった。その後対象疾患は追加され，2023年1月現在，医療費が助成される指定難病は338疾患となっている。表11-1に難病法が施行された2015年1月時点の指定難病110疾患を示す。

表11-1　難病法が施行された2015年1月時点の指定難病110疾患

告知番号	疾患名	告知番号	疾患名
1	球脊髄性筋萎縮症	25	進行性多巣性白質脳症
2	筋萎縮性側索硬化症	26	HTLV-1関連脊髄症
3	脊髄性筋萎縮症	27	特発性基底核石灰化症
4	原発性側索硬化症	28	全身性アミロイドーシス
5	進行性核上性麻痺	29	ウルリッヒ病
6	パーキンソン病	30	遠位型ミオパチー
7	大脳皮質基底核変性症	31	ベスレムミオパチー
8	ハンチントン病	32	自己貪食空胞性ミオパチー
9	神経有棘赤血球症	33	シュワルツ・ヤンペル症候群
10	シャルコー・マリー・トゥース病	34	神経線維腫症
11	重症筋無力症	35	天疱瘡
12	先天性筋無力症候群	36	表皮水疱症
13	多発性硬化症／視神経脊髄炎	37	膿疱性乾癬（汎発型）
14	慢性炎症性脱髄性多発神経炎／多巣性運動ニューロパチー	38	スティーヴンス・ジョンソン症候群
15	封入体筋炎	39	中毒性表皮壊死症
16	クロウ・深瀬症候群	40	高安動脈炎
17	多系統萎縮症	41	巨細胞性動脈炎
18	脊髄小脳変性症（多系統萎縮症を除く。）	42	結節性多発動脈炎
		43	顕微鏡的多発血管炎
19	ライソゾーム病	44	多発血管炎性肉芽腫症
20	副腎白質ジストロフィー	45	好酸球性多発血管炎性肉芽腫症
21	ミトコンドリア病	46	悪性関節リウマチ
22	もやもや病	47	バージャー病
23	プリオン病	48	原発性抗リン脂質抗体症候群
24	亜急性硬化性全脳炎	49	全身性エリテマトーデス

50	皮膚筋炎／多発性筋炎	80	甲状腺ホルモン不応症
51	全身性強皮症	81	先天性副腎皮質酵素欠損症
52	混合性結合組織病	82	先天性副腎低形成症
53	シェーグレン症候群	83	アジソン病
54	成人スチル病	84	サルコイドーシス
55	再発性多発軟骨炎	85	特発性間質性肺炎
56	ベーチェット病	86	肺動脈性肺高血圧症
57	特発性拡張型心筋症	87	肺静脈閉塞症／肺毛細血管腫症
58	肥大型心筋症	88	慢性血栓塞栓性肺高血圧症
59	拘束型心筋症	89	リンパ脈管筋腫症
60	再生不良性貧血	90	網膜色素変性症
61	自己免疫性溶血性貧血	91	バッド・キアリ症候群
62	発作性夜間ヘモグロビン尿症	92	特発性門脈圧亢進症
63	特発性血小板減少性紫斑病	93	原発性胆汁性肝硬変
64	血栓性血小板減少性紫斑病	94	原発性硬化性胆管炎
65	原発性免疫不全症候群	95	自己免疫性肝炎
66	IgA 腎症	96	クローン病
67	多発性嚢胞腎	97	潰瘍性大腸炎
68	黄色靱帯骨化症	98	好酸球性消化管疾患
69	後縦靱帯骨化症	99	慢性特発性偽性腸閉塞症
70	広範脊柱管狭窄症	100	巨大膀胱短小結腸腸管蠕動不全症
71	特発性大腿骨頭壊死症	101	腸管神経節細胞僅少症
72	下垂体性 ADH 分泌異常症	102	ルビンシュタイン・テイビ症候群
73	下垂体性 TSH 分泌亢進症	103	CFC 症候群
74	下垂体性 PRL 分泌亢進症	104	コステロ症候群
75	クッシング病	105	チャージ症候群
76	下垂体性ゴナドトロピン分泌亢進症	106	クリオピリン関連周期熱症候群
		107	全身型若年性特発性関節炎
77	下垂体性成長ホルモン分泌亢進症	108	TNF 受容体関連周期性症候群
78	下垂体前葉機能低下症	109	非典型溶血性尿毒症症候群
79	家族性高コレステロール血症（ホモ接合体）	110	ブラウ症候群

② 医療費助成の概要

　難病患者への新たな医療費助成は都道府県が実施主体であるが，国が
その2分の1を負担する。患者負担の割合は特定疾患治療研究事業が行
われていた2014年までは3割で所得に応じた負担限度額が設定されてい
たが，難病法施行後は患者負担割合が2割に軽減され，所得に応じた負
担限度額が設定されている。表11-2に新たな医療費助成における自己
負担限度額を示す。医療費助成は高額な医療費を長期にわたり必要とす
る者や人工呼吸器や体外式補助人工心臓を継続的に装着する者にはさら

表11-2　医療費助成における自己負担上限額（月額）

（単位　円）

階　層 区　分	階層区分の基準 （( ) 内の数字は，夫婦2人世帯 の場合における年収の目安）		自己負担上限額（外来＋入院）（患者負担割合：2割）		
			一般	高額かつ 長期[1]	人工呼吸器等 装着者
生活保護	———		0	0	0
低所得Ⅰ	市町村民税 非課税 （世帯）	本人年収 〜80万円	2,500	2,500	1,000
低所得Ⅱ		本人年収 80万円超〜	5,000	5,000	
一般所得Ⅰ	市町村民税 課税以上7.1万円未満 （約160万円〜約370万円）		10,000	5,000	
一般所得Ⅱ	市町村民税 7.1万円以上25.1万円未満 （約370万円〜約810万円）		20,000	10,000	
上位所得	市町村民税25.1万円以上 （約810万円〜）		30,000	20,000	
入院時の食費			全額自己負担		

資料：難病情報センターホームページ（2023年10月現在）から引用（https://www.
　　nanbyou.or.jp/entry/5460）
（注）　1）　月ごとの医療費総額が5万円を超える月が年間6回以上ある者（たとえ
　　　　　ば医療保険の2割負担の場合，医療費の自己負担が1万円を超える月が年
　　　　　間6回以上）。

なる配慮がなされている。医療費助成は各指定難病に定められている重症度分類で一定程度以上の者を対象としているが，軽症者であっても高額医療を継続することが必要である場合は医療費助成の対象とされている。

③　**難病指定医，指定医療機関，難病医療拠点病院，難病医療協力病院**

医療費助成を希望する者は診断書（臨床調査個人票）とそのほかに必要な書類を揃えて都道府県に申請する。新規に申請する場合の臨床調査個人票は「難病指定医」が記載できることとなっている。難病指定医は難病の診断や治療に5年以上従事した経験があり，関係学会の専門医の資格を有しているか，指定難病に関する診断や治療に関する研修を修了した医師である。難病指定医は5年毎の更新となっている。

毎年の更新時は，難病の診断や治療に5年以上従事した経験がある医師で，簡易な研修を修了した「協力難病指定医」も臨床調査個人票の記載が可能である。

指定難病の医療費の助成を受けることができるのは，都道府県から指定を受けた指定医療機関（病院・診療所，薬局，訪問看護事業者等）のうち原則として患者が事前に登録した医療機関に限られる。

都道府県には難病医療拠点病院と難病医療協力病院が指定されているが，平成30年度より新たな難病医療提供体制の整備が進められている。具体的には「難病診療連携拠点病院，難病診療分野別拠点病院，難病医療協力病院」が順次指定されている。

（3）難病の医療に関する調査および研究の推進

① **難病研究事業**

2014年度からの難病研究は，診断基準や診療ガイドラインの作成・改定などの研究を行う「難治性疾患政策研究事業」と難病の病因の解明，

医薬品・医療機器の開発の研究を行う「難治性疾患実用化研究事業」の
2つが実施されており，前者は厚生労働省，後者は日本医療研究開発機
構（AMED）が実施している。

　2023年度の「難治性疾患政策研究事業」の研究課題は分野別に①疾患
別基盤研究分野（16研究），②領域別基盤研究分野（64研究），③横断的
政策研究分野（7研究），④指定研究（7研究），となっている。疾患別
基盤研究分野は，広義の難病であるが，指定難病ではない疾患について
科学的根拠を集積・分析し，患者の実態把握，客観的な指標に基づく診
断基準・重症度分類を確立することを目標に研究が進められており，領
域別基盤研究分野では，実用化を目指した基礎的な研究，診療体制の構
築，疫学研究，普及啓発，診断基準・診療ガイドライン^{注)}等の作成・
改訂，データベース構築への協力等が進められている。横断的政策研究
分野では，疫学研究，普及啓発，疾病群横断的な病態・病状等に適用可
能な診断基準・診療ガイドライン等の作成・改訂，データベース構築の
協力等を行い，対策の推進に貢献することを目標に進められている。

　注）診療ガイドラインは，科学的根拠に基づき，系統的な手法により作成
　　　された推奨を含む文章で，患者と医療者を支援する目的で作成されてい
　　　る。臨床現場における意思決定の際に，判断材料の一つとして利用する
　　　ことがある。

出典：EBM普及推進事業Minds（マインズ）　https://minds.jcqhc.or.jp

　難治性疾患実用化研究事業は希少難治性疾患を対象として，病因・病
態の解明，画期的な診断・治療・予防法の開発を推進することで希少難
治性疾患の克服を目指している。2022年度は「希少難治性疾患の克服に
結びつく病態解明研究」（17研究），「希少難治性疾患に対する画期的な
医薬品医療機器等の実用化に関する研究（11研究），「診療に直結するエ

ビデンス創出研究」(11研究),「希少難治性疾患に対する画期的な再生・
細胞医療・遺伝子治療の実用化に関する研究」(2研究)等が行われて
いる。

② **難病患者データベース**

　難病法施行以前から治療研究対象疾患(56疾患)の医療費助成申請時
に提出される臨床調査個人票のデータベースシステムが運用されていた
が,難病法施行後は指定難病患者データとして難病研究に携わる研究機
関等に対し,審査の上,個人情報の保護に十分配慮し,提供されている。

(4) その他の難病対策

① 難病相談支援センター

　難病法施行以前から,難病の患者さんや家族の日常生活の相談や就労
支援などを行う拠点としてすべての都道府県・指定都市に難病相談支援
センターが整備され,難病相談支援員(保健師・看護師・ソーシャルワ
ーカー等)が,日常生活・療養生活についての相談や各種公的手続等の
相談を受けている。センターによっては,医療面の不安や悩みなどにつ
いて専門医が個別に対応する医療相談会や講演会の実施,同じ病気をも
つ仲間と病気や治療についての情報交換や療養上の悩みなどを分かち合
うことを目的に患者・家族の交流会の開催なども行われている。特殊ベ
ッドや吸入器・吸引器等,療養のための日常生活用具が展示されている
センターもある。

② 難病情報センター

　難病情報センター(http://www.nanbyou.or.jp/)は難病患者や家族,
医療関係者に対し,参考となる情報を提供している。国の難病対策,各
疾患の解説・診断基準・臨床調査個人票,患者会情報,医療費助成制度,
就労支援関連情報等がわかりやすく提示されている。

③　福祉サービスの充実

　2013年度に障害者総合支援法に定める障害児，障害者の対象に難病のある人が加わり，2021年の対象疾患は指定難病より多い366疾患となっている。

④　就労支援

　難病のある人の治療と就労の両立を支える支援も難病法施行前からハローワークと連携しながら行われてきた。難病患者就職サポーターが配置されているハローワークでは，難病相談・支援センターと連携し就職を希望する難病のある人に対して，症状の特性を踏まえたきめ細やかな就労支援，在職中に難病を発症した人の雇用継続についての相談や支援を行っている。難病のある人を雇用する事業主には支給要件を満たした場合，助成制度がある（詳細は都道府県労働局に問い合わせ）。難病患者の雇用管理の参考となる「難病のある人の雇用管理マニュアル」も以下からダウンロードできる（http://www.nivr.jeed.go.jp/research/kyouzai/kyouzai56.html）。このマニュアルは難病のある人の雇用管理上の課題を踏まえ，治療を継続しながら活躍しやすい職場環境を整えることを目的に作成されている。ここには職場における雇用上の配慮・留意点，難病のある人の雇用を支える地域の支援体制，難病のある人たちが活躍している雇用の事例等が記載されている。

（5）小児慢性特定疾患対策

　小児慢性特定疾患にかかっている児童等について，医療費の負担軽減を図るため，医療費の自己負担分の一部を助成している。対象は16疾患群788疾患（2021年）である。

　難病法は法施行後5年以内を目途として見直しを行うこととされてい

るので，常に最新の状況に留意していただきたい。

参考文献

『国民衛生の動向　2022/2023』厚生労働統計協会　2022
難病情報センター　http://www.nanbyou.or.jp/
「難病のある人の雇用管理マニュアル」https://www.nivr.jeed.go.jp/research/
　kyouzai/kyozai56.html
EBM 普及推進事業 Minds（マインズ）　https://minds.jcqhc.or.jp/

学習課題

1．わが国の難病対策で取り上げる疾病の範囲はどのように定義されて
　いるか。
2．わが国の難病対策についてまとめる。

12 | 感染症対策

田城　孝雄

《目標＆ポイント》　感染症の基本知識と予防対策について説明する。感染症対策の法整備の歴史を述べて，新興・再興感染症についてと，2007年に改正された感染症法について解説する。さらに結核，HIV/エイズなど公衆衛生政策上重要な感染症について解説する。
《キーワード》　感染症，宿主，病原体，感染，発症，感染症法，結核，HIV，性病，インフルエンザ，新型コロナウイルス感染症

1. 感染症対策は公衆衛生の歴史

　感染症対策は，公衆衛生の歴史である。古くから感染症は人類に健康障害（被害）や死をもたらす重要な疾患であった。

（1）公衆衛生の始まり

　18世紀，英国で始まった産業革命により，農民が都市に工場労働者として移り住んだ。これにより，ロンドンなど都市に人が密集することになり，劣悪な環境，長時間の過酷な労働により，感染症が蔓延した。これらの疾病の病因は，都市に集住する労働者の貧困が原因と考えられ，労働者個人の問題ではなく，社会全体の問題と考えられた。

　当時の英国の労働者階級は，貧困・不潔・疾病の悪循環に陥っており，労働者階級の健康問題は，労働者個人の責任ではなく，政府の責任によ

るものとされ，チャドウィックは，疾病の原因は，貧困であり，疾病の予防は社会の責任であるとし，救貧法の成立に尽力した。さらに，1848年に世界最初の公衆衛生法「Public Health Act」が英国で制定された。

　当時の産業革命の中心地のロンドンは，石炭を使用していることによる粉塵が多く，呼吸器系の疾患が多かった。結核などの感染症が蔓延していた。

　また，19世紀半ばには，世界的なコレラの大流行が英国に及び，同国では５万人の死者が出た。この大流行の際に，ジョン・スノウ医師（麻酔科医）が，ロンドンの患者発生地域のソーホー地区において，コレラによる死亡者の出た住宅を地図上にマッピングし，当時のロンドンの上水を提供していた井戸の調査を行い，1854年に，汚染されていると疑われた井戸（給水ポンプ）の使用を禁ずることにより，患者の発生を終息させた。これは，コッホによるコレラ菌の発見の実に30年前であり，このことは，「疫学」の原点になっていて，近代疫学の発祥とされている。このように公衆衛生の歴史には，感染症対策が切り離せない。

（2）わが国の感染症対策の歴史

① 明治以前

　わが国の公衆衛生の歴史でも，江戸時代の末期に，天然痘の予防として，1849年に長崎で最初に開設された種痘所が，全国各地に広がっていった。そのなかでも，1858（安政５）年に，伊藤玄朴や大槻俊斎ら83名の蘭学者が資金を出し合って設立された「お玉ヶ池種痘所」は，官立お玉ヶ池種痘所→西洋医学所→大学東校→東京医学校と改称されながら，種痘だけでなく西洋医学研究の場へと発展してゆき，1877（明治10）年の東京大学創設時に医学部となり現在にいたっている。（https://www.pref.okayama.jp/page/detail-91023.html　2023年10月30日閲覧）

②　明治以降・第 2 次世界大戦以前

　明治維新により，近代国家となったわが国の公衆衛生制度の整備とし
て，1880（明治13）年に伝染病予防規則が公布され，1897（明治30）年
に「伝染病予防法」が制定された。1897年には「水道条例」制定，1900
（明治33）年「汚物掃除法」「下水道法」が制定された。このことから，
この当時は水系感染する消化管の急性感染症対策が重大事であったこと
がわかる。

　その後，1919（大正11）年に「結核予防法」，1927年（昭和 2 年）に
は性感染症を対象とする「花柳病予防法」などが制定され，急性感染症
から，慢性感染症に対象・重点が移っていった。

　結核の蔓延は，明治期以降のわが国の近代化・工業化と共に始まった。
明治以降，絹糸，絹織物が輸出産業の主製品となり，国営紡績工場が開
設されるなど，軽工業である繊維・紡績業が，国の産業の中心となった。
紡績工場・製糸工場は，糸くずなどが多い閉鎖空間であり，そこで働い
ている若い女性は，長時間労働で，栄養状態も良くなかった。集団生活
をしていたこともあり，呼吸器の慢性感染症である結核が蔓延した。

③　第二次世界大戦後

　第二次世界大戦の敗戦による貧困により，結核が蔓延し，結核は「国
民病」と呼ばれるようになった。1950年代は， 1 年間に約60万人の結核
患者が発生し，結核患者が最も多かったのは，1951（昭和26）年頃であ
った。国民病とされ，その対策として胸部レントゲン写真による検診制
度などが普及した。わが国の検診システム構築のもととなった。

（3）新興感染症と再興感染症

　感染症に関する状況は，大きく変化している。近代医学の進歩や，公
衆衛生の徹底により，感染症は克服されつつあると思われたが，飛行機

などの交通機関の発達や，世界的な開発の進展などにより，エボラ出血熱やウエストナイル熱などの「かつては知られていなかった新しく認識された感染症で，局地的にあるいは国際的に公衆衛生上の問題となる感染症」である「新興感染症」が，部分的に流行し，これらの新興感染症は，致死率が高く，大きな問題，脅威となった。

　さらに，結核，マラリア，麻疹などのように，一旦は発症を制御し，治療も確立したと思われた感染症が再び問題となり，「既知の感染症で，既に公衆衛生上の問題とならない程度までに患者が減少していた感染症のうち，最近再び流行し始め患者数が増加した感染症」である「再興感染症」も，再び脅威を与えており，問題となってきた。

　また航空機による迅速大量輸送や，経済活動のグローバル化，観光やビジネス，あるいは留学のため海外から入国，また逆に日本から海外へ行くなどの国際交流の増大により，海外で出現した感染症が，わが国に侵入して，国内での患者の発生，感染拡大，流行，蔓延する事例が増えていて，さらに今後も，その可能性，危険性は高い。

2. 感染症とは

(1) 感染症の定義

　感染症という言葉の定義を考える。広辞苑によれば，感染症とは，「細菌・ウイルス・真菌・寄生虫・原虫などの感染によっておきる病気。感染症法により危険性が高い順に1〜5類に分類。伝染病。」（広辞苑第七版）とされている。

　英語では，感染症を infectious disease というが，英英辞書の『Oxford現代英英辞典』によれば，infectious disease は，「an illness that is caused by bacteria or a virus and that affects one part of the body」（第八版）と定義されている。

　また，感染とは，同じ広辞苑では，「病原体が体中に侵入すること。また，病気がうつること。」（広辞苑第七版）とされている。

（2）感染症成立の3大要因

　感染症成立の3大要因として，①病原体，②感染経路，③宿主の感受性が挙げられる。（表12-1）

　なぜ，感染症成立の3大要因が重要かといえば，感染症の予防には，感染症成立の3大要因のいずれかを防げば良いからである。あることを防ぐためには，その相手を良く知ることが必要である。これは，感染症の予防においても成り立つ。

　感染症成立の3大要因に関して，予防策として，以下のことが行われる。

①病原体⇒病原体をなくす。

②感染経路⇒感染経路を遮断する。

③宿主の感受性⇒感受性のある人をなくす。（あるいは，病気にならないようにする。）

（3）病原体

　病原体として，細菌・ウイルス・真菌・寄生虫・原虫などが挙げられる。

表12-1　感染症成立の3大要因

1．病原体
2．感染経路
3．宿主の感受性

（4） 感染経路

　ヒトからヒトに感染する水平感染と，母体から子供（児）に感染する垂直感染がある。水平感染には，接触感染，飛沫感染，空気感染（飛沫核感染），経口感染，血液感染などがある。

① 水平感染

ⅰ）接触感染

　感染者や感染生物，病原体の存在する場所（膿）などに直接ふれることで感染する。

　性行為の場合や，汚染された物品や，ドアノブなど多くの人が接触する場所が汚染されていて感染する場合なども含まれる。

ⅱ）飛沫感染

　咳，くしゃみ，発声（会話，大声，歌唱など）で飛散した飛沫が，病原体を含んでおり，その飛沫を吸い込んで感染する経路であり，感染経路として一般的である。飛沫は，5 μm以上であり，1m から2m 程度で落下する。

　また，正面から病原体を含む飛沫を直接浴びて，結膜や鼻，口の粘膜に噴霧される「直接投射」の場合もある。

　飛沫粒子は5 μm以上と大きいため，空気中に長時間浮遊することはできず，通常は近距離に散乱する。飛沫による感染は，目，鼻，口などの影響を受けやすい粘膜の表面に付着したとき，または汚染された表面に触れた手で顔に触ったときに発生する。また，飛沫の拡散はサージカルマスクの着用によって軽減できる

ⅲ）空気感染

　飛沫核感染，塵埃感染，エアロゾル感染などがある。

a　飛沫核感染

　飛沫核感染とは，感染性病原体を含む飛沫核を介して拡散するものを

指す。これらの病原体は体外で感染能力を長時間維持する。飛沫が，空気中で水分が蒸発し5μm以下の軽い微粒子（飛沫核）となっても，長期間空気中に浮遊したままであり，同じ空間（室内）にいる人が経気道的に感染する（空気感染）。空中の粒子は5μm以下である。

b　エアゾル感染

エアロゾルとは，「煙や霧のように，気体中に固体または液体の微粒子が分散浮遊している状態」の総称である。

iv）血液感染

感染者の血液や体液，分泌物などに接触，病原体が侵入門戸から感受性のある宿主に運ばれ，感染を起こす感染経路。注射針などの医療器材，入れ墨などにより，感染者の血液等が，体内に入る場合，また，輸血や血液製剤による感染も含まれる。

v）経口感染

汚染された食物や水などを摂取することで感染する。

vi）水系感染

経口感染のなかでも，井戸水や水道（消毒されていない水道）の水源の水（飲料水）を介した媒介物感染を水系感染という。水系感染の特徴は，発生が爆発的で，飲料水使用区域に一致し，男女・年齢を問わず感染者がみられることである。

② **垂直感染**

垂直感染には，経胎盤感染（胎内感染），経産道感染，母乳感染などがある。

i）経胎盤感染（胎内感染）

妊娠中に胎盤を通じて，母体から胎児に感染する場合。感染病原体は胎盤を通過する。風疹，梅毒，サイトメガロウイルス感染症，HIV感染症など。妊婦の梅毒罹患や風疹感染による出生児の先天梅毒や先天異

常（先天性風疹症候群）などは「胎盤感染（垂直感染)」の例である。経胎盤感染（胎内感染）は，先天性の障害の原因となる。

ⅱ）経産道感染

　分娩（出産）時に産道で新生児が，産道の病原体や，出血した母体の血液で感染する。胎盤感染とは異なり，直接接触による感染である。HIV 感染症，B 型肝炎など。

ⅲ）母乳感染

　母乳を通じて感染する。HIV 感染症，HTLV － 1 ウイルス感染症など。HIV 感染症は，経胎盤感染，経産道感染，母乳の 3 つの経路すべてで，母体から子に感染する。

③　**媒介動物による感染**

ⅰ）動物が，病原体を運搬するもの

　ネズミ，ハエ，ゴキブリなどの体に病原体が付着しており，経口感染などで拡がる。

ⅱ）病原体をもつ動物からの感染

　病原体に感染したり，病原体を保持する動物，特に昆虫など，節足動物から感染するもの。

ⅲ）代表的な節足動物が媒介する感染症

　　カ（蚊)：マラリア，日本脳炎，ウエストナイル熱，デング熱，黄熱，
　　　　　　　フィラリアなど

　　ノミ（蚤)：腺ペストなど

　　シラミ（虱)：発疹チフスなど

　　ダニ：ツツガムシ病，ライム病，日本紅斑熱，重症熱性血小板減少症
　　　　　候群（SFTS）など

④　**人獣共通感染症**

　人獣共通感染症は，脊椎動物と人の間で自然に移行するすべての病気

または感染。狂犬病，オウム病，エキノコックス症など多彩である。ペットから感染する場合，野生の動物，家畜から感染する場合など多様である。

⑤　感染症の流行

ⅰ）アウトブレイク「発生・勃発」（outbreak）：感染症患者が通常より増加している状況。

ⅱ）エピデミック「流行」（epidemic）：限られた地域や集団において，特定の疾患が一定期間に異常に高い頻度で発症すること。

ⅲ）エンデミック「地域流行」（endmic）：集団発生が一部の地域で収まっている状態（風土病）。

ⅳ）パンデミック「汎流行」（pandemic）：世界的な大流行。

3. 疫を免れる

（1）宿主の感受性

先に述べたように，病原体が宿主の体内に侵入しても，すべての個体に感染を起こすとは限らない。宿主の体内に病原体が侵入しても，宿主の体内で，その病原体が増え（増殖せ）ずに，除かれてしまえば発症しない。ただし，病原体が産生した毒素が，悪影響を及ぼす場合がある。

疫・疫病つまり，感染症，伝染病を免れることを，免疫という。宿主側のもっている特定の感染症に関係する微生物またはその毒素に対して，特異的な作用を示す抗体または細胞を保有することによる抵抗力を指す。病気が流行っても，発症しない人たちがおり，なぜその人たちは発症しないのか，あるいは発症しても症状が軽いのかという点から着目された。宿主の感受性，発病・発症を左右するものである。

（2）自然免疫と獲得免疫
① 自然免疫

　非特異的な免疫であり，好中球や単球，マクロファージ，NK細胞などが担う免疫系である。マクロファージなどの食細胞は，侵入した病原体を貪食し，細胞質内のリゾチームにより排除し，病原体の侵入，感染の成立を防いでいる。

　皮膚のバリア機能，唾液中のリゾチーム，気道の繊毛運動，胃液の強酸など，解剖学的，生理学的に備わっている機能も，自然免疫と考えられる。

② 獲得免疫
1）受動免疫

　受動免疫とは，すでに免疫を有している個体の免疫抗体を，血清などによって他の個体に与えることである。自然受動免疫と人工受動免疫がある。

①自然受動免疫：胎児が母の胎盤，あるいは生後母乳（特に初乳）を介して自然に母の免疫抗体を受けること（例：麻疹・ポリオなど）。

②人工受動免疫：ウイルス感染症に対する回復期，高度免疫血清療法や免疫抗体を含んだγグロブリンを注射して与えることなど（例：B型肝炎・ヘルペスなど）。

2）能動免疫

　能動免疫とは，受動免疫と異なり，宿主自身の体内で，病原体に対する免疫を獲得することである。自然に宿主個体が獲得する場合と，人工的に弱毒化した病原体などを，宿主個体に投与して，宿主の体内で成立させる場合がある。

①自然能動免疫：個体が臨床的発病の有無にかかわらず自然に感染した際に獲得すること。

②人工能動免疫：人工的に，ａ）病原体の分画，ｂ）有毒産物，ｃ）病
原体そのものを死滅，減弱，変異したかたちで注射することによって
成立すること。この人工能動免疫を得る方法として，予防接種がある。
　予防接種とは，人工能動免疫の目的で行われる抗原の投与であり，こ
の時に用いられる医薬品を，ワクチンという。ワクチンには，弱毒株の
生きた病原体であるａ）生ワクチンと，生きた病原体ではなく死滅させ
た病原体（病原体の一部・破片）であるｂ）死菌ワクチンがある。
　新型コロナウイルス感染症の予防接種では，新型コロナウイルスのス
パイクタンパク質をコードする核酸配列を持った mRNA を投与し，接
種された体内で，この mRNA に基づき作られた新型コロナウイルスの
スパイクタンパク質を抗原として，対する抗体を産生し，および細胞性
免疫応答が誘導されることにより免疫力を得るという画期的な方法を用
いた。2023年のノーベル医学・生理学賞の対象となった。

4．感染症対策・予防医学の観点から

（1）予防医学
　予防医学は，健康を損ねる要因の発生を防ぎ，除去することにより，
疾病の発生を予防するものである。従来は，予防接種・検疫・消毒など
の急性感染症の予防が第一であった。
　予防には，一次予防，二次予防，三次予防がある。
　一次予防は，生体の組織に，病変がないときに行われる予防であり，
①健康増進と②特異的予防が挙げられる。特異的予防は，ａ）環境整備
（上下水道の整備等），ｂ）病原物質・発癌物質・環境汚染物質の除去，ｃ）
感染症の予防（予防接種・消毒・検疫）などである。
　二次予防は，感染者の早期発見・早期対策であり，自覚症状の発現よ
り前に，早期に疾病を発見し治療する事であり，集団検診によるスクリ

ーニングなどが挙げられる。患者を早期発見・早期治療する。死亡率の減少，生存期間の延長を図るものである。

　三次予防は，感染症の再発予防や患者の社会復帰であり，悪化の防止，リハビリテーション，QOL の向上，疾病による機能障害を防止し，社会復帰をめざす。

（2）検疫
　感染症予防は，感染源・感染経路・宿主に対する3つの予防活動からなる。外来感染症の一次予防として，検疫が挙げられる。

感染症予防のための検疫
　国内に常在しない外来伝染病の国内への侵入を防ぐ。感染症に暴露した健康接触者を，潜伏期間中，行動制限を行う。空港，港湾などで，入国を停止し，一定期間停留させ，また入国時に利用した航空機や船舶を消毒する。

5.　感染症法

（1）感染症法の施行
　新興感染症や再興感染症の出現，医学・医療の進歩，人権尊重，国際交流の活発化などの変化を受けて，感染症対策の見直しを図るため，従来の感染症関係の法律「伝染病予防法」「性病予防法」「後天性免疫不全症候群の予防に関する法律」の3つを統合し，新たに「感染症の予防及び感染症の患者に対する医療に関する法律（感染症法）が，1998（平成10）年に制定，1999（平成11）年4月1日に施行された。（厚生の指標増刊『国民衛生の動向　2022/2023』p.128）（『衛生行政大要　改訂第23版』p.81）

　さらに，その後の2006（平成18）年12月に，「結核予防法」を統合し，

また人権意識の高まりから「人権尊重」や「最小限度の措置の原則」を明記するなどの改正がなされた。(2007年4月1日施行) また, 2008 (平成20) 年4月には, 新型インフルエンザ対策のため, 鳥インフルエンザのインフルエンザ A/H5N1を, 二類感染症に位置づけ, 入院措置に備える改正を行い, あわせて新型インフルエンザという分類を加えた。(平成20年5月施行)

2021 (令和3) 年2月には, 新型コロナウイルス感染症 (COVID-19) の拡大防止に向けた関連法案の修正があった。

(※留意点: このように法律は, 絶えず改正・改定が加えられる。放送時には, さらに新しい改正が加わっている可能性があるので, 各自インターネット等で検索して常に最新の条文を確認すること。)

この感染症の予防及び感染症の患者に対する医療に関する法律 (感染症法) は, 「感染症の予防及び感染症の患者に対する医療に関し必要な措置を定めることにより, 感染症の発生を予防し, 及びそのまん延の防止を図り, もって公衆衛生の向上及び増進を図ることを目的」としている。

また, 保健・医療を取り巻く環境の変化や, 国際交流の進展等に即応して, 感染症に対する対策・施策を行うことにより, 新感染症その他の感染症に迅速かつ適確に対応することができることを基本理念としてい

表12-2　感染症法のポイント

1. 感染症の発生・拡大に備えた事前対応型行政の構築
2. 感染症類型と医療体制の再構築
3. 患者等の人権に配慮した入院手続きの整備
4. 蔓延防止措置の再整理
5. 動物由来感染症対策の充実

る。さらに，感染症の患者等が置かれている状況を深く認識し，これらの者の人権に配慮しつつ，総合的かつ計画的に推進されることも，基本理念としている。

（2）感染者の人権擁護

　感染症対策の歴史は，感染者の人権保護，差別との戦いの歴史でもあった。過去のわが国の感染症対策において，ハンセン病や薬害 HIV 感染症などで，患者個人の人権が侵害されたことは，公衆衛生分野の人間として，反省すべきことである。この点を受けて，現在の感染症法の前文には，患者に対する人権に対する配慮に関して明記されている。

【参考資料】感染症法：前文

　人類は，これまで，疾病，とりわけ感染症により，多大の苦難を経験してきた。ペスト，痘そう，コレラ等の感染症の流行は，時には文明を存亡の危機に追いやり，感染症を根絶することは，正に人類の悲願と言えるものである。

　医学医療の進歩や衛生水準の著しい向上により，多くの感染症が克服されてきたが，新たな感染症の出現や既知の感染症の再興により，また，国際交流の進展等に伴い，感染症は，新たな形で，今なお人類に脅威を与えている。

　一方，我が国においては，過去にハンセン病，後天性免疫不全症候群等の感染症の患者等に対するいわれのない差別や偏見が存在したという事実を重く受け止め，これを教訓として今後に生かすことが必要である。

　このような感染症をめぐる状況の変化や感染症の患者等が置かれてきた状況を踏まえ，感染症の患者等の人権を尊重しつつ，これらの者に対する良質かつ適切な医療の提供を確保し，感染症に迅速かつ適確に対応

することが求められている。

　ここに，このような視点に立って，これまでの感染症の予防に関する施策を抜本的に見直し，感染症の予防及び感染症の患者に対する医療に関する総合的な施策の推進を図るため，この法律を制定する。

（3）感染症法における感染症の分類

　感染症法は，法の対象とする感染症を分類している。その分類は，感染力，症状の重篤度などにより，一類感染症，二類感染症，三類感染症，四類感染症，五類感染症，新型インフルエンザ等感染症，指定感染症及び新感染症に分類される。

　このうち，一類感染症は，感染力，罹患した場合の重篤性等に基づく総合的な観点からみた危険性が極めて高い感染症，二類感染症は，感染力，罹患した場合の重篤性等に基づく総合的な観点からみた危険性が高い感染症，三類感染症は，感染力，罹患した場合の重篤性等に基づく総合的な観点からみた危険性が高くないが，特定の職業への就業によって感染症の集団発生を起こしうる感染症，四類感染症は，動物，飲食物等の物件を介して人に感染し，国民の健康に影響を与える恐れのある感染症（ヒトからヒトへの伝染はない），五類感染症は，国が感染症発生動向調査を行い，その結果等に基づいて必要な情報を一般国民や医療関係者に提供・公開していくことによって，発生・拡大を防止すべき感染症，と分類されている。

　さらに，一類から五類に加えて，以下の分類もある。

・新型インフルエンザ等感染症：新型インフルエンザ等，新型コロナウイルス感染症（COVID-19）
・指定感染症：既知の感染症であっても危険性が高く特別な対応が必要であると判断される場合は，政令により指定し対応する。

・新感染症：危険度が高いと考えられる新たな感染症が確認された場合，対応する。

（『衛生行政大要　改訂第23版』p.77　表5より引用）

表12-3　感染症の分類

一類感染症：エボラ出血熱，痘瘡，ペスト等
二類感染症：結核，重症急性呼吸器症候群（SARS），中東呼吸器症候群（MERS）等
三類感染症：コレラ，赤痢等
四類感染症：A型肝炎，マラリア，日本脳炎等
五類感染症：季節性インフルエンザ，麻しん，後天性免疫不全症候群，感染性胃腸炎（ロタウイルス），細菌性髄膜炎等

6. 予防接種

予防接種は，感染症による患者の発生や死亡者の大幅な減少をもたらす。予防接種によって獲得した免疫が感染症の流行を抑制している。予防接種により，国民全体の免疫水準を維持するためには，接種機会を安定的に確保するとともに，国民に必要となる予防接種を積極的に勧奨し，社会全体として一定の接種率を確保することが重要である。

（1）予防接種法

予防接種法は，伝染のおそれのある疾病の発生および，蔓延を予防するために公衆衛生の見地から予防接種の実施その他必要な措置を講ずることにより，国民の健康被害の迅速な救済を図ることを目的とした法律

である。

予防接種とは，予防接種法第2条によれば，「疾病に対して免疫の効果を得させるため，疾病の予防に有効であることが確認されているワクチンを，人体に注射し，又は接種すること」をいう。

（2） 予防接種の役割

乳児は母親からもらった抗体をもっているので，生後半年から1年間は感染症にかかりにくい。しかし，この抗体はやがて消え，生後1年後くらいから多くの感染症に罹患するようになる。また，一部の感染症（たとえば百日咳）の場合，そもそも母親が抗体をもっていない場合がある。そのような母親から生まれた乳児は，生後まもなくからその感染症にかかることがある。

（3） 予防接種の意義　－個人防衛と集団防衛－

感染症の予防接種には個人防衛と社会防衛の2つの役割がある。

① 個人防衛

個人防衛とは，自分がかからない，および，もしかかっても軽くてすむという2つの役割をさす。従って，個人防衛を主目的とする場合には，集団接種は行わず，ハイリスクの者を対象にして接種が行われる。

② 社会防衛

社会防衛とは，社会集団に感染を拡げないという役割をさす。予防接種によって，その感染症に感染する可能性のある集団全体の易感染性を下げる役割が社会防衛である。たとえば，多くの人が予防接種を受けることによってその感染症にかからなくなれば，予防接種を受けなかった人たちを含めて，社会集団の構成員を感染症から守ることができる。

そのため，社会防衛を主目的とする場合には，個人防衛とは対照的に

リスクが高い者への個別接種ではなく，普遍的な集団接種が必須である。どの予防接種にも社会防衛と個人防衛の2つの役割が必ず混在する。

（4）定期予防接種

　予防接種法に基づく定期予防接種は，以前は国民に対して接種を義務づけることにより推進されてきた。予防接種に対する国民のとらえ方が変化するなかで，国民の理解と協力を求めて自覚を促すことによって，国民が自ら進んで定期接種を受ける意思をもつことが望ましいとの考え方により，現行の定期接種に関する責務規定は，「受けるように努めなければならない（努力義務）」とされている。

7．疾患各論

（1）結核
①　結核

　結核患者の高齢化に伴い，糖尿病患者など医学的リスクをもった人に患者発生が増加している。さらに，免疫抑制薬の治療を受けている人，HIV/エイズ合併患者にも，結核患者は確実に増えている。また医療機関での感染，院内感染がみられる。特に，若い世代の看護師や職員も感染することがある。

　また，結核に罹患しやすい層として，社会的・経済的弱者が挙げられる。住所不定者や生活困窮者，健康管理の機会に恵まれない小規模事業所の従業員，外国からの移民・外国人労働者など，特に大都市に住むこのような人々に発生が集中している。またゲームセンター，遊技場などの不特定多数の人が出入りする施設での発生の報告も多い。

　高齢者や基礎疾患をもつ人々への結核の増加，発見の遅れは，結核患者の予後を不良にしており，登録された患者が1年以内に結核で死亡す

る割合は，上昇している。

近年，抗結核薬に耐性のある多剤耐性結核の発生，高齢者の再発など の課題があり，年間1万人以上の新規患者が発生し，依然として主要な 感染症である。低蔓延国の基準である罹患率10以下を目指すためには， さらなる対策が必要であった。

結核患者の状況

2020（令和2）年には，年間12,739人の新規患者が登録されており， わが国の主要な感染症である。全結核（肺結核以外も含む）の罹患率は （人口10万対）10.1であった。結核による死亡数は，2020（令和2）年 は1,909人であり，死亡率は（人口10万対）1.5であった。

2021（令和3）年の結核罹患率（人口10万対）は，9.2であり，前年 と比べ0.9減少し，結核低蔓延国となった。

② DOTS による治療と患者支援

DOTS（Directly Observed Therapy Short-course：直接監視下短期 化学療法）は，喀痰塗沫陽性患者の服薬を第三者が確認し，治療中断， 結核菌の耐性化を防ぐ，確実な治癒を行うものである。その結果，新た な結核罹患率を低下させ，結核の撲滅を目指す。

DOTS は，直接服薬確認（DOT）を基本とした結核対策の包括的な 戦略である。わが国においても2000（平成12）年度から大都市を中心に 導入が進み，2007（平成19）年調査では結核病床をもつ医療機関の約87 ％，全国保健所の約98％が DOTS を実施している。結核の治療は長期 間を要し，治療中断の危険性も高いため，保健師が患者を毎日直接訪問 し，監視下に化学療法薬（抗結核薬）の服用を確認する訪問 DOTS， 入院した病院や地域の診療所の外来，調剤薬局または保健所に患者が通

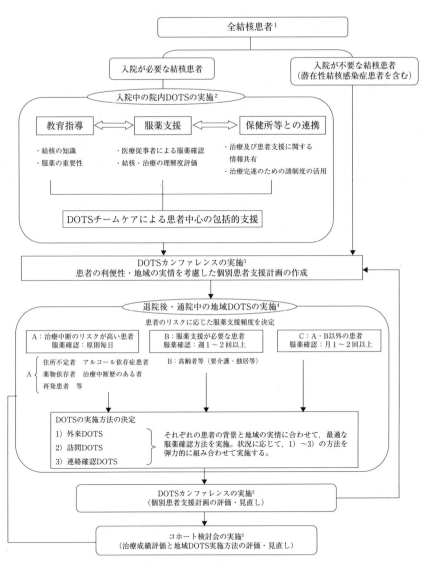

図12-1　日本版21世紀型 DOTS 戦略推進体系図

図は，平成23年10月12日厚生労働省健康局結核感染症課長通知1012第 5 号別添資料
より。

(https://www.mhlw.go.jp/file/05-Shingikai-10601000-Daijinkanboukouseikagakuka-
Kouseikagakuka/0000051882.pdf)

って服薬する外来 DOTS などがある。

（2）HIV/ エイズ

① HIV/ エイズ

　HIV/ エイズは，1980年代に新たに登場した疾患である。エイズの患者，エイズととともに生きる人々は，世界で1990年代以降は1,000万人以上と急速に増え，現在では約3,000万人（2/3がサハラ以南アフリカ）を超えている。

　UNAIDS（国連合同エイズ計画）によると，HIV 感染者は，2020（令和2）年末現在3,760万人と推定されている。東部・南部アフリカが2,060万人と半分以上を占めている。2020（令和2）年の新規 HIV 感染者数は150万人，エイズによる死亡者数は，年間69万人と推定されている。

②　わが国の HIV/ エイズ患者の状況

　日本国籍男性が HIV 感染者とエイズ患者の約80％を占めている。日本国籍男性の同性間性的接触（両性間性的接触を含む）による感染は30歳代の増加が著しく，20歳代，40歳代も増加している。静脈内注射薬物濫用者や母子感染による HIV 感染者，エイズ患者はいずれも1％以下であり，諸外国に比べて少ない。

　1989（平成元）年に後天性免疫不全症候群の予防に関する法律（エイズ予防法）が成立し，人権に配慮しつつ，国・地方公共団体・国民および医師が一体となって，蔓延防止に努めてきた。

　1990年代になると，対策の限界（性行動はプライバシーにかかわり，通常の保健・医療行動よりも行動変容が困難，対象が絞られすぎて効果の波及する範囲が狭いなど）が明らかとなり，社会的な取り組みが要請されている。健康行動に関係する政治・経済・社会・文化的な環境や社会構造の改革，性行動に対する社会規範の変革，感染者に対する社会的

支援（差別の除去などを含む）が行われた。

1998（平成10）年には，感染症法の対象疾患となり，エイズ予防法は廃止された。感染症法の平成15年10月改正（同年11月施行）により，エイズは5類感染症になった。

新規 HIV 感染者・エイズ患者とも増加傾向にあり，またエイズ治療の進歩により患者の生命予後が改善し，長期・在宅療養などの新たな課題が生じている。検査・相談体制の充実，地域における総合的な医療提供体制の充実，NGO 等との連携など，社会全体で総合的なエイズ対策が必要である。

2020（令和2）年の現状

2020（令和2）年12月末現在の日本国内の HIV 感染者は22,489人，エイズ患者は9,991人である。2020（令和2）年の新規 HIV 感染者は750人で，日本人男性で同性間性的接触を感染経路とするものが多数を占めている。新規エイズ患者の報告件数は345人であった。新規 HIV 感染の85.2％は性的接触が感染経路であり，同性間性的接触が72.4％，異性間性的接触が12.8％となっている。（『国民衛生の動向　2022/2023』p.142）

近年の抗 HIV 療法の進歩により，HIV 感染者とエイズ患者の予後は改善され，早期治療を開始した感染者は，非 HIV 感染者と同等の生活を送れるようになっている。また抗 HIV 療法は，他人へ HIV を感染させる危険性を減らすことが示されており，早期発見と早期治療が重要である。（『国民衛生の動向　2022/2023』p.140）

③ HIV の感染経路

1）HIV 感染者との性行為，2）血液または血液製剤による感染（麻薬の静脈内注射や入れ墨など針の使いまわし，輸血，血液製剤），3）

母子感染（子宮内経胎盤・出産時における感染（経産道），母乳による感染という垂直感染の３つの経路すべてで感染する）。

（3）麻疹・風疹

① 麻疹（はしか）

　麻疹は，高熱・発疹・カタル症状を主症状とする急性ウイルス感染症であり，大学生など若い年齢層で対策が必要となっている。ワクチンによる予防が重要であるが，予防接種を受けていない世代があり，その世代が大学生になり，流行した時期があった。

　国際的には，WHOは世界で毎年約2,000万人が麻疹を発症し，2005（平成17）年の麻疹による死亡者数は34万5,000人と推計している。南北アメリカ大陸・韓国では，2000（平成12）年，2006（平成18）年に麻疹の排除 elimination が達成されている。

　麻疹は子どもがかかる病気であるが，予防接種を受けていないと成人でも重症化するケースがあり，特効薬はない。未接種の妊婦がかかると早産や流産の恐れもあり，注意が必要である。

② 2007年・2008年の麻疹流行

　2007年（平成19年），関東地方で10代から20代の人達の間で，麻疹が流行した。この世代は，麻疹・風疹の混合ワクチン（MRワクチン）を幼少期に１回しか接種していなかったためである。このMRワクチンの２回接種は，2006年（平成18年）６月から開始されていたが，この世代（2007年当時に10代から20代）は１回しか接種せず，麻疹に対して充分な免疫力を持っていなかった。さらに，東京都内では2008年春にも大学キャンパスなどで流行した。このため，2008年から中学１年生と高校３年生を対象に，MRワクチンの追加接種が５年間実施された。

③　風疹

　2011（平成23）年以降に成人男性を中心に風疹が流行した。それに伴い先天性風疹症候群（後述）の報告数が増加した。さらに2018（平成30）年にも首都圏を中心に流行の拡大がみられた（2,941人。平成30年）。風疹は感染症法五類感染症であり，2020（令和２）年の患者数は101人であった。

　風疹は，ウイルス性の疾患であり，風疹ウイルスに感染すると約２〜３週間後に発熱や発疹，リンパ節の腫れなどの症状が現れる。風疹の症状は，子どもでは比較的軽いが，大人がかかると，発熱や発疹の期間が子どもに比べて長く，関節痛がひどいことが多い。

　妊娠初期の女性が風疹ウイルスに感染すると，出生児に先天性の心疾患，難聴，白内障などを引き起こす先天性風疹症候群が生じる恐れがある。妊娠する可能性のある女性および妊婦の家族などでは，風疹の予防接種を受けることが推奨される。適切な予防接種の実施は，感染症の流行を抑制する。

（4）性病・性感染症（STD）

　性感染症は，性行為により感染する疾患であり，梅毒・性器クラミジア感染症・性器ヘルペスウイルス感染症・尖圭コンジローマ・淋菌感染症の５疾患が感染症法の五類感染症に規定されている。

　梅毒は，2020（令和２）年は新規患者数が5,867人で，2010（平成22）年以降，増加傾向にある。2022（令和4）年には，10,000例を超える報告があった。年代別にみると10代，20代では女性が多く，30代以降は男性が多くなっている。梅毒は抗菌薬による薬物治療で完治が可能であるが，治療が遅れたり，治療せずに放置すると，脳や心臓に重大な合併症を起こし，死に至る場合もある。また妊娠中に罹患すると，胎盤を通じ

て，胎児にも感染する。死産や早産の原因になる。また生まれてくる子供の神経や骨に異常をきたすことがある。これが先天性梅毒である。

　同じく2020（令和2）年は，性器クラミジア感染症は28,381人，性器ヘルペスウイルス感染症は9,000人，淋菌感染症は8,474人，尖圭コンジローマは5,685人であった。

　2007（平成19）年に，5疾病すべてで10歳代前半の報告があった。小学生・中学生の段階からSTD予防教育や，若年者の症状出現時に受診行動につながるような相談・検査体制の構築が急務である。性器クラミジアの無症候感染者は高校生女子の13％に存在するという報告もある。（大規模調査による高校生の無症候性クラミジア感染の感染率と危険因子に関する研究　2006年度研究成果報告書概要　科研費　基盤研究（B）研究代表者　今井博久）

（5）食中毒

①　食中毒

　食中毒は，食品や容器に食中毒を起こす微生物などが付着・増殖したり，有害な化学物質が存在している食品を摂取することで生じる急性の健康障害である。（『最新臨床検査学講座　公衆衛生学　2023年版』p.149）

　2021（令和3）年の食中毒の病因物質が判明したのは，件数でみると98.3％である。最も多いのはアニサキスを病因物質とするもので48.8％を占めていた。次いで件数が多いのはカンピロバクターで21.8％となっている。患者数は11,080人であり，病因物質が判明したのは，患者数でみると10,930人（98.6％）であった。患者数としては，ノロウイルスを病因物質とする患者が最も多く4,733人で，43.3％を占める。次いでその他の病原大腸菌（腸管出血性大腸菌を除く病原大腸菌）の患者が2,258

人（20.7％），ウェルシュ菌の患者が1,916人（17.5％）となっている。（『国民衛生の動向　2022/2023年』p.302）

② 　**ノロウイルス**

　ノロウイルスは主に手指や食品などを介して経口で感染し，ヒトの腸管で増殖する。主な症状は吐き気，嘔吐，下痢，腹痛である。一年を通して発生しているが，特に冬季に流行する特徴がある。感染性胃腸炎や食中毒を起こす。感染力が強く，空気を介しての感染もあるため，患者吐物などの消毒には次亜塩素酸ナトリウムによる清掃・消毒が必要である。

　ノロウイルスによる感染性胃腸炎は，感染症法の五類感染症の「感染性胃腸炎」に分類される。

（6）インフルエンザ・新型インフルエンザ（A/H1N1）

① 　**高病原性トリインフルエンザ**

　1996（平成8）年に，中国の広東省で，ガチョウから，H5N1型のインフルエンザAインフルエンザウィルスが見つかり，水鳥など鳥類で大流行した。

　1997（平成9）年に香港の食肉市場の周辺で，18人が罹患し，6名が死亡した。（https://www.cas.go.jp/jp/influenza/backnumber/kako_11.html　2023年7月7日閲覧）トリインフルエンザウィルス（H5N1）の罹患は，死亡率が高く，警戒されている。2003（平成15）年11月以降，2017（平成29）年4月20日現在，世界で858人の患者が発症し，453人の死者が出ている。

② 　**新型インフルエンザ・ブタインフルエンザ**

　2009（平成21）年3月にメキシコを発端に，新型インフルエンザが流行した。しかし，これは恐れられていた高病原性トリインフルエンザで

はなく，豚由来のブタインフルエンザ（A/H1N1型ウィルス）であった。ヒトからヒトへの感染を示し，感染力は強く，わが国では2,000万人以上が感染したと考えられているが，幸い毒性が低く，致命率は通常の季節性インフルエンザと同等であった。

［参考］新型インフルエンザの情報
厚生労働省ホームページ：新型インフルエンザ（A/H1N1）対策関連情報
　http://www.mhlw.go.jp/bunya/kenkou/kekkaku-kansenshou04/
厚生労働省ホームページ　新型インフルエンザに関する Q&A
　http://www.mhlw.go.jp/bunya/kenkou/kekkaku-kansenshou04/02.html

　2011年（平成23年）3月31日に，わが国では，「感染症の予防及び感染症の患者に対する医療に関する法律」に基づき，2009（平成21）年に発生した新型インフルエンザ（A/H1N1）は，「新型インフルエンザ等感染症」から「通常の季節性インフルエンザ」へ移行した。季節性インフルエンザとして取り扱うことになるインフルエンザの名称は，「インフルエンザ（H1N1）2009」とされた。
　2013（平成25）年から2014（平成26）年にかけて，再びトリインフルエンザ（H7N9）の感染が中国国内で広がりをみせた。
③　**新型インフルエンザ等対策特別措置法**
　2012（平成24）年に，新型インフルエンザ等に対する対策の強化を図ることで，国民の生命および健康を保護し，生活や経済への影響を最小にすることを目的として，新型インフルエンザ等対策特別措置法が制定された。

　新型インフルエンザ等対策の実施に関する計画，発生時における措置，新型インフルエンザ等緊急事態措置等を定めることにより，感染症の予防及び感染症の患者に対する医療に関する法律（感染症法），検疫法，予防接種法と連携し，新型インフルエンザ等に対する対策の強化を図る法律である。この法律は新型インフルエンザだけでなく，急激に流行して国民に重大な影響を及ぼすおそれのある新たな感染症が発生した場合にも適用されるものであり，2020（令和2）年に感染拡大した新型コロナウイルス感染症（COVID-19）蔓延の際にも適用された。

（7）新型コロナウイルス感染症

① 新型コロナウイルス感染症（COVID-19）のパンデミック

　2019（令和元）年12月，中華人民共和国の湖北省武漢市で肺炎患者の集団発生として報告され，その後世界に拡大した新型コロナウイルス（SARS-CoV-2）の感染は，わが国では2020（令和2）年1月16日に初めて患者が報告され，2月1日に指定感染症に指定された。クルーズ船（ダイヤモンド・プリンセス号）での発生の対応も経験した。その後，2020（令和2）年3月下旬から患者数が増加し，4月7日には改正新型インフルエンザ等対策特別措置法に基づき緊急事態宣言が発出された。6月後半から患者数が再び増加に転じ，1日当たり1,000人前後の陽性者が報告された。地域により差があるが，1日当たりの新規陽性者数の推移をみると，2020（令和2）年4月中旬，同年7月末から8月初旬，2021（令和3）年1月初旬にピークがあり，それぞれ第1波，第2波，第3波と考えられている。同年2月末に減少したが，3月より増加している。この時点で，2020年当初のウイルスより，変異したいくつかの変異株に置き換わってきている。2023（令和5）年1月末の段階で，日本では第8波がピークを越えている状況である。

② 新型コロナウイルス感染症以前の感染症病床

　平時の感染症指定医療機関の病床数は，新型コロナウイルス感染症の発生前の2019（平成31）年4月1日の指定状況として以下の通りである。

　まず，特定感染症指定医療機関は，全国で4医療機関しかなく，計10床であった。

　特定感染症指定医療機関は，新感染症の患者の入院医療を担当できる基準に合致する病床を有する医療機関で，全国に数箇所ある。

　次に第一種感染症指定医療機関は，全国で55医療機関103床，各都道府県で原則1病院が指定され，1病院当たり1〜2床である。第一種感染症指定医療機関は，一類感染症の患者の入院医療を担当できる基準に合致する病床を有する医療機関で，原則として都道府県域毎に1箇所である。

　最も数の多い第二種感染症指定医療機関は，感染症病床を有する指定医療機関は，全国で351医療機関，病床数は1,758床であった。第二種感染症指定医療機関は，二類感染症の患者の入院医療を担当できる基準に合致する病床を有する医療機関で，原則として2次医療圏域毎に1箇所である。都立駒込病院，東京都保健医療公社豊島病院，横浜市立市民病院などごく一部で20床を超える病院があるが，大部分は4〜6床である。これでは，小さなクラスターが発生すれば病床が満杯になってしまう。

　感染症病床は，陰圧設備を完備するなど，設備のコストがかかり，特に感染症病床が置かれることの多い公立病院には，平時のコスト負担である。2019年，2020年初頭の新型コロナウイルス感染症の流行の直前まで，感染症専用病棟は，公立病院，地域医療支援病院に4〜6床設置されていることが多かった。感染症専用病床は，陰圧設備が必要なので，数年から10年に1度あるかないかのパンデミックに備えるので，4床程

度になることは，止むを得ないことであろう。

　常に起きる訳ではないパンデミックに対する備えは，新型コロナウイルス感染症以前は不十分であった。幸いなことに，2009（平成21）年の新型インフルエンザの流行，SERS，MERS で大きな被害を経験してこなかったわが国は，2020年1月以降の新型コロナウイルス感染症の流行により，感染症病床の確保に大きな苦労をしている。

　また，新型コロナウイルス感染症以外の他の疾病，外傷で入院した患者からの院内感染など，病院におけるクラスターも初期には発生した。これにより，一般診療用の病床も休床せざるを得ず，一般医療の病床の確保も困難になり，救急患者の受け入れ困難，早期がんの手術や待機的手術の延期など，医療崩壊ともいえる状況も生じた。

③　**新型コロナウイルス（SARS-CoV-2）について**

　コロナウイルスには，以前から4つのタイプが知られていた。一般的に症状は軽く，ヒトの感冒（common cold）の原因の10〜15％を占めると言われていた。（α コロナウイルス）

　その後，2002（平成14）年中国・広東省から発生した SARS（重症急性呼吸器症候群），2012（平成24）年アラビア半島から発生した MERS（中東呼吸器症候群）の原因となった SARS-CoV，MERS-CoV が，コロナウイルスの亜型（β コロナウイルス）であることが判明した。この時点で，コロナウイルスは，感冒様症状を呈する風邪症候群の4種類（α コロナウイルス）と，重症肺炎ウイルスの SARS-CoV，MERS-CoV の2種類（β コロナウイルス）の計6種類が知られていた。

　2019（令和元）年11月中国湖北省武漢市で発生した原因不明の肺炎の原因病原体（新型コロナウイルス）が，SARS-CoV，MERS-CoV と同じ，コロナウイルスの亜型であることが判明し，SARS-CoV-2と命名された。

　現在（2020年以降）は，ヒトに感染するコロナウイルスは，風邪症候群の4種類（αコロナウイルス）と動物由来の重症肺炎ウイルス（βコロナウイルス）3種類（SARS-CoV，MERS-CoV，SARS-CoV-2）である。(https://www.niid.go.jp/niid/ja/kansennohanashi/9303-coronavirus.html　2023年7月7日閲覧)

参考・引用文献

『国民衛生の動向　2017/2018』厚生労働統計協会　2017
『国民衛生の動向　2022/2023』厚生労働統計協会　2022
『国民衛生の動向　2023/2024』厚生労働統計協会　2023
『系統看護学講座　公衆衛生　第14版〔健康支援と社会保障制度2〕』医学書院　2019
『シンプル衛生公衆衛生学2022』南江堂　2022
『最新臨床検査学講座　公衆衛生学　2023年版』医歯薬出版　2023

学習課題

感染症法のポイントを述べよ。

13 | 学校保健

岡本美代子

《目標＆ポイント》　学童期は身体的な著しい成長と精神・心理面でも大きく
変化する時期でもある。しかも，多様化し変化の激しい社会の影響を受けて，
現代を生きる子どもたちはさまざまな健康課題に直面している。本章では，
こうした現状を概観した上で，学校保健安全法に基づき実施されているわが
国の学校保健や学校給食の施策の概要を理解する。
《キーワード》　学校保健安全法，学校保健教育，学校保健管理，学校保健組
織活動，学校給食，特別支援教育

1. 学校とは

　広辞苑によると，学校とは「一定の教育目的のもとで教師が児童・生
徒・学生に組織的・計画的に教育を行う所，またその施設」（広辞苑第
七版）とある。また，学校教育法によれば「学校とは，幼稚園，小学校
（以上を初等教育），中学校，高等学校，中等教育学校（以上を中等教育），
特別支援学校（特別支援教育），大学及び高等専門学校（以上を高等教
育）」（第1条）とされている。なお，大学には短期大学を含んでいる。

2. 子どもたちの健康状況

（1）子どもたちの体格と疾患

　学童期，すなわち初等から中等教育期にある子どもたちの保健状況を

概観してみよう。これには，統計法に基づいて1948（昭和23）年から毎年全国の学校を対象に実施されている「学校保健統計調査」を見るとよい。この調査は「学校における幼児，児童及び生徒の発育及び健康の状態を明らかにすることを目的」に，満5歳から17歳の子どもたちを抽出して，学校保健安全法による健康診断から発育状態と健康状態の結果を集計している。

　最新の2021（令和3）年度調査の結果を見てみよう。これは全国の幼稚園から高等学校までの7,755校で実施され，発育状態においては全対象者の5.3％に当たる約70万人と，健康状態においては25.5％に相当する約330万人のデータ集計結果である。

　身長（図13-1）は，男女ともに1948（昭和23）年以降増加傾向にあったが，1994（平成6）年から2001（平成13）年あたりにピークを迎え，その後は横ばいとなっている。

　体重（図13-2）は，男女ともに1948（昭和23）年以降増加傾向にあったが，1998（平成10）年から2006（平成18）年あたりにピークを迎え，その後はどの年齢層でもやや減少傾向となっている。

　本調査では，1977（昭和52）年度以降より調査が継続され，2006（平成18）年度からその算出方法を変更している（図13-3）。2006（平成18）年以降の肥満傾向児は，性別・年齢別・身長別標準体重から算出し，肥満度が20％以上の者を肥満傾向児，－20％以下のものを痩身傾向児としている。2020（令和2）年度以降は，調査時期の影響が含まれる。そのため2006（平成18）年以前と以降の値は単純比較できない。しかしながら，全体として肥満傾向児は1977（昭和52）年度以降増加傾向を示していたが，2003（平成15）年度あたりから男女ともに減少傾向に転じた。2006（平成18）年度以降は年齢層にばらつきはあるものの，概ね減少傾向となっていた。肥満傾向児の割合は男女ともに小学校高学年が最も高い。

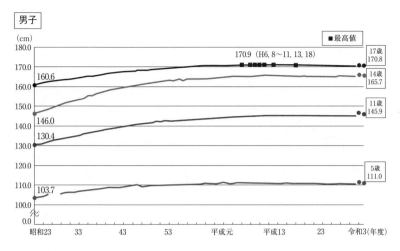

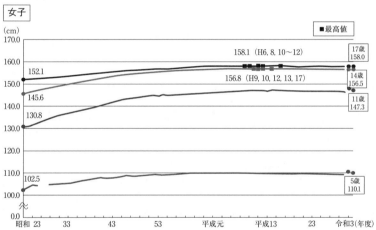

出典：文部科学省，令和３年度学校保健統計調査

（注）幼稚園については，昭和27と28年度は調査していない。

図13-1　子どもの平均身長の推移

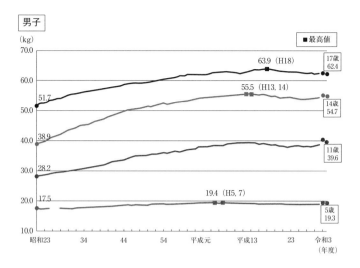

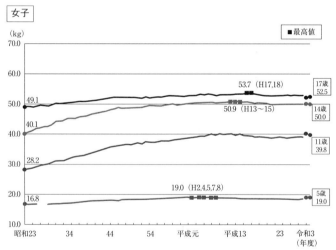

出典：文部科学省，令和3年度学校保健統計調査
（注）幼稚園については，昭和27と28年度は調査していない。

図13-2　子どもの平均体重の推移

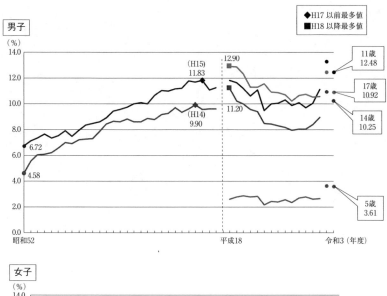

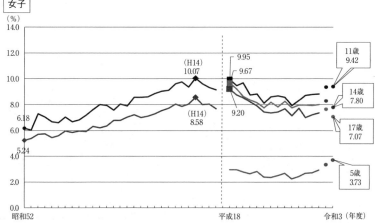

出典：文部科学省，令和3年度学校保健統計調査

（注）1. 平成18年度から肥満傾向児の算出方法を変更しているため，平成17年
　　　度までの数値と単純な比較はできない。

　　　2. 5歳および17歳は，平成18年度から調査を開始している。

図13-3　肥満傾向児の割合の推移

274

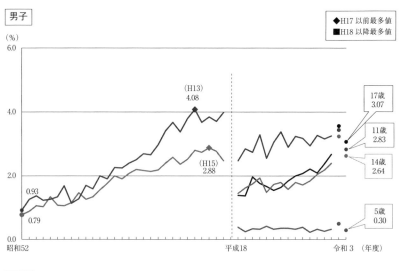

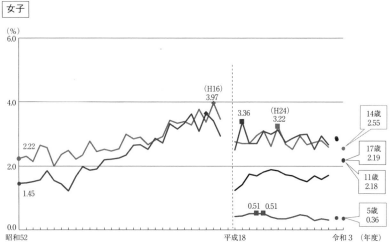

出典：文部科学省，令和3年度学校保健統計調査

図13-4　痩身傾向児の割合の推移

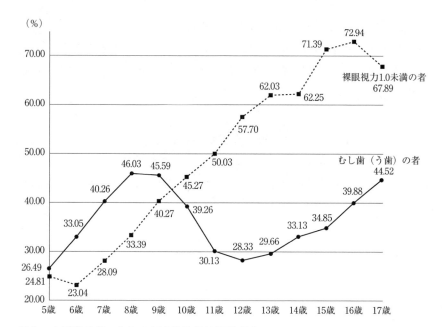

出典：文部科学省，令和３年度学校保健統計調査

図13−5　年齢別　裸眼視力1.0未満の者，むし歯（う歯）の者の割合

　痩身傾向児の割合（図13−4）は，男女ともに10歳以降になると２％から３％台となっている。

　健康状態を見てみると，幼稚園や小学校の児童ではう歯（むし歯）が最も多く，次いで裸眼視力1.0未満（近眼）が多いが，中学校や高等学校の子どもでは順位が逆転し，近眼，むし歯の順になっている。年齢別の近眼，むし歯の者の割合の推移（図13−5）を見ると，近眼，むし歯の者の割合は，年齢が高くなるにつれて概ね増加している。近眼の者の割合は，小学６年生では約半数となっている。むし歯の者の割合では，８歳で最も高く約半数となっている。

　総じて，現代の子どもたちの体格は身長，体重ともに頭打ちの状況に

あり，前世代に比べて早熟の傾向にあることが見て取れる。近年の調査時期による影響もあるものの肥満傾向児や痩身傾向児も減少もしくは横ばい状況にある。近眼，むし歯の者の割合は，年齢とともに高くなる傾向にある。

【平成18年度以降の肥満度・痩身度算出方法】

　性別，年齢別，身長別標準体重から下記公式を使って算出し，肥満度が20％以上のものを肥満傾向児，痩身度が−20％以下のものを痩身傾向児としている。

肥満度・痩身度＝［実測体重（kg）―身長別標準体重（kg）］／身長別標準体重（kg）×100（％）

（2）子どもたちの体力

　子どもたちの体力を見るには，統計法に基づいて1964（昭和39）年から毎年実施されてきた「体力・運動能力調査」の結果が参考となる。ここでは，体力・運動能力を客観的に評価する方法として，1998（平成10）年度から「新体力テスト」を導入している。これは最新のスポーツ医科学の知見に基づいて，小学生（6〜11歳対象）では体力の指標として握力，上体起こし，長座体前屈，反復横とびの4種目，運動能力の指標として20mシャトルラン，50m走，立ち幅とび，ソフトボール投げの4種目の計8種目の得点合計によって計測されるものである。12〜19歳を対象とした場合には，上記他に運動能力の指標として持久走が加わり，計9種目の合計得点で計測される。最新の2021（令和3）年度調査結果を見てみよう。新体力テストの合計点の年次推移を図13−6に示した。2021（令和3）年度の握力，50m走，持久走，立ち幅跳び，ボー

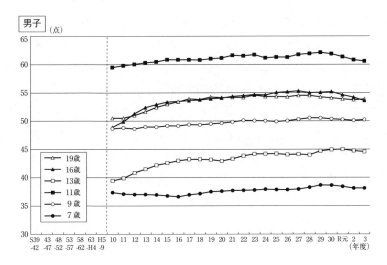

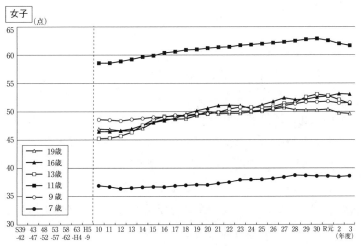

出典：スポーツ庁「令和 3 年度体力・運動能力調査」

図13-6　新体力テストの合計点の年次推移

ル投げを，高水準だった昭和50～60年頃と比べると，概ね低水準となっている。この10年間では，男子では，握力，ボール投げが低下傾向を示しているが合計点は横ばいを示している。一方，女子では，長座体前屈，反復横跳び，立ち幅跳び合計点が向上傾向を示している。

　一般的傾向として，男子が女子を上回ったまま年齢とともに向上し，女子は中学生頃に，男子は高校生頃から成人にかけてピークに達する。

　2021（令和3）年度調査結果では運動・スポーツ実施状況と体力・運動能力の関係を調べている。男女ともに概ね運動・スポーツを実施する頻度が高いほど，合計点は高い傾向を示している。したがって，よく運動している子どもに比べ余り運動していない子どもがより低下していることから，運動が不足しがちな子どもたちへの対策がより重要であることを示唆している。

（3）子どもたちの生活習慣

　子どもたちの生活習慣を知るには，文部科学省からの委託を受けた公益財団法人日本学校保健会が1992（平成4）年から2年おきに実施している「児童生徒の健康状態サーベイランス」が参考となる。この調査の目的は，生活習慣病のリスクファクターとライフスタイル，メンタルヘルス，アレルギーなどの項目について，経年的な変化を把握するとともに，児童生徒の生活指導に役立てることである。

　最新の2018（平成30）年度・令和元年度報告書（2020年出版）から明らかとなったいくつかの課題を列挙してみよう。

　①睡眠時間：小学生では男女ともに穏やかに減少傾向にあるが，中学生と高校生では男女ともにやや長くなってきている。しかし，入眠状況は悪化傾向にあり，寝起きの状況及び睡眠不足感の改善にはつながっていない。睡眠不足感を訴える者の割合は小学低学年で男子16%，女子17

％，高校生で男子50％，女子59％であり，年齢とともに上昇していた。

②朝食を抜く者（食べない日の方が多い，食べない，ほとんど食べないの合計）の割合：年齢とともに上昇し，朝食欠食率は小学1・2年生男子で1.4％，女子で1.6％，高校生男子で11.0％，女子で6.4％あった。その理由として，男女ともに「食欲がない」が最も多く（約50％），次いで「食べる時間が無い」（約40％）であった。

③体型イメージと痩身願望：女子中高校生の約70～80％は痩身願望があり，体重を減らす努力（ダイエット）の経験について自分で考えた内容や他者からの指導により「実行した」と回答したのは女子中学生34.8％，女子高校生55.8％と高値であった。

④体を動かす者の割合：男子が7割弱，女子が6割強で，学年が進むにつれて低下した。1週間の総運動時間は，2年前の前回調査とほぼ同様であり，男子で6時間弱，女子で4時間程度であった。

⑤学校以外で過ごした状況：読書，音楽鑑賞，ゲーム，テレビなどの実施率が高かった。携帯電話やスマートフォンの利用は，中学生で50～60％が1時間半程度，高校生ではほとんどの者が2時間半程度利用していた。これらインターネットを利用する時間の急速な増加が，運動時間の大幅な減少をもたらしていると考えられた。

（4）子どもたちの問題行動

文部科学省は，暴力行為やいじめ，不登校などに関して「児童生徒の問題行動・不登校等生徒指導上の諸問題に関する調査」を全国の小中高等学校において毎年実施している。2021（令和3）年度調査報告書によると，暴力行為は約76,000件であり，そのうち生徒間暴力が約56,000件と最も多く，対教師暴力は9千件であった。いじめの認知件数は約62万件で，前年度に比べ約10万件増加した。平成25年から施行された，いじ

め防止対策推進法により理解が広がったことなどで，いじめの認知件数が増加したとされている。一方，小中学校における不登校児童生徒数は全国で約24万人，全体比24.9％で前年に比べ増加していた。小学校で42,000人，中学校では，16,000人，高校では12,000人であった。不登校になったきっかけは，不安，無気力，いじめを除く友人関係をめぐる問題がある。小中高等学校における2021（令和3）年度の自殺生徒数は368名で，そのうちいじめ問題があったとされた生徒は6名であった。

3. 学校保健

わが国の学校保健制度の骨組みを図13-7に示した。その法的根拠は「文部科学省設置法第4条」であり，大きく「保健教育」と「保健管理」から成る。前者は児童や生徒の学習過程に基づいており間接的効果ながら永続的であり，後者は学校の管理経営過程に基づき直接的効果ながら非永続的といえる。また，保健教育は「学校教育法」により，また保健管理は「学校保健安全法」に基づいて詳細が規定されている。

（1）学校保健教育

わが国の学校保健教育は，1872（明治5）年に発布された学制のなかに「養生法」という教科が入ったことに始まり，1947（昭和22）年の学校教育法の発布により学校における保健教育が重視されるようになった。現行の学校保健制度の基礎が整備されたのは1958（昭和33）年に刊行された学習指導要領によって保健教育が打ち出されたことによる。

保健教育はさらに，教科体育・保健体育における保健および他教科や総合的な学習の時間などで扱われる「保健学習」と，ホームルーム活動やクラブ活動，生徒会活動などの特別活動などを利用して行われる「保健指導」に分けられる。具体的には，前者は保健科または保健体育科の

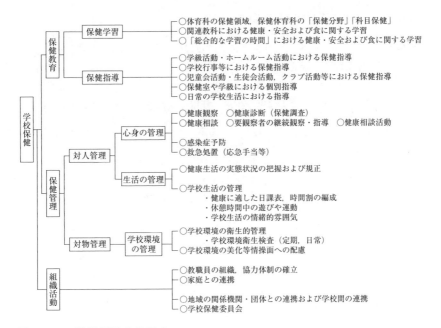

図13-7　学校保健の仕組み

免許を有した教員が学習指導要領（表13-1）に規定された健康に関する学習を提供することであり，後者は体育や保健体育などの教科以外での指導や個別指導がこれに相当する（囲み記事1）。

（2）学校保健管理

　保健管理とは「児童生徒等及び職員の健康の保持増進を図り，学校における教育活動が安全な環境において実施され，もって学校教育の円滑な実施とその成果の確保に資すること」（学校保健安全法第1条）を目的に行われる。保健管理は便宜的に対人管理と対物管理に分けられる。

　①健康診断：就学時と毎学年の児童生徒を対象に6月30日までに定期

表13-1　学校別保健学習（学習指導要領・生きる力）

小学校* 体育科「保健領域」	「身近な生活」における健康・安全に関する基礎的内容（実践的） 　　第3学年・第4学年 　　　①健康な生活（健康の大切さ・健康に良い生活） 　　　②体の発育・発達 　　第5学年・第6学年 　　　①心の健康（心の発達および不安・悩みへの対処） 　　　②けがの防止（けがなどの簡単な手当て） 　　　③病気の予防（病原体，生活習慣，喫煙，飲酒，薬物乱用を含む）
中学校* 保健体育科「保健分野」	「個人生活」における健康・安全に関する内容（科学的） 　　①健康な生活と疾病の予防（食育，情報機器の使用，覚醒剤や大麻，エイズ・性感染症を含む） 　　②心身の機能の発達と心の健康（受精・妊娠，異性の尊重を含む） 　　③傷害の防止（交通事故，自然災害，応急手当を含む） 　　④健康と環境（身体の適応能力，生態系を含む）
高等学校** 保健体育科「科目保健」	「個人及び社会生活」における健康・安全に関する内容（総合的） 　　①現代社会と健康（健康の考え方，現代の感染症とその予防，生活習慣病などの予防と回復，喫煙，飲酒，薬物乱用と健康，精神疾患の予防と回復） 　　②安全な社会生活（安全な社会づくり，応急手当） 　　③生涯を通じる健康（生涯の各段階における健康，労働と健康） 　　④健康を支える環境づくり（環境と健康，食品と健康，保健・医療制度及び地域の保健・医療機関，様々な保健活動や社会的対策，健康に関する環境づくりと社会参加）

＊小中学校の学習指導要領平成29年3月に改訂され，小学校では令和2年度から，中学校では令和3年度から全面実施されている。

＊＊高等学校の学習指導要領は平成30年7月に改訂され，新学習指導要領は，令和4年度から全面実施されている。

表13－2　定期健康診断の検査項目及び実施学年

項目	検診・診察方法			幼稚園	小1年	小2年	小3年	小4年	小5年	小6年	中1年	中2年	中3年	高1年	高2年	高3年	大学
保健調査	アンケート			○	◎	◎	◎	◎	◎	◎	◎	◎	◎	◎	◎	◎	○
身長				◎	◎	◎	◎	◎	◎	◎	◎	◎	◎	◎	◎	◎	◎
体重				◎	◎	◎	◎	◎	◎	◎	◎	◎	◎	◎	◎	◎	◎
栄養状態				◎	◎	◎	◎	◎	◎	◎	◎	◎	◎	◎	◎	◎	◎
脊柱・胸部 四肢 骨・関節					◎	◎	◎	◎	◎	◎	◎	◎	◎	◎	◎	◎	△
視力	視力表	裸眼の者	裸眼視力	◎	◎	◎	◎	◎	◎	◎	◎	◎	◎	◎	◎	◎	△
		眼鏡等をしている者	矯正視力	◎	◎	◎	◎	◎	◎	◎	◎	◎	◎	◎	◎	◎	△
			裸眼視力	△	△	△	△	△	△	△	△	△	△	△	△	△	△
聴力	オージオメータ			◎	◎	◎	◎		◎		◎		◎	◎		◎	
眼の疾患及び異常				◎	◎	◎	◎	◎	◎	◎	◎	◎	◎	◎	◎	◎	◎
耳鼻咽喉頭疾患				◎	◎	◎	◎	◎	◎	◎	◎	◎	◎	◎	◎	◎	◎
皮膚疾患				◎	◎	◎	◎	◎	◎	◎	◎	◎	◎	◎	◎	◎	◎
歯及び口腔の疾患及び異常				◎	◎	◎	◎	◎	◎	◎	◎	◎	◎	◎	◎	◎	△
結核	問診・学校医による診察				◎	◎	◎	◎	◎	◎	◎	◎	◎				
	エックス線撮影													◎			◎ 1学年（入学時）
	エックス線撮影 ツベルクリン反応検査 喀痰検査等				○	○	○	○	○	○	○	○	○				
	エックス線撮影 喀痰検査・聴診・打診													○			○
心臓の疾患及び異常	臨床医学的検査 その他の検査			◎	◎	◎	◎	◎	◎	◎	◎	◎	◎	◎	◎	◎	◎
	心電図検査			△	◎	△	△	△	△	△	◎	△	△	◎	△	△	△
尿	試験紙法	蛋白等		○	◎	◎	◎	◎	◎	◎	◎	◎	◎	◎	◎	◎	△
		糖		△	◎	◎	◎	◎	◎	◎	◎	◎	◎	◎	◎	◎	△
その他の疾患及び異常	臨床医学的検査 その他の検査			◎	◎	◎	◎	◎	◎	◎	◎	◎	◎	◎	◎	◎	○

（注）　◎　ほぼ全員に実施されるもの

　　　　○　必要時または必要者に実施されるもの

　　　　△　検査項目から除くことができるもの

出典：日本学校保健会『児童生徒等の健康診断マニュアル平成27年度改訂』p.19,
2015

表13-3　学校において予防すべき感染症と出席停止期間の基準

2023年5月現在

※学校保健安全法及び学校保健安全法施行規則の改正に伴い，疾患及び出席停止期間の基準は変更される可能性があります。

分類	考え方	疾　患	出席停止期間の基準
第一種	伝染力，重症度から危険性が極めて高い感染症。 ＊感染症予防法1・2類感染症，指定感染症の該当。	エボラ出血熱，クリミア・コンゴ出血熱，痘そう，南米出血熱，ペスト，マールブルグ病，ラッサ熱，急性灰白髄炎，ジフテリア，重症急性呼吸器症候群（SARS等），中東呼吸器症候群（MERS等），特定鳥インフルエンザ	治癒するまで
第二種	空気感染および飛まつ感染でうつる感染症。学校において流行を広げる可能性が高いもの。 ※病状により，学校医その他の医師において，他者への感染のおそれがないと認めたときは，この限りではない。	インフルエンザ（第一種以外）	発症した後5日を経過し，かつ，解熱した後2日を経過するまで
		百日咳	特有の咳が消失するまで又は5日間の適正な抗菌性物質製剤による治療が終了するまで
		麻しん（はしか）	解熱した後3日を経過するまで
		流行性耳下腺炎（おたふくかぜ）	耳下腺，顎下腺又は舌下腺の腫脹が発現した後5日を経過し，かつ，全身状態が良好になるまで
		風しん（三日はしか）	発しんが消失するまで
		水痘（みずぼうそう）	全ての発しんがかさぶたになるまで
		咽頭結膜熱（プール熱）	主要症状が消退した後2日を経過するまで
		新型コロナウィルス感染症	発症した後5日を経過し，かつ，症状が軽快した後1日を経過するまで
		結核，髄膜炎菌性髄膜炎	病状により学校医その他の医師において感染の恐れがないと認めるまで
第三種	放置すれば拡大する可能性のある感染症。	コレラ，細菌性赤痢，腸管出血性大腸菌感染症（O-157），腸チフス，パラチフス，流行性角結膜炎，急性出血性結膜炎，その他の感染症（溶連菌感染症，ウィルス性肝炎，手足口病，伝染性紅斑（りんご病），ヘルパンギーナ，マイコプラズマ感染症，流行性嘔吐下痢証，アタマジラミ，伝染性軟疣種（水いぼ），伝染性膿痂疹（とびひ）等）	病状により学校医その他の医師において感染の恐れがないと認めるまで

学校保健安全法施行規則第18・19条

厚生労働統計協会『国民衛生の動向　2023/2024』p.361，表4を参考に作成

健康診断が実施される。定期健康診断の検査項目を表13-2に示した。なお，必要性が認められずに「座高測定」と「ぎょう虫（寄生虫卵）検査」が2015（平成27）年度を限りに廃止された。また，学校の設置者は教職員の定期健康診断を適切な時期を定めて実施している。

　②健康相談：個別の児童生徒等に対して主に養護教諭やスクールカウンセラーによって行われている。

　③感染症予防：学校における感染症は3種に分類され，出席停止の期間が「学校保健安全法施行規則」により詳細に決められている（表13-3）。感染した児童生徒等に対して出席停止を命じることができるのは学校長である。また，学校の設置者は，感染症の予防上必要があるときには，学校の全部または一部を臨時休業（学校・学級閉鎖）させることができる。

　④学校環境の衛生的管理：環境衛生検査として，教室の環境（換気，室温，照明，騒音等），飲料水などの水質管理，学校の清潔保持，水泳プールの衛生管理などは「学校環境衛生の基準」に基づき学校薬剤師により実施されている（囲み記事2）。

（3）学校保健組織活動

　保健教育と保健管理のほかに，学校では禁煙や飲酒・薬物乱用に対する啓発，性やエイズ予防の教育，アレルギー疾患への対応などさまざまな組織活動を展開している。こうした活動は，「学校保健委員会（あるいは学校保健安全委員会）」を中心に展開されている。この組織は，学校長や副校長（校長を助け，命を受けて校務を司る2008（平成20）年度に新設された職員），教頭，保健主事や養護教諭，給食主任や栄養教諭（食と教育の専門を併せ持つ2005（平成17）年度に新設された教員）などの教職員，学校医，学校歯科医，学校薬剤師，スクールカウンセラー

やスクールソーシャルワーカーなどの専門職のほか，保護者の代表や生徒会代表から構成されている。このなかで，学校保健の総括責任者は学校長である。

4．学校給食

わが国の学校給食の起源は，1889（明治22）年の山形県鶴岡町の私立忠愛小学校において貧困児救済のためにおにぎりに焼き魚等を無料昼食として配給したことであるとされている。その後，学校給食が徐々に広がり，戦後直後の1947（昭和22）年には全国の都市を中心に約300万人に対して配給されていた。戦後は米国から，また1949（昭和24）年にはユニセフから脱脂粉乳が配給された。国として学校給食制度が確立したのは1954（昭和29）年の「学校給食法」制定以降である。1958（昭和33）年には脱脂粉乳から牛乳への転換が始まり，1976（昭和51）年には米飯給食も開始された。近年では，朝食の欠食や偏食などが問題となり，学校における食育の推進が重要な課題となっている。

学校給食法によると，学校の設置者は学校給食の普及を努力目標としている。文部科学省が実施した「平成30年度学校給食実施状況等調査」によると，主食，おかずおよびミルクから成る「完全給食」の実施率は小学校で98.5％，中学校で86.6％であった。また，米飯給食は全国すべての小中学校で提供されており，週あたりの平均実施回数は，3.5回の実施率であった。

5．障害児のための特別支援教育

障害のある子どもたちの教育を受ける権利を保障するために，学校教育法には子どもの障害の種類や程度に応じて教育を行うことが定められている。こうした教育は「特別支援教育」と呼ばれ，小中学校の特別支

援学級などで実施されている。全国の特別支援学校数は徐々に増加しており，2021（令和３）年度に全国で1,160校存在し，児童生徒数は約15万人である（文部科学省「学校基本調査」）。

囲み記事１

　最近の学校保健教育の話題のひとつとして「がん教育」を紹介しよう。

　現在，日本人の２人に１人はがんに罹り，３人に１人はがんで死亡する。がんは最も身近な疾病であり，がんと共に暮らしていく生活スタイル，人生観の構築が，社会全体で求められている。がん予防を子どもの頃から始めようとの趣旨で，2012（平成24）年に「がん教育の普及啓発」が初めて国の「がん対策推進基本計画」の中に盛り込まれた。具体的には，子どもに対する学校でのがん教育の在り方を検討し，学校教育全体のなかでがん教育を推進する体制を整備することが決められたのである。

　この基本計画の策定を受けて，文部科学省は公益財団法人日本学校保健会のなかに「がん教育の在り方に関する検討会」を設置し，全国の小中高等学校におけるがん教育に向けた基本方針を検討することにした。さらに「がんの教育総合支援事業」が開始され，平成27～28年に全国から137校のモデル校が選定され，がん授業の新たな取り組みが開始された。

　がん教育の在り方に関する検討会は報告書で「がん教育は，がんをほかの疾病等と区別して特別に扱うことが目的ではなく，がんを扱うことを通じて，ほかのさまざまな疾病の予防や望ましい生活習慣の確立等も含めた健康教育そのものの充実を図るものでなければならない」と述べている。学校におけるがん教育は，広く学校保健教育の一環として位置づけられるもので，「がんについて正しく理解することができるようにす

る」ことと「健康と命の大切さについて主体的に考えることができるようにする」ことが目標として盛り込まれた。今後，全国の学校でがん教育が展開されていくことになる。

囲み記事2

　開発途上国の多くの学校は学校環境が劣悪なところが多い。そうした海外における学校環境の衛生的管理のための事例として「健康的な学校づくり（Health Promoting School）」事業を紹介しよう。

　世界保健機関（WHO）は「学校とは学びの場であり，同時にコミュニティとの接点を持てる場になる」と考え，児童にとって健康的な生活習慣を習得する場としての学校づくりを，コミュニティの参加による健康づくりの拠点としても活用することを考え出した。これを「健康的な学校づくり」事業としてプログラム化したのである。そのひとつにFRESH（Focusing Resources on Effective School Health）がある。2000年セネガルの首都ダカールで国連教育科学文化機関（UNESCO），国連児童基金（UNICEF）とWHO等が共催した世界教育フォーラムで立案されたこのプログラムは，ヘルスプロモーションに関するオタワ憲章に掲げられた活動を4つの具体的な活動や指標にまとめている。このFRESHは，現在，アフリカを中心に30ヵ国300校以上の学校において実施されている。そのほかの地域，たとえば東南アジアのタイ，ラオスでも，ヘルスプロモーションに基づく健康的な環境や保健サービスの基準化を通して，健康的な学校づくりを認定する独自のプログラムも進行中である。

参考文献

学校保健・安全実務研究会（編）『新訂版学校保健実務必携（第5次改訂版)』第一法規　2020

渡邉正樹（編著）『学校保健概論　第3版』光生館　2020

衛藤隆・植田誠治（編集）『学校保健マニュアル改訂10版』南山堂　2022

文部科学省「令和3年度　学校保健統計調査」2022

スポーツ庁「令和3年度　体力・運動能力調査報告書」2022

厚生労働統計協会「国民衛生の動向　2022/2023」厚生労働統計協会　2022

学習課題

1．現在のわが国の学童生徒の体格や体力の特徴をまとめなさい。

2．現在のわが国の児童生徒の生活習慣についてどのような健康課題があるか，まとめなさい。

3．日本の学校保健体系について簡潔に述べなさい。

14 | 産業保健

北村　文彦

《目標＆ポイント》　労働者の健康障害予防や健康増進を行う産業保健に関して，解説する。昨今の技術革新と時代の変化には目を見張るものがある。それに伴い労働者を取り巻く労働環境も想像以上のスピードで変化している。このような環境のなかで働く人々の健康問題において古くから知られている職業病対策に加えて，メンタルヘルス対策をはじめとする新たな問題が浮上し注目を浴びている。働く人々を取り巻く環境について，過去から現在への状況とその対策などについて学んでいく。
《キーワード》　職業病，労働衛生管理，労働安全衛生法

1. 産業保健の定義と目的

　産業保健とは，WHO（世界保健機関）とILO（国際労働機関）の共同委員会で採択された内容では「すべての職業における働く人々の身体的，精神的および社会的健康を最高度に維持増進させる」ことを目的とし，その内容を「労働条件による健康障害の予防，健康に不利な諸条件から雇用中の労働者の保護，生理的，心理的特徴に適合する職業環境への労働者の配置，以上を総合した人と仕事の調和」としている。

2. 労働者を取り巻く環境

（1）労働衛生行政の歴史

　わが国では，労働者の保護を目的として，1911（明治44）年に工場法が制定された。1947（昭和22）年にはそれまでの法令を集大成させて労働基準法が制定された。この法は労働者保護の最低基準を規定したものである。1972（昭和47）年に労働安全衛生法（以下，安衛法）が制定され，業務の変化に即応し健康障害の予防と快適職場環境の形成を目指すことが可能となった。また，その時々の時代の変化やニーズに対応して，法令の制定や改正が行われてきた。

（2）労働災害と業務上疾病の発生状況

　わが国の労働災害による死傷者数は，昭和36年をピークとして減少してきている。2022（令和4）年の死傷者数は132,355人で，死亡者数は867人であった。業務上疾病（休業4日以上）は，年々減少傾向を示してきたが，近年は増減をくり返している。2022（令和4）年では9,506人で，その内訳は，負傷に起因にする疾病が7,081人，中でも腰痛（災害性腰痛）は5,959人と，業務上の負傷に起因する疾病の8割以上を占める。

（3）最近の状況

　近年のめまぐるしい時代の変化により，産業構造の複雑化，雇用形態の変化・流動化，労働者の高齢化，外国人労働者の増加および過重労働などの新たな問題が浮上してきている。

　労働者の健康では，一般健康診断で何らかの所見を有する労働者の割合は増加し続け2008（平成20）年に5割を超え，2022（令和4）年の割

表14-1　労働衛生行政のあゆみ

年	事項	年	事項
明治15年('82)	工場法素案諮問	昭和63年('88)	労働安全衛生法改正(健康の保持増進のための措置)
38('05)	鉱業法施行	平成4年('92)	同法改正(快適な職場環境の形成のための措置)
大正5('16)	工場法施行 鉱夫労務扶助規則	7('95)	アモサイト(茶石綿)及びクロシドライト(青石綿)について,製造,使用等を禁止(労働安全衛生法施行令改正)
8('19)	国際労働機関(ILO)常任理事国	8('96)	同法改正(健康確保対策の推進)
昭和13年('38)	厚生省設置(労働行政は厚生省労働局に移管)	11('99)	同法改正(深夜業従事者の健康管理)(平12年4月施行)
21('46)	工場法,鉱業法の復活	13('01)	厚生労働省発足
22('47)	労働基準法施行(戦前の各種労働者保護法令の集大成)労働省設置 労働基準法施行規則,事業附属寄宿舎規程,女子年少者労働基準規則,労働安全衛生規則	16('04)	クリソタイル(白石綿)等について,製造,使用等を禁止(労働安全衛生法施行令改正)
23('48)	けい肺対策協議会(昭25年から審議会に昇格)	17('05)	労働安全衛生法改正(長時間労働者に対する医師による面接指導,リスクアセスメントの実施)(平18年4月施行)
24('49)	けい肺措置要綱の制定	18('06)	石綿等の製造等を全面禁止(代替が困難な一部の製品を除く)(労働安全衛生法施行令改正)
25('50)	第1回の全国労働衛生週間 労働衛生保護具検定規則	21('09)	WBGT値(湿球黒球温度℃)を活用した熱中症予防対策(通達) 周波数別振動加速度実効値の3軸合成値及び日振動ばく露量A(8)の考え方に基づく振動障害防止対策(通達)
26('51)	四エチル鉛危害防止規則	22('10)	定期健康診断の胸部エックス線検査および喀痰検査の対象者の見直し(労働安全衛生規則の改正) 業務上疾病の範囲に「過重負荷による脳・心臓疾患,心理的負荷による精神障害等」を追加(労働基準法施行規則の改正)
30('55)	外傷性せき髄障害に関する特別保護法施行	23('11)	「東日本大震災により生じた放射性物質により汚染された土壌等を除染するための業務等に係る電離放射線障害防止規則」(除染電離則)
31('56)	じん肺と16種の職業性疾病について特殊健康診断導入	24('12)	「労働安全衛生規則の一部を改正する省令」(リスクアセスメントのスムーズな実施のための情報提供。ほとんどすべての危険有害な化学物質を譲渡・提供する者は相手方にSDSを提供すること)
34('59)	電離放射線障害防止規則(昭和38年に全面改正)	26('14)	労働安全衛生法改正(化学物質管理の在り方の見直し,ストレスチェック制度の創設,受動喫煙防止対策の推進,重大な労働災害を繰り返す企業への対応)(6月公布)
35('60)	じん肺法施行 有機溶剤中毒予防規則,四エチル鉛等危害防止規則	27('15)	ストレスチェック制度施行
36('61)	高気圧障害防止規則	30('18)	働き方改革関連法の成立
39('64)	労働災害防止団体等に関する法律施行	31('19)	産業医・産業保健機能と長時間労働者に対する面接指導等の強化
42('67)	鉛中毒予防規則 炭鉱災害による一酸化炭素中毒防止特別措置法施行		
43('68)	四アルキル鉛中毒予防規則		
45('70)	チェーンソーによる振動障害(通達),重量物運搬による腰痛症(通達)		
46('71)	酸素欠乏症防止規則,事務所衛生基準規則,特定化学物質等障害予防規則		
47('72)	労働安全衛生法施行		
50('75)	作業環境測定法施行		
52('77)	労働安全衛生法改正(化学物質の有害性調査の制度化) じん肺法改正(治癒可能な結核とじん肺とを区分し・それぞれの健康管理の一層の充実)(昭和53年1月施行)		
54('79)	粉じん障害防止規則		

出典：『国民衛生の動向　2022/2023』

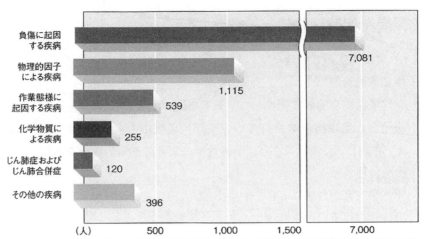

負傷に起因
する疾病　7,081

物理的因子
による疾病　1,115

作業態様に
起因する疾病　539

化学物質に
よる疾病　255

じん肺症および
じん肺合併症　120

その他の疾病　396

(人)　500　1,000　1,500　7,000

(注)「じん肺症およびじん肺合併症」数は、管理4決定数と合併症り患件数の和(随時申請にかかるものを含む)。
「その他の疾病」には、新型コロナウイルス感染症のり患によるものは除く。
資料：厚生労働省「業務上疾病調」

出典：中央労働災害防止協会「労働衛生のしおり」令和5年度

図14 - 1　疾病分類別業務上疾病者数（令和4年）

合は58.3％である。かつての職業性疾病（特定の職業性因子により発生）
から作業関連疾患（職業性の要因が発症あるいは増悪の一部として関与，
高血圧，糖尿病，脳血管障害，ストレス関連疾患など）への転換がみら
れる。さらに，強いストレス等を感じている労働者の割合は5割を超え，
うつ病をはじめとするメンタルヘルスに関する問題が各事業所において
重要事項となっている。また，年間の自殺者数は1998（平成10）年以降
3万人を超え続けていたが，2011（平成24）年にやっと3万人を切りそ
の後も減少した。

　2015（平成27）年より常時50人以上の労働者を就業させている事業所
に，メンタル不調を未然に防ぐ目的でストレスチェックを行うことを義
務化された。

294

3. 産業保健活動

（1） 労働衛生の 3 管理
・作業環境管理

　作業環境を的確に把握して，有害要因の除去あるいは軽減し，より快適な作業環境を維持していく。作業環境中の有害要因の状態を測定・評価し，設備対策など工学的対策により労働者の健康を確保する。

・作業管理

　作業内容や方法により，有害因子が人体に及ぼす影響が異なるため，労働者の作業自体を管理することで影響を少なくし，労働者の健康障害を予防する。

・健康管理

　健康診断などにより労働者の健康を継続的に観察し，職業性疾病の予防と衛生管理の改善と向上を図る。主な健康診断には，①雇入時健康診断，②定期健康診断，③特殊健康診断，④海外派遣労働者健康診断などがある。

　これらの 3 管理が円滑かつ効率的に進められるためには，総括管理体制を確立するともに，労働者に作業による健康影響や健康障害の予防の知識と理解を深めるための労働衛生教育を進めることが重要である。最近では，3 管理に加えて，総括管理と労働衛生教育を含めた 5 管理ととらえる考えが進められている。

（2） 労働安全衛生管理体制

　労働安全衛生法により，事業主は安全衛生管理体制を整備することが義務づけられており，規模に応じて，総括安全衛生管理者，衛生管理者，産業医等を選任して，労働安全衛生管理の業務を行わせることになって

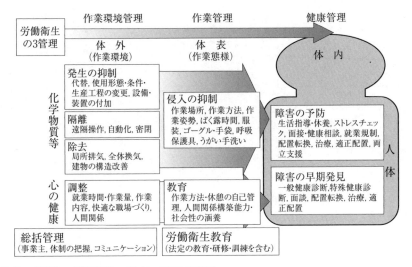

出典：『図説　国民衛生の動向　2022/2023』

図14−2　労働衛生管理の基本

いる。

・総括安全衛生管理者（安衛法第10条）

　安全管理者や衛生管理者などの管理者を指揮するとともに，①労働者の危険又は健康障害を防止するための措置に関すること，②労働者の安全又は衛生のための教育の実施に関すること，③健康診断の実施その他健康の保持増進のための措置に関すること，④労働災害の原因の調査及び再発防止対策に関すること，⑤その他労働災害を防止するために必要な業務で，厚生労働省令で定めるもの，の業務を統括管理する。

・安全管理者，衛生管理者（安衛法第11，12条）

　総括安全衛生管理者の業務のうち，措置に該当するものを除いた安全あるいは衛生に係わる技術的事項を管理する。

296

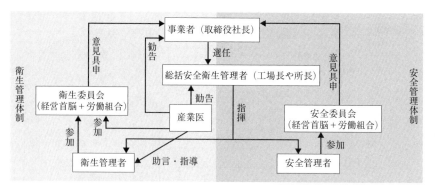

出典：『図説　国民衛生の動向　2021/2022』
図14-3　労働安全衛生法に基づく安全衛生管理体制（例）

・産業医（安衛法第13条）

　事業者は常時50人以上の労働者を使用する事業場ごとに，産業医を選任し，①健康診断の実施及びその結果に基づく労働者の健康を保持するための措置に関すること，②作業環境の維持管理に関すること，③作業の管理に関すること，④その他，労働者の健康管理に関すること，⑤健康教育，健康相談その他労働者の健康の保持増進を図るための措置に関すること，⑥衛生教育に関すること，⑦労働者の健康障害の原因の調査及び再発防止のための措置に関すること，を行わせなければならない。また，産業医は月１回以上の職場巡視を行い，作業方法又は衛生状態に有害のおそれがある時には，直ちに，労働者の健康障害を防止するための必要な措置を講じなければならない。同時に，事業者は産業医にその業務をなし得る権限を与えなければならないとされている。さらに，1996（平成８）年の安衛法の改正により，産業医になるため要件が新たに定められより一層の専門性が求められるようになった。

・衛生委員会（安衛法第18条）

　　事業者は常時50人以上の労働者を使用する事業場ごとに，衛生委員会を月1回以上開催させ，①労働者の健康障害を防止するための基本となるべき対策に関すること，②労働者の健康の保持増進を図るための基本となるべき対策に関すること，③労働災害の原因及び再発防止対策で，衛生に係るものに関すること，④その他，労働者の健康障害の防止及び健康の保持増進に関する重要事項，について調査審議し，事業者に対して意見を述べさせる。安全委員会と衛生委員会を合わせて安全衛生委員会として開催することも可能である。

（3）労働安全衛生マネジメントシステム

　　先に述べたように労働災害の発生状況は長期的には減少しているものの，今なお多数の労働者が被災し，その減少率は鈍化している。また，労働災害の多発期を経験した労働者が減少し，労働災害防止のノウハウが継承されないことによる安全衛生水準の低下が危惧されている。さらに，現時点まで無災害であった職場が必ずしも危険性のない職場であることを意味するものではなく，内在する労働災害の危険性を減少させるための継続的な努力が求められている。単に法令に準拠したという最低限のレベルから，さらに職場に合わせた健康障害を予見し，リスクを評価することが求められるようになってきた。

　　健康診断での有所見者の増加，高齢労働者の増加等といった現状と合わせ，今後，労働災害の一層の減少を図っていくために，事業所の安全衛生水準を向上させる必要があり，「計画（Plan）−実施（Do）−評価（Check）−改善（Act）」という一連の過程（PDCA サイクル）を定めて，連続的かつ継続的に実施する安全衛生管理の仕組みを確立し，生産管理等の事業実施に係わる管理の仕組みと合わせて，適切に実施と運用され

ることが重要である。

　このようななか，わが国では厚生労働省が「労働安全衛生マネジメントシステムに関する指針」（平成11年，改正平成18年，令和元年）を告示した。このシステムでは事業者が労働者の協力のもと，自主的に安全衛生活動を促進し，事業所の安全衛生水準の向上を図る。システムでは主要な過程の手順が定められるとともに，文書化し継続的に管理が実施されるようになっている。

（4）トータルヘルスプロモーションプラン（THP）

　高齢社会および定年年齢の延長に伴い労働者に占める高齢者の比率が増加している。加齢による身体機能の低下が，さまざまな労働災害を生じさせ，また，高齢労働者は高血圧，虚血性心疾患などの生活習慣病の有病率が高いことが考えられる。さらに，産業構造の変化に伴い，ストレスやストレス関連疾患の増加が見られている。これらの現状を踏まえ，若年労働者からの全年齢の労働者への継続的な健全な生活習慣の維持と適切なストレスコントロールにより，生活習慣病の予防が必要と考えられるようになってきた。そのため，労働者本人の取り組みに加えて，事業者の心身両面からの積極的な健康管理の推進が必要と考えられ進められてきた。

　THP指針策定（昭和63年）から30年以上経過し，社会経済情勢の変化の中で見直しが行われた。2020（令和2）年に，①労働者「個人」から「集団」に視点を強化，②事業所の規模，業務内容，および年齢構成などの特性に応じた対応，③PDCAサイクルを示した指針に基づく進め方（図14-4）が，更に2021（令和3）年に④医療保険者とのコラボヘルスの推進が示された。

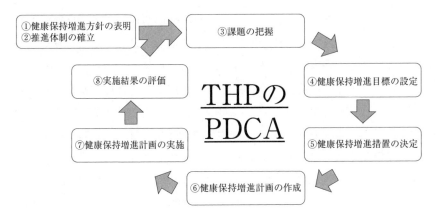

①健康保持増進方針の表明
②推進体制の確立

③課題の把握

④健康保持増進目標の設定

⑤健康保持増進措置の決定

⑥健康保持増進計画の作成

⑦健康保持増進計画の実施

⑧実施結果の評価

THPの
PDCA

出典：「職場における心とからだの健康づくりのための手引き　～事業場における
　　労働者の健康保持増進のための指針～」2021年3月　厚生労働省
図14-4　THP の進め方の各項目

4. 労働者を取り巻く要因と健康影響

　職業性に健康に影響を及ぼす有害因子は，物理的（暑熱・寒冷，放射線，騒音，振動など），化学的（金属，ガス，有機溶剤，農薬など），生物的（植物，細菌，ウイルス，昆虫など），心理・社会的（ストレス，過重労働など）および人間工学的因子（VDT 作業など）に区分される。これらが複合して健康障害を引き起こしていることも多い。産業保健に関わる者には，有害因子別の健康影響の理解と共に健康影響（症候）からの有害因子の推定・同定のための能力が不可欠である。同時に，普段から職場巡視をはじめとして多くの機会から，実際の作業現場の情報を得ておくことが非常に重要となる。

　本来は有害因子が生じない環境下で労働を行うべきではあるが，曝露あるいは職場環境には一応の基準が設けられている。日本産業衛生学会は，「1 日 8 時間，週40時間程度の中等度の労働に従事した場合，平

均濃度がこれ以下であれば，ほとんどすべての労働者の健康に悪影響をきたさないと判断される濃度」を許容濃度あるいは許容基準（物理的因子など）として勧告している。

　一方では，作業環境管理を目的とした基準として管理濃度が定められている。有害業務を行う作業場においては，事業者は法令に定める作業環境測定を作業環境測定士に行わせなければならない（安衛法第65条，作業環境測定法第3条）。この測定値をもとに作業環境を評価区分する基準として，管理濃度が用いられる。実際の測定では，一般的にA測定（平均的な作業場所）とB測定（強度の曝露が予想される作業場所）を行い，それらをもとに評価し管理区分に分け，適切な対応を取ることが求められる。また最近一部の作業場では，作業者に試料採取機器を装着して測定するC，D測定（A，B測定に相当）を選択できるようになっている。

　このほかに労働者の血液，尿などの生体資料を分析し，個人曝露を評価する生物学的モニタリングが行われている（一部の特殊健康診断ではその項目として挙げられている）。

　近年，わが国の化学物質による労働災害は年間450件程度で推移し，そのうちの大半の原因が法令による規制対象外の物質が占めている。そこで，先に触れたように新たな化学物質規制の制度として，従来から行われてきた各規制の措置等から事業者の判断で管理方法を決定する「自律的な管理」を基軸とする規制へと移行されようとしている。

5. 労働者災害補償保険制度（労働者災害補償保険法）

　業務上あるいは通勤途上で発生した負傷，疾病，障害，および死亡に対して，労働者災害補償保険法（昭和22年，労災保険法）により，労働者災害補償保険（労災保険）が給付される。保険者は国，また被保険者

は労働者である。保険料は全額事業主負担であり，かつ強制加入となっている。この保険での医療給付には，労働基準監督所長により業務に関連した疾病と認定されることが前提となっている。また，医療費は全額現物支給で，自己負担がない。一方，休業補償，障害補償，死亡時の遺族補償には金銭が支払われる。被災者に対して迅速かつ公平な保護をするとともに，被災労働者の社会復帰促進，被災労働者等援護，安全衛生確保といった労働者福祉の増進に貢献するための制度である。

6.　地域における職域支援

　労働者の5～6割は産業医の選任義務のない労働者数50人未満の事業場に属している。そのような事業場のほとんどが，独自に産業医を選任し，労働衛生管理体制を確立しているとは考えにくい。このような小規模な事業場の事業者や労働者に対して，各種健康相談，個別訪問による産業保健指導，産業保健情報の提供を行うため全国各地に地域産業保健センターが設置されている。また，産業医，産業看護職，衛生管理者等の産業保健関係者を支援するとともに，事業主等に対し職場の健康管理への啓発を行うことを目的として，全国47都道府県に産業保健総合支援センターが設置されている。

参考図書

『国民衛生の動向　2022/2023』厚生労働統計協会　2022
『図説　国民衛生の動向　2022/2023』厚生労働統計協会　2022
『労働衛生のしおり　令和5年度』中央労働災害防止協会
『安衛法便覧　令和4年度版』労働調査会

学習課題

1．わが国の労働災害と業務上疾病の発生状況を概説しなさい。
2．労働衛生の3管理について説明しなさい。
3．許容濃度と管理濃度の違いは何か説明しなさい。

15 | 災害保健・健康危機管理

田城　孝雄

《目標＆ポイント》 大きな災害に見舞われたわが国において，災害発災時の初動体制，避難所における衛生・健康管理，障害者・要介護者・高齢者などの社会的弱者の避難や，支援などの方策を検討する。住民の健康，生命の安全を脅かす危機を未然に防止し，災害発生時に被害を最小限に抑制するために行うべき活動について解説する。
《キーワード》 災害，初動体制，避難所，災害弱者，健康危機管理

1. 災害時の医療

（1）災害とその対応

　災害には，地震，風水害といった自然災害から，テロ，鉄道事故といった人為災害に至るまでさまざまな種類がある。災害対策基本法第2条の定義では，災害は，「暴風，竜巻，豪雨，豪雪，洪水，崖崩れ，土石流，高潮，地震，津波，噴火，地滑りその他の異常な自然現象又は大規模な火事若しくは爆発その他その及ぼす被害の程度においてこれらに類する政令で定める原因により生ずる被害をいう。」と規定されている。

　同じ種類の災害であっても，発生場所，発生時刻や時期等によってその被災・被害の規模は大きく異なる。

　災害発生後の対応は，大きく超急性期，急性期，亜急性期，慢性期，復興期に区分される。超急性期では「救命・救助，初期治療」，急性期

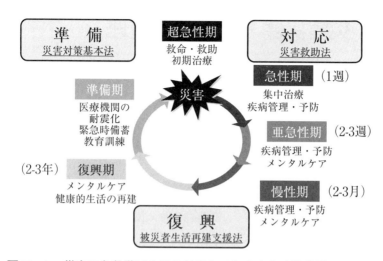

図15-1　災害の各段階における対応とこれを支える法体系

では「集中治療」と「疫病管理・予防」，亜急性期・慢性期では「疾病管理・予防」と「メンタルケア」，復興期では「メンタルケア」と「健康的生活の再建」に重点が置かれた対応が求められる。

　また，平時においては，被害の軽減を図るため医療機関の耐震化，緊急時備蓄，教育訓練を行う必要がある。

　災害対策に関する法律は，「準備」，「対応」，「復興」の3極に整理することができ，「準備」は災害対策基本法が，「対応」は災害救助法が，「復興」は被災者生活再建支援法が制度的な支えとなっている。(図15-1)

（2）災害対策基本法に基づく地域防災計画

　国の防災・災害対応体制は，災害対策基本法に基づき実施されている。被災都道府県が，災害救助法の実施主体であり，被災市町村からの応援

要求を受けて，被災市町村の後方支援，調整を行う。

［参考：災害対策基本法　抜粋］

第1条（目的）

　この法律は，国土並びに国民の生命，身体及び財産を災害から保護するため，防災に関し，基本理念を定め，国，地方公共団体及びその他の公共機関を通じて必要な体制を確立し，責任の所在を明確にするとともに，防災計画の作成，災害予防，災害応急対策，災害復旧及び防災に関する財政金融措置その他必要な災害対策の基本を定めることにより，総合的かつ計画的な防災行政の整備及び推進を図り，もつて社会の秩序の維持と公共の福祉の確保に資することを目的とする。

第5条（市町村の責務）

　市町村は，基本理念にのつとり，基礎的な地方公共団体として，当該市町村の地域並びに当該市町村の住民の生命，身体及び財産を災害から保護するため，関係機関及び他の地方公共団体の協力を得て，当該市町村の地域に係る防災に関する計画を作成し，及び法令に基づきこれを実施する責務を有する。

第8条

　2　国及び地方自治体は，災害の発生を防止し，又は災害の拡大を防止するため，特に次に掲げる事項の実施に努めなければならない。

　15　高齢者，障害者，乳幼児等その他の特に配慮を要する者（以下「要配慮者」という。）に対する防災上必要な措置に関する事項（抜粋）

（3）災害医療

　災害医療は，医療法において位置づけられている。医療法のなかでは，平成18年度の第5次医療法改正に伴い，医療計画に「災害時における医療」の提供体制の整備が盛り込まれた。

　それ以降の医療計画では，事業のひとつとなっている。2024年度から行われる第8次医療計画では，5疾病・6事業のなかの，6事業のひとつとして，「災害時における医療」の確保に向けた地域の医療連携体制を構築するために，医療資源，医療連携等に関する現状を把握して，課題の抽出，数値目標の設定，具体的な施策等の策定を行い，その進捗状況を評価し，見直しを行うことが求められている。

［参考］
　医療計画における災害医療の位置付け「疾病又は事業ごとの医療体制について（平成十九年七月二十日医政指発第0720001号　厚生労働省医政局指導課長通知）より引用」

　1．災害時における医療（以後，「災害医療」という。）については，災害発生時に，災害の種類や規模に応じて利用可能な医療資源を可能な限り有効に使う必要があるとともに，平時から，災害を念頭に置いた関係機関による連携体制をあらかじめ構築しておくことが必要不可欠である。

　2．厚生労働省は，「疾病又は事業ごとの医療体制構築に係る指針」の中で，「災害医療の現状」で災害医療がどのようなものであるかについて概観し，「医療機関とその連携体制の目指すべき方向」で，どのような医療体制を構築するかについて示している。

　3．都道府県は，これらを踏まえつつ，「構築の具体的な手順」に則して，地域の現状を把握・分析し，また必要となる医療機能を明確に理解した上で，地域の実情に応じて圏域を設定し，その圏域ごとの医療機関とさらにそれらの医療機関間の連携の検討を行い，最終的には都道府県全体で評価まで行うこととなる。

　第5次改正医療法の施行に伴い，医療計画において，国は都道府県に

対して，「災害時における医療」の確保に向けた地域の医療連携体制の構築を促すとともに，「疾病又は事業ごとの医療体制構築に係る指針」により求められる医療体制の構築に向けた手順を示している。わが国の災害医療体制は，国や自治体が一部支援しつつ，救急医療機関，日本赤十字社，そして地域医師会等の関係機関において，地域の実情に応じた体制が整備されてきた。しかし，1995（平成7）年に発生した阪神・淡路大震災そして地下鉄サリン事件を契機に，災害拠点病院，災害派遣医療チーム（DMAT），広域災害・救急医療情報システムが新たに整備された。

災害拠点病院

　災害拠点病院は，災害による重篤患者の救命医療等の高度の診療機能を有し，被災地域からの患者の受入れ，広域医療搬送を支援することとされている。1996（平成8）年度以降，整備が図られ，2022（令和4）年4月1日現在，全国で765病院が指定されている。

　第8次医療計画（2024年度〜2029年度）では，「災害時における医療」では見直しの方向性として，

　　〇 DMAT・DPAT等の派遣や活動の円滑化や，さまざまな保健医療
　　　　活動チームの間での多職種連携を進める。

　　〇災害時に拠点となる病院，それ以外の病院が，その機能や地域にお
　　　　ける役割に応じた医療の提供を行う体制の構築を進める。

　　〇浸水想定地域や津波災害地域に所在する医療機関は地域と連携して
　　　　止水対策を含む浸水対策を進める。

　　〇医療コンテナの災害時における活用を進める。

の4点が挙げられている。

（4）災害医療派遣チーム（DMAT）

　概ね発災後48時間以内に，トレーニングを受けた医療チームが災害現場に出向いて救命医療を行うことが救命率の向上につながるといわれており，「災害派遣医療チーム（DMAT）」の養成が開始された。DMATの果たす任務と役割は，「被災地内におけるトリアージや救命処置」，「患者を近隣・広域へ搬送する際における必要な観察・処置」，「被災地内の病院における診療支援」等を行うこととなっている。特に，甚大な人的被害が起こった場合には，遠隔地域からも DMAT が被災地域へ入ることで，被災地域では対応困難な患者を遠隔地域へ搬送する「広域医療搬送」の支援を行うことになっている。

　災害派遣医療チーム（DMAT）の運用について，大規模災害発生時において，DMAT は迅速に被災地へ入り，「応急処置等の災害現場における医療活動」，「広域医療搬送」，「被災地の病院支援」などを実施することが期待されている。（図15 - 2，図15 - 3）

　また日本医師会が統括する日本医師会災害医療チーム（JMAT）が被災地に派遣され，地域の医療体制が回復するまでの間，医療支援を続ける。

- 災害発生後直ちに被災地に入る
- 災害現場における医療活動
  - がれきの下の医療
  - トリアージ
  - 応急処置等
- 広域医療搬送
- 被災地の病院支援

図15 - 2　DMAT の任務と役割

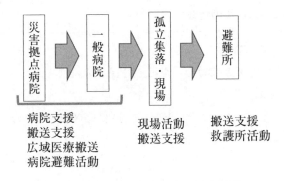

図15 - 3　DMAT 指揮情報活動の優先順位

救護班

　災害が沈静化した後においても，避難住民に対する健康管理を中心とした医療が必要となるため，地域医師会等を中心とした救護班が，DMAT とも連携しつつ，引き続いて活動を行う。今後，わが国の高齢化の進展とともに，どのような災害においても，高齢者等の災害弱者の割合が増加することが見込まれ，健康管理を中心とした活動はより重要となる。

2. 東日本大震災の経験

（1）東日本大震災の特徴

　東日本大震災の特徴を，表15 - 1 に挙げる。

① 津波による被害

　倒壊した建物の下敷きになるクラッシュ症候群ではなく，溺死による被害，死者が多かった。津波被害では，溺死，肋骨骨折，頭部外傷などにより，救助時には死亡している事例が多く見られた。クラッシュ症候群では，DMAT による適切で迅速な診療が，生死を分け，救命に繋が

表15-1　東日本大震災の特徴

1．津波による被害
クラッシュ症候群ではなく溺死，DMAT の役割
2．原子力災害
避難，子育て世代の流出，超長期（50年・100年）の影響
供給遮断
3．医療過疎地
4．気温
避難所における呼吸器症状，移動中の衰弱死
5．供給ダウン
備蓄（通常3日分），停電・電力（非常用発電機）

ることが多かったが，東日本大震災では，津波被害者が主であり，クラッシュ症候群の患者は少なかった。

② **原子力災害**

　原子力災害にて，地震の被害や津波の被害を免れた人たちも，現地からの避難が求められた。その際に大きな混乱があり，避難する方向や場所に問題があり，また，病院や福祉施設からの患者，入所者など，災害弱者の大量避難が混乱のなか行われていた。避難にあたり，救急車や寝台車などの専用車両ではなく，バスなどの一般車両による避難の過程で命を落とし，災害関連死と考えられる人が多くがあった。また，子育て世代の地域からの流出が多く，保健・医療・介護・福祉領域の働き手の不足に拍車をかけている。また，放射線の影響は超長期に及ぶ。

③ **医療過疎地**

　被災地は，被災以前から，医療過疎の地域が多く，医療の復興が課題

となった。

④　**気温**

　3月中旬の災害で，東北地方は気温の低い日もあり，避難所において風邪などの呼吸器症状，呼吸器感染症が多くみられた。また，広域避難などの過程で，気温の低下の影響を受け，避難途中に衰弱死する事例がみられた。

⑤　**供給ダウン**

　ライフラインだけでなく，交通網の遮断があり，ガソリンの不足，さらに原子力災害の影響もあり，物資のサプライに支障があった。

（2）東日本大震災における医療上の課題

1．救命救急医療

　　津波による溺死が多かった

2．生命に関わる医療

　　人工呼吸器（停電），人工透析（停電・物品の供給困難），手術（開胸手術など）の術中・術後に与える影響

3．慢性期医療

　　高血圧症，糖尿病，虚血性心疾患，難病の患者の管理，服薬の支障，必要薬剤の供給困難

4．弱者

　　要介護者，障害者など，避難が困難であり，また避難所に入れない人々

5．避難所

　　衛生，ストレスなどの問題

6．長期（超長期）の影響　原発事故

　　原発事故による放射性物質の拡散の影響

（3）避難所の問題・災害弱者

① 既往症

避難所に避難できた人々も，避難生活が長くなるにつれて，さまざまな健康上の問題が出てきた。まず，避難所に避難している人などで，救護所を受診した人たちの既往症を年齢別（年少〈15歳未満〉・成人〈15歳から65歳未満〉・高齢者〈65歳以上〉）にみたものを示す（石巻医療圏資料・国立保健医療科学院健康危機管理研究部長（当時）金谷泰宏氏提供資料）

65歳以上の高齢者では，高血圧症，糖尿病，脳梗塞，がん，ほかの既往をもつ人が多かった。特に高血圧症は，約18％と多かった。65歳未満の成人は，高齢者と同じ傾向で高血圧症，糖尿病の既往をもつ人の比率が高かった。

15歳未満の小児・学童・学生は，喘息とアトピー性皮膚炎の既往をも

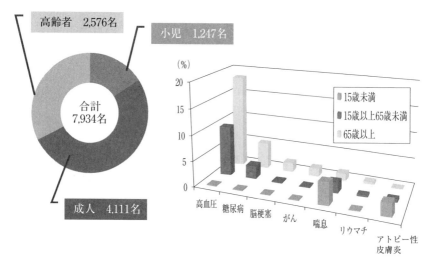

図15 - 4　救護所受信者の年齢構成別の既往歴

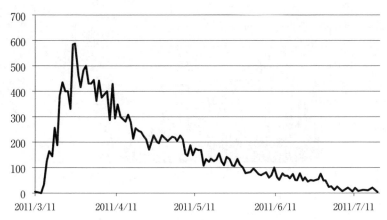

（人）

資料提供：石巻圏合同救護チーム

図15-5　救護所を受診した被災者数の推移

つものが5％弱認められた。（図15-4）

　救護所を受診した被災者は，発災後2週間をピークに，発災1か月以内に受診した者が多かったが，3か月間以上経過しても，認められた。（図15-5）

②　被災者の健康管理上の課題（1）　老人・成人

　受診者の推移をみると，発災後2週間をピークに高血圧の受診者が多く，一方，糖尿病の患者はピークをつくらず，コンスタントに受診していた。狭心症の患者は，発災後4週間が多かったが，4週以降もみられた。避難所生活の長期化を視野に入れた健康被害対策として，内科系慢性疾患，特に血圧，血糖の管理が重要であるといえる。（図15-6）

③　被災者の健康管理上の課題（2）　小児・児童

　15歳以下の年少者は，発災直後の3月中旬より，3月下旬以降，気温

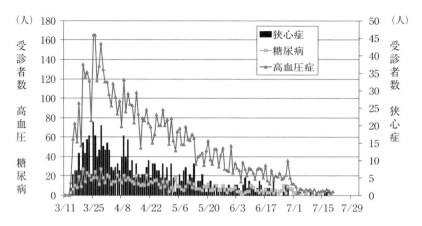

資料提供：石巻圏合同救護チーム

図15 - 6　被災者の健康管理上の課題（1）〈老人・成人〉

上昇に伴いアレルギー性疾患である気管支喘息や，アトピー性皮膚炎が
増加する傾向を示した。これは避難生活のストレスが誘因であり，また
治療薬の供給が途絶えたことなどが原因に挙げられる。小児については，
食糧確保において，低アレルギー食の確保などの対策も求められる。（図
15 - 7）

④　**被災者の健康管理上の課題（3）　メンタル**

　被災者のメンタル面での課題であるが，不眠症を訴える患者は，発災
直後より増加する傾向を示し，発災2週（14日後）がピークであるが，
その後も患者数は多いままで漸減した。心身症の患者も発災後より，4
か月以降までみられた。比較的早期から，心のケアチームによる診察が
必要であると考えられる。（図15 - 8）

⑤　**被災者の健康管理上の課題（4）　避難所生活による問題**

　避難所生活による問題として，避難所生活に伴う腰痛症，褥瘡は，
発災後7日目より顕著となる傾向が示された。避難所の多くは学校の体

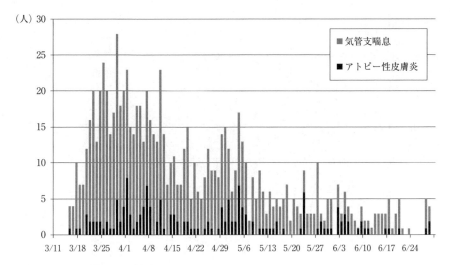

資料提供：石巻圏合同救護チーム

図15-7　被災者の健康管理上の課題（2）〈小児・児童〉

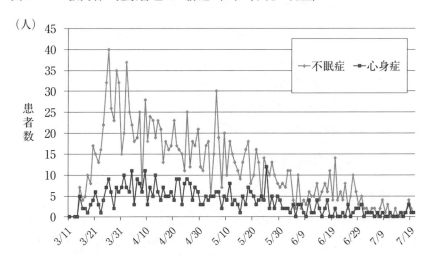

資料提供：石巻圏合同救護チーム

図15-8　被災者の健康管理上の課題（3）〈メンタル〉

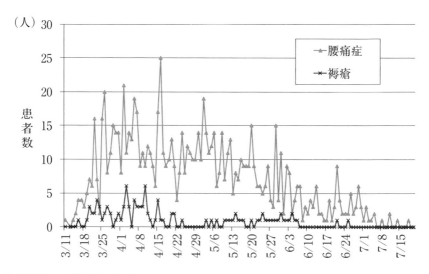

資料提供：石巻圏合同救護チーム

図15-9　被災者の健康管理上の課題（4）〈避難所生活による問題〉

育館のことが多く，木の床の上での雑魚寝生活を長期間強いられることが原因と考えられる。高齢者への対応として，早期からの低反発マットレスの使用が求められるが，床に直接マットレスや，畳・布団を敷いて寝るのではなく，段ボール製の簡易ベッドを用意して，避難所でもベッド生活をすることで，腰痛や褥瘡の予防に役立つという報告もある。（図15-9）

3. 熊本地震の経験

（1）熊本地震

　熊本地震は，2016（平成28）年4月14日21時26分以降に熊本県と大分県で相次いで発生した地震である。震度7を観測する地震が4月14日夜および4月16日未明に発生した。ほか，最大震度が6強の地震が2回，6弱の地震が3回発生した。

　14日の地震と16日未明の地震は，隣接する二つの断層帯が連動することで発生した連動型地震とみられている。

　一連の地震で，倒壊した住宅の下敷きや，土砂崩れに巻き込まれるなどして，熊本県で合計50人が死亡した（直接死）。このうち，14日の前震から本震前の15日までには，益城町と熊本市で計9人が死亡した。死者50人のうち，37人は家屋の倒壊，10人は土砂災害による死者とみられる。家屋倒壊死37人のうち，7人は14日の地震で，30人は16日の地震で死亡している。また土砂災害による死者10人はいずれも南阿蘇村で被災している。

（2）震災関連死

　避難生活によるストレスや持病の悪化などで亡くなる震災関連死も相次いだ。震災関連死と自治体に認定された人は192人に上っている。（2017年8月）

　内訳は，静脈血栓塞栓症（エコノミークラス症候群）などにより車中泊後に死亡した人が少なくとも33人，病院や高齢者施設が被災して転院・移動中に死亡した人が少なくとも27人，などとなっている。衛生管理が悪い避難所もあり，また損傷でガスや水道が使えない一部の病院もあったといわれる。阿蘇市の避難所で17日，77歳の女性が死亡したがストレス等による災害関連死とみられる。

　地震後に車中泊で避難生活を送る被災者も多かった。被災者が挙げた理由は，避難所では他人に気を使うこと，車だとすぐに逃げられること，余震で避難施設が損壊する恐れがあること等が挙げられる。だが，避難所の外で車中泊していた50〜60代の女性3人が静脈血栓塞栓症（エコノミークラス症候群）で意識不明の重体となり救急搬送され，他6人が同症候群と診断された。2016（平成28）年4月18日，車中泊をしていた50

代の女性１人がエコノミークラス症候群で死亡し，2016（平成28）年５月15日までに同症候群にかかったとみられるのは51人となった。

（3）厚生労働省の活動

　発災直後の2016（平成28）年４月14日22時30分，厚生労働省災害対策本部を設置し，九州ブロックを皮切りに順次広範囲に災害派遣医療チーム（DMAT）の派遣を要請した。県外患者搬送については，航空搬送拠点臨時医療施設（SCU）を立ち上げて患者搬送を実施した。その後順次日本医師会災害医療チーム（JMAT），全日本病院協会災害時医療支援活動班（AMAT）などに業務を引き継いだ。

　災害派遣精神医療チーム（DPAT）調整本部を熊本県内で立ち上げ入院患者の転院支援や避難所の巡回を実施した。九州全域および中四国地域のドクターヘリに出動要請。熊本県，福岡県，長崎県，鹿児島県，山口県，岡山県，高知県の７機を熊本に配備し，佐賀県，大分県，宮崎県の３機が九州全域を，広島県，島根県，徳島県の３機が中四国全域をバックアップする体制を構築した。

（4）今後の震災（地震災害）のリスク

　今後わが国で，近い将来の発生の切迫性が指摘されている大規模地震には，南海トラフ地震，日本海溝・千島海溝周辺海溝型地震，首都直下地震，中部圏・近畿圏直下地震がある。なかでも，関東から九州の広い範囲で強い揺れと高い津波が発生するとされる南海トラフ地震と，首都中枢機能への影響が懸念される首都直下地震は，今後30年以内に発生する確率が70％と高い数字で予想されている。
（内閣府ホームページ　https://www.bousai.go.jp/kyoiku/hokenkyousai/jishin.html）

4. その他の災害

（1） 水害・他

　地球温暖化に伴う気候変動の影響により，日本では1日の降水量が100mm・200mm以上という大雨が増えており，また大型台風のため，洪水，土砂崩れ，土石流などの水害が，毎年のように生じている。水害被害の際にも，避難，避難所での生活が必要となる。

　2013（平成25）年山口県で，特別養護老人ホームが豪雨による土砂災害の被害を受けた。同じ2013（平成25）年に山口県観測史上最大降雨となる豪雨があった。2014（平成26）年台風，前線による広島豪雨による土砂災害，2014（平成26）年長野県南木曽町が土石流の被害を受けた

　2015（平成27）年台風による関東・東北豪雨では，鬼怒川で複数個所が堤防決壊し，流域の広い地域が洪水被害を受けた。2018（平成30）年の西日本豪雨では，土砂災害で多くの犠牲者が出た。令和に入っても，豪雨被害は，毎年のように発生した。2020（令和2）年の九州を中心に大雨になり，熊本県では球磨川が氾濫，多くの犠牲者が出た。2021（令和3）年には静岡県熱海市で大規模な土石流が発生した。

（2） 新型コロナウイルス感染症の蔓延による医療崩壊

　2019（令和元）年12月，中華人民共和国の湖北省武漢市で肺炎患者の集団発生として報告され，その後，世界に拡大した新型コロナウイルス（SARS-CoV-2）の感染は，わが国では，2020（令和2）年1月16日に初めて患者が報告され，2月1日に指定感染症に指定された。その後，2020（令和2）年3月下旬から患者数が増加し，4月7日には改正新型インフルエンザ等対策特別措置法に基づき緊急事態宣言が発出された。2020（令和2）年6月後半から患者数が再び増加に転じ，1日あたり

1,000人前後の陽性者が報告された。地域により差があるが，1日当たりの新規陽性者数の推移をみると，2020（令和2）年4月中旬，同年7月末から8月初旬，2021（令和3）年1月初旬にピークがあり，それぞれ第1波，第2波，第3波と考えられている。同年2月末に減少したが，3月より増加している。この時点で，2020（令和2）年当初のウイルスより，変異したいくつかの変異株に置き換わってきている。2023（令和5）年1月末で，第8波のピークを越えたところである。

新型コロナウイルス感染症の拡大で，医療現場で深刻な問題となっていたのが，救急患者を受け入れる病院がみつからない「搬送困難」である。搬送困難とは患者の受け入れに3回以上断られ，現場に到着してから搬送開始するまでの滞在時間が30分以上であったものをさす。

新型コロナウイルス感染症患者の入院には，感染症専用病床が必要であり，さらに重症化した患者の入院にはICUなどが必要である。新型コロナウイルス感染症の患者の急激な増加により，感染症専用病床や，重症患者用のICUの病床数，及び対応する専門的医療スタッフの不足が，パンデミックの際の大きな問題となっているが，医療逼迫・医療崩壊の問題点は，それだけではない。

新型コロナウイルス感染症用の病床が不足することは，当然課題であるが，病気は新型コロナウイルス感染症だけではない。インフルエンザ，感冒（風邪），肺炎，心筋梗塞，脳卒中，交通事故，けが（骨折他）など，新型コロナウイルス感染症蔓延時や，今後のパンデミック時にも，当該感染症の病床だけではなく，その他の疾患・外傷の病床もあわせて必要となる。一般医療の病床の確保も，困難になり，救急患者の受け入れ困難，早期がんの手術や待機的手術の延期など，医療崩壊ともいえる状況も生じた。

感染爆発時には，一般医療も崩壊を招き，新型コロナウイルス感染症

などの感染症パンデミックに加えて，心筋梗塞，脳卒中，事故，さらにがんなどの感染症以外の患者の重症化，死亡数の増加という悪影響を招く。この新型コロナウイルス感染症の蔓延時の医療崩壊は，平時の医療提供体制とは異なり，大災害時などの有事として，対応・対策には平時とはまったく異なる発想が必要である。

　災害医療は，この点で進んでいる。以前から多くの災害医療の現場があり経験を重ねていったが，阪神・淡路大震災，東日本大震災，中越地震，熊本地震（大震災）や，集中豪雨災害，水害，土砂崩れ，豪雪などの経験を重ねることにより，災害医療の即応能力は強化されていった。実際，都道府県により，救命救急医やDMATが，新型コロナウイルス感染症の蔓延時に病院と入院患者の調整を行っている。

5. 災害弱者の避難

　避難所に避難できた人たちの健康上の課題をみてきたが，避難所に避難することができない人達もいる。

（1）災害時要援護者

　災害時要援護者とは，必要な情報を迅速かつ的確に把握し，災害から自らを守るために安全な場所に避難するなどの災害時の一連の行動をとるために，支援を必要とする人々をいい，一般的に有病者，高齢者，障害者，乳幼児，妊産婦や，日本語を母国語としない外国人等である。（出典：『災害時要援護者の避難支援ガイドライン』災害時要援護者の避難対策に関する検討会　2006）

　『災害時要援護者の避難支援ガイドライン』によると，市町村における要援護者対策として，1）災害時要援護者支援班の設置による部局間の連携，2）平常時からの福祉関係者との連携，3）避難準備情報など

の発令の判断基準の設定，4）要援護者の範囲の決定，5）関係機関共有方式による要援護者情報の共有，6）住民などと連携した地域防災力の強化，7）福祉避難所の設置・活用による支援が挙げられる。

　具体的に，各市町村は，1）介護保険の要介護度：要介護3以上の居宅生活者，2）障害程度：身体障害（1.2級），知的障害（療育手帳A），3）その他：一人暮らし高齢者，高齢者のみの世帯を対象として，実際に災害が生じた際に，避難支援を行えるか，対象者の範囲を明らかにし，発災時には，要援護者の避難支援を重点的・優先的に進める準備が必要である。災害時要援護者の範囲をどうするかは，災害時に，実際に支援に駆けつけることができる人員数により異なるので，過大にならないように注意する必要がある。平時・日常から，地域ごとにリストアップして定期的に確認する必要がある。

（2）福祉避難所

　福祉避難所とは，要援護者のために，特別の配慮のなされた避難所である。災害救助法が適応され，都道府県またはその委任を受けた市町村が福祉避難所を設置した場合は，概ね10人の要援護者に1人の生活相談職員等の配置，ポータブルトイレ，手すり，仮設スロープなどの器物，日常生活上の支援に必要な紙おむつ，ストーマ用装具などの消耗機材などの費用について国庫負担を受けることができる。

　福祉避難所の設置は，施設がバリアフリー化されている，生活相談員等の確保が比較的容易である老人施設，養護学校など既存の施設を活用する。これらの施設がない場合や不足する場合は，公的宿泊施設，民間のホテルや旅館の借り上げや，応急的措置とし，教室・保健室等を一般避難者と要援護者のために区画された部屋を「福祉避難室」として対応

表15－2　**考慮すべき要援護者**

（1）　災害発生時避難行動が困難
　　　（災害時要援護者の避難支援ガイドライン例示）
　　1．介護保険の要介護度
　　　　要介護3以上の居宅生活者
　　2．障害程度
　　　　身体障害（1.2級），知的障害（療育手帳A）
　　3．その他
　　　　一人暮らし高齢者，高齢者のみの世帯

（2）　避難生活環境や長期化により支援の必要性が高い
　　　（例）
　　1．慢性疾患患者，持病のある方
　　　　生活習慣病，虚弱高齢者
　　2．集団生活に馴染むことが困難な方
　　　　・精神疾患患者
　　　　・認知症者
　　　　・発達障害児
　　　　・乳幼児
　　　　・妊産婦

（3）　避難生活環境によって生命の危機や病状悪化の可能性が高い
　　　（例）
　　1．高度医療を必要とする方
　　　　・人工呼吸器，酸素療法患者
　　　　・人工透析療法患者
　　2．特殊薬剤，特殊栄養食品等を必要とする方
　　　　・インシュリン治療を行っている糖尿病患者
　　　　・内分泌疾患などによるホルモン療法患者
　　　　・抗がん剤，ステロイド剤などの薬剤使用患者
　　　　・アレルギー疾患患者（児）
　　　　・特殊栄養食品を要する方，嚥下困難者など

その他，日常的に医療・保健・福祉・介護サービスなどを利用しているケース

することも効果的であることに留意する。

6. 医療体制を中心とした在宅難病患者等への都道府県の支援対策に関する問題点・課題

（1） 地域の難病患者

　地域の難病患者も，災害時には支援の必要な人たちである。地域の難病患者は，下記のように分類される。

①医療機関入院・療養施設入所者

②在宅医療を必要としない症例（一般住民と同様の対策でカバーできる）

③在宅医療を必要とする症例（災害時，難病に関連した支援対策が必要となる）

（2） 災害時における難病患者の安全確保

　難病患者は，以前と異なり，病院から在宅等へ，療養の場が広がりつつある。このため，難病患者はどこにいるのかの把握が必要である。専門病院だけではなく，在宅患者の把握も重要な課題となる。

　　・「居住空間」の構造上の安全性は？

　　　－ベッド周りの療養環境と安全性

　　　－医療機器の機能保持

　　　－発生直後の安全性，避難期の安全性（時系列変化）

　　　－継続医療に必要となる要件は何か

（3） 在宅要医療難病患者対策に関する問題点・課題

① 看護者・介護者の不足・不在

　　1） 地域の災害時要援護者に「難病」が入っていない事が多い。

　　　－防災部局の災害時要援護者「個別支援計画」の対象とならない。
　　2）行政が在宅患者に対応可能となるのは発災後3日目以降。
　　　－看護者・介護者・支援者等が，在宅要医療患者の近辺にいないと
　　　　発災後早期に医療継続に必要な手続きがとれない可能性がある。

②　医薬品の管理・分配上の対応不足
　　1）国内外から医薬品支援物資が届けられるが，管理・調整ができな
　　　い。
　　　－支援物資の集積所における医薬品管理に係る職員の不足。
　　　－避難所や救護所における医薬品の需要・供給に係る職員の不足。
　　2）医薬品支援物資の適切な分配ができない。
　　　－医薬品の被災地への搬送手段の不足。

③　医療機器故障時の対応不足
　　1）対応可能専門職（臨床工学技士等）が確保できない。
　　2）被災地では対応できる人材の確保が難しい。

④　医療継続者の不足・不在
　　1）難病に対応可能な医療スタッフが確保できない。
　　2）被災地では対応できる人材の確保は難しい。

（4）在宅療養における住宅構造上の課題
　　・基本的な対応
　　　－住宅改修の実施（バリアフリー等）
　　　－福祉用具の利用（装具・補助具等）
　　　－ある程度の広さが必要となる場合あり
　　・平時用電源の確保（人工呼吸器用）
　　　－充分な電気容量の確保，独立系統回路の使用
　　　－充分なコンセント数の確保

・非常用電源の確保（人工呼吸器用）
　－外部バッテリーや発動発電機
　－太陽電池や燃料電池はコスト・信頼性に課題
・清潔物品（滅菌処理済）と医療廃棄物の区分
・療養空間の充分な広さの確保
・機器類の転倒転落防止

7. いかなる支援が必要なのか？　スフィア・プロジェクトに見る国際標準

（1）スフィア・プロジェクト

　スフィア・プロジェクトは，NGO のグループと赤十字・赤新月社運動によって，人道援助の主要分野全般に関する最低基準（スフィア・ハンドブック）を定める目的で1997（平成９）年に開始された。ハンドブックの目的は，災害や紛争における人道援助の質，および被災者への人

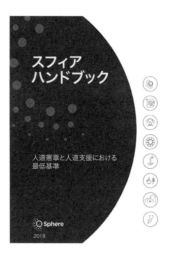

図15−10　スフィア・ハンドブック2018

道援助システムの説明責任を向上させることである。

　スフィア基準とは通称であり，正式名称を「人道憲章と人道支援における最低基準」といい，災害，紛争の影響を受けた人の権利，その人たちを支援する活動の最低基準について定められている。ハンドブックという形でまとめられおり，1998（平成10）年に初版，2004（平成16）年，2011（平成23）年と発行され，最新版である2018（平成30）年発行の第4版は400ページ以上に及んでいる。（https://jqan.info/sphere_handbook_2018/　2023年7月8日閲覧）

　スフィア・ハンドブックは，世界中の人道支援従事者による長年に及ぶ奉仕の結果である。人道支援において，災害や紛争の影響を受けた人びとが，尊厳ある生活を営むための支援の基準を提示している。

　1）給水，衛生および衛生促進，2）食料安全保障および栄養，3）避難所および避難先の居住地，4）保健医療の4分野において，主な支援分野の最低基準について言及している。（https：//jqan.info/wpJQ/wp-content/uploads/2019/10/spherehandbook2018_jpn_web.pdf 2023年7月8日閲覧）

（2）日本におけるスフィア・プロジェクト

　阪神・淡路大震災や東日本大震災での知見によると，大規模災害時には，当該自治体の行政機関・職員自身も被災し，また，災害対応業務に追われるため，市町村の職員だけで避難所運営にあたることは非常に困難であることがわかった。

　東日本大震災後は，海外から多くの支援者が訪れた。わが国の応急・復旧の迅速さを評価する声があった一方で，避難所の生活環境については，国際的な難民支援基準を下回るという指摘があったことは重要である。このスフィア・ハンドブックに書いてあることは発展途上国での人

道危機における支援の最低基準であるが，わが国ではこれらの基準が満たされていない部分もあった。

　2016（平成28）年4月，内閣府（防災担当）は，『避難所運営ガイドライン』の中で参考にすべき国際基準としてスフィア基準を紹介した。2017（平成29）年3月，徳島県は『徳島県避難所運営マニュアル作成指針』を改定し，スフィア基準を盛り込んだ。（徳島県避難所運営マニュアル作成指針　https：//anshin.pref.tokushima.jp/docs/2015101400015/files/290331.pdf）

保健活動に関する最低基準（抜粋）

（一般指標）
▶全被災集団の必須保健ニーズを満たすために充分な数の医療施設がある。
　－1万人あたり1つの保健医療施設
　－5万人あたり1つの施設（農村部）
　－25万人あたり1つの地区病院または地方病院
　－1万人あたりの産科病床を除いた病床数最低18床
▶熟練した分娩従事者（医師，看護師，助産師）が，人口1万人あたり最低23人。
▶コミュニティヘルスワーカー（CHW）が少なくとも人口1,000人あたり1〜2人。
（▶臨床医は，常に一日あたり50人より多くの患者を診察することを要求されていない。このしきい値（閾値）を定期的に超える場合，追加の臨床スタッフが募集されている。　スフィア・ハンドブック2011年版）

参考文献

『国民衛生の動向　2017/2018』厚生労働統計協会　2017

『国民衛生の動向　2022/2023』厚生労働統計協会　2022

『国民衛生の動向　2023/2024』厚生労働統計協会　2023

『系統看護学講座　公衆衛生　第14版〔健康支援と社会保障制度２〕』医学書院　2019

『シンプル衛生公衆衛生学2022』南江堂　2022

『最新臨床検査学講座　公衆衛生学　2023年版』医歯薬出版　2023

索 引

●配列は五十音順，＊は人名を示す。

分担執筆者紹介

（執筆の章順）

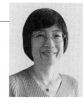

篠原　厚子（しのはら・あつこ）
・執筆章→2

1954年	東京に生まれる
1977年	東京薬科大学薬学部卒業
1982年	東京薬科大学大学院薬学研究科博士後期課程修了（博士薬学）
1982年	慶應義塾大学医学部薬理学助手
1986年	順天堂大学医学部衛生学助手
1992年	順天堂大学医学部衛生学講師
2007年	清泉女子大学人文科学研究所教授（2011年順天堂大学医学部衛生学講座客員教授），現在に至る
専攻	環境衛生学，健康科学，分析科学
主な著書	『環境と健康の辞典』（分担執筆）朝倉書店
	『希土類の材料技術ハンドブック』（分担執筆）NTS
	『レアメタル便覧』（分担執筆）丸善

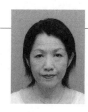

黒澤美智子（くろさわ・みちこ）
・執筆章→3・11

1959年	東京都に生まれる
1983年	杏林大学保健学部卒業
1992年	杏林大学大学院保健学研究科前期課程修了
	順天堂大学医学部衛生学助手，講師を経て，
2007年	順天堂大学医学部衛生学准教授
2021年	順天堂大学医学部衛生学・公衆衛生学准教授，現在に至る
	医学博士
専攻	衛生学
主な著書	『衛生学・公衆衛生学』全国柔道整復学校協会監修（分担執筆）南江堂，2023
	『心理測定を活かした看護研究』（分担執筆）金子書房，2021
	「現場がエキスパートに聞きたいベーチェット病」（分担執筆）日本医事新報社，2023

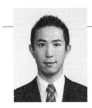

白山　芳久（しらやま・よしひさ）
・執筆章→4・6

1979年	三重県に生まれる
2002年	名古屋大学経済学部卒業
2004年	東京大学大学院医学系研究科国際保健学専攻修士課程修了
2007年	東京大学大学院医学系研究科国際保健学専攻博士課程修了
2007年	国際保健学博士（東京大学）
2007年	東京大学大学院医学系研究科国際保健政策学教室助教
2009年	衆議院特別職国家公務員
2013年	順天堂大学医学部公衆衛生学講座特任研究員
2014年	昭和女子大学生活科学部管理栄養学科非常勤講師
2015年	順天堂大学国際教養学部（専任）・医療看護学部（併任）助教
2020年	順天堂大学国際教養学部（専任）・医療看護学部（併任）准教授
2022年	国際協力機構緒方貞子平和開発研究所客員研究員
現在	順天堂大学大学院医学研究科グローバルヘルスリサーチ研究室准教授

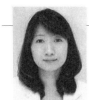

岡本美代子（おかもと　みよこ）
・執筆章→6・8・13

1970年	徳島県に生まれる
1992年	順天堂医療短期大学看護学科卒業
1994年	千葉大学看護学部看護学科卒業看護学士
1994-1999年	順天堂大学医学部附属順天堂医院　勤務
2002年	Tulane University, School of Public Health and Tropical Medicine Master of Public Health, USA（MPH）修得
2010年	名古屋大学大学院医学系研究科医学博士　修得
2014年-現在	順天堂大学医療看護学部／大学院医療看護研究科　公衆衛生看護学領域准教授
2022年-現在	順天堂大学大学院医学研究科　准教授（併任）
専攻	国際保健（グローバル・ヘルス），公衆衛生，公衆衛生看護
主な著書	『海外で国際協力をしたい人のための活動ハンドブック：事前準備から，現地の暮らし，仕事，危機管理，帰国まで』遠見書房，2021 『コンパクト公衆衛生学』（分担執筆）朝倉書店，2022

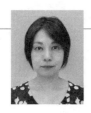

浦川加代子 （うらかわ・かよこ）

・執筆章→10

1960年	福岡県に生まれる
1981年	愛知県立看護短期大学卒業
1987年	中京大学文学部心理学科卒業
1992年	愛知学院大学大学院文学研究科修士課程心理学専攻修了
2004年	愛知淑徳大学大学院コミュニケーション研究科博士後期課程単位取得退学
2005年	医学博士（三重大学）
現在	公益財団法人パブリックヘルスリサーチセンターストレス科学研究所客員研究員
	公認心理師・臨床心理士
専攻	精神看護学・臨床心理学
主な著書	『コミュニケーション達人ナース』星和書店
	『POMS 単色版手引きと事例解説』（分担執筆）金子書房
	『地域精神看護の実際』（共訳）世論時報社
	『死にゆく人への援助』（共訳）雲母書房
	『看護研究入門科学的研究方法の実態』（分担執筆）星和書房
	『心理検査マッピング』（分担執筆）新曜社

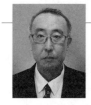

北村　文彦 （きたむら・ふみひこ）

・執筆章→14

1990年	兵庫医科大学卒業
1997年	東京大学大学院医学系研究科助手（公衆衛生学教室）
2000年	東京大学大学院医学系研究科社会医学専攻博士課程終了
2001年	独立行政法人産業医学総合研究所有害性評価研究部研究員
2006年	三重大学大学院医学系研究科講師（公衆衛生・産業医学分野）
2010年	順天堂大学医学部准教授（衛生学講座）
2022年	BIPROGY 株式会社健康管理センター産業医
専攻	衛生・公衆衛生学，行動医学

編著者紹介

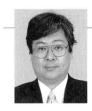

田城　孝雄 （たしろ・たかお）
——————————————————— ・執筆章→ 5 ・ 7 ・ 9 ・ 12 ・ 15

1956年	青森県八戸市に生まれる
1980年	東京大学医学部保健学科卒業（保健学士）
1980年	東京大学医学部医学科学士入学
1984年	東京大学医学部医学科卒業（医学士）
1988年	東京大学医学部附属病院内科学第一講座助手
1990年	米国 Michigan 大学内科 Research Fellow
1997年	東京大学医学部附属病院医療社会福祉部助手
2000年	東京大学より「ヒスタミンＨ２受容体のリガンド認識機構の研究—非競合的拮抗薬の理論的創薬—」にて博士（医学）の学位授与
2002年	日本医師会総合政策研究機構主任研究員
2003年	順天堂大学医学部公衆衛生学講座講師
2007年	順天堂大学医学部公衆衛生学講座准教授
2011年	順天堂大学スポーツ健康科学部健康学科教授
2012年	放送大学教養学部教授（現在に至る）
専門分野	内科，公衆衛生学，地域包括ケア，医療提供体制，医療連携，地域再生，まちづくり
主な著書	『在宅医療ハンドブック』（編者・共著）中外医学社，2001 『がんの在宅医療』（編者・共著）中外医学社，2002 『21世紀の医療連携』（編者・共著）日総研，2004 『在宅医療ガイドブック』（編者・共著）中外医学社，2008 『日本再生のための医療連携』（編者・共著）スズケン，2012 『地域医療連携・多職種連携（スーパー総合医）』（編著・共著）中山書店，2015 『まちづくりとしての地域包括ケアシステム—持続可能な地域共生社会をめざして—』（編著・共著）東京大学出版会，2017 『地域包括ケアシステムの深化と医療が支えるまちづくり—ソーシャルインクルージョンと SDGs—』（編著・共著）東京大学出版会，2022

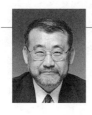

横山　和仁 （よこやま・かずひと） ・執筆章→1

1953年	東京都に生まれる
1978年	東北大学医学部卒業
1982年	東京大学大学院医学系研究科修了
現在	国際医療福祉大学大学院教授
	順天堂大学客員教授（医学博士）
専攻	衛生学，公衆衛生学，産業医学，環境保健，疫学
主な著書	『POMS2 日本語版マニュアル』（監訳）金子書房
	『CISS 日本語版マニュアル』（監訳）金子書房
	『心理測定を活かした看護研究』（編著）金子書房
	『標準 公衆衛生・社会医学』（分担執筆）医学書院
	『衛生学・公衆衛生学』（編著）南江堂

放送大学教材　1519484-1-2411（ラジオ）

三訂版　公衆衛生

発　行　　2024年3月20日　第1刷
編著者　　田城孝雄・横山和仁
発行所　　一般財団法人　放送大学教育振興会
　　　　　〒105-0001　東京都港区虎ノ門1-14-1　郵政福祉琴平ビル
　　　　　電話　03（3502）2750

Printed in Japan　ISBN978-4-595-32465-9　C1347